妇产科女医师坐月子笔记

陈菁徽 著

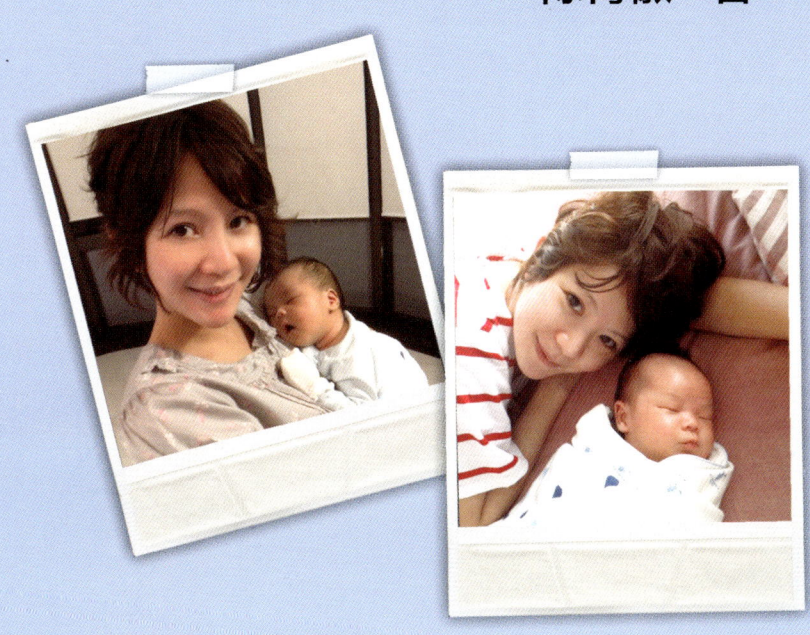

爱宝宝更要爱自己！
56天的坐月子黄金时期
就让这本指南陪伴你。

海峡出版发行集团 | 福建科学技术出版社

著作权合同登记号：13-2015-052号
原书名：妇科女医师坐月子56天绝对完整版
原著者：陈菁徽

本书通过四川一览文化传播广告有限公司代理，经捷径文化出版事业有限公司授权福建科学技术出版社在中国大陆地区出版、发行中文简体字版，未经许可不得以任何形式复制或转载。

图书在版编目(CIP)数据

妇产科女医师坐月子笔记 / 陈菁徽著. —福州：福建科学技术出版社，2017.1
　ISBN 978-7-5335-5098-1

　Ⅰ.①妇… Ⅱ.①陈… Ⅲ.①产褥期－妇幼保健－基本知识 Ⅳ.① R714.6

中国版本图书馆 CIP 数据核字（2016）第 155355 号

书　　名	妇产科女医师坐月子笔记	
著　　者	陈菁徽	
出版发行	海峡出版发行集团	
	福建科学技术出版社	
社　　址	福州市东水路76号（邮编350001）	
网　　址	www.fjstp.com	
经　　销	福建新华发行（集团）有限责任公司	
印　　刷	福州德安彩色印刷有限公司	
开　　本	700毫米×1000毫米　1/16	
印　　张	15.5	
图　　文	248码	
版　　次	2017年1月第1版	
印　　次	2017年1月第1次印刷	
书　　号	ISBN 978-7-5335-5098-1	
定　　价	42.80元	

书中如有印装质量问题，可直接向本社调换

楔子

相信拿起这本书的你，或许已经怀孕数月，甚至将要生产，已经欢天喜地地在为宝宝的到来做准备。恭喜你！你现在经历的这些，以及将要经历的事情，我也都亲身体验过，对妈妈们的辛苦可以说是感同身受，更深深觉得母爱很伟大。在这本书中我将提到不少我自己，甚至朋友的亲身经历，除了从一个妇产科医师的角度提醒大家应有的知识以外，更是从一个自己也生产过、坐过月子的"女人"的角度和大家分享我的经历。

我想，你对坐月子一定有许多疑惑。其实，身为妇产科医师的我之前也一样，自己还没分娩之前，也觉得坐月子并非必要，直到自己怀孕了，才渐渐了解坐月子的种种重要性。在这本书中，我会告诉大家各种与坐月子相关的须知事项，并解答许多准妈妈们都想了解的疑问。坐月子对任何产妇而言都是个很重要的阶段，不可疏忽，希望大家都能借由本书厘清所有搞不懂的事情，月子坐得既顺利又愉快。

最后，祝福即将要生宝宝的你！宝宝出生以后，各种新鲜的体验与挑战才正要开始，就让这本书陪着你一起度过这段艰辛却又甜蜜的时光。

一个快乐幸福的妈妈要给大家的话

回想自己坐月子的时期,基本上就是一个跟我妈玩警察抓小偷的过程。谁叫我天生就是静不下来的性子,生产前天天往外跑。剖腹产完在医院住了一个礼拜,之后在家里坐月子,突然整天闷在家里很不习惯。我最后选择聘请月嫂来家里帮我坐月子,纯粹是考虑到老公有认床的习惯,没办法和我一起去住月子中心。这位月嫂阿姨非常严格,严格到我朋友来家里作客的时候,一度以为她是我婆婆。她和我妈联手对付我,简直是生活在水深火热之中。

刚生产完的时候,天气还很炎热,但是家里所有的汽水、可乐和老公买给我的高级冰淇淋全部被没收,每天就是按时间表吃饭、喝汤。偏偏月子餐又特别清淡,偶尔想叫个外卖换换口味,电话才刚拿起来就马上被夺走。过去早上习惯来一杯拿铁,月子期间被换成一碗药膳,我都以为我是在拍《大长今》。我想偷跑出门,月嫂阿姨马上会通报母亲大人,母亲即刻到访巡视。原本以为我可以看下载的影片,没想到照顾一个新生儿简直比我当实习医生还要累人。

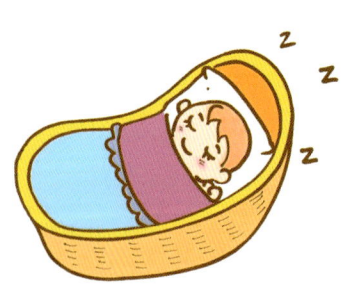

人家说第一胎照书养,我不但翻遍中英文课本、上网搜寻资料,更仔细地研究和记录新生儿奶量,忍着臭对照大便卡,看他的大便是否颜色正常、软硬适中。这些努力都比不上坐月子博士级的阿姨,哭闹不休的小婴儿到她的手上马上安详地入睡。我帮小孩洗澡不但闹水灾,还要用温度计量水温,看刻度看到眼睛变成斗鸡眼,一下

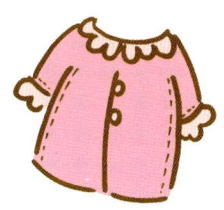

加冷水,一下加热水。月嫂说我读书读太多脑袋有洞,她洗小宝宝跟洗一个碗差不多时间,小宝宝舒服得像在被按摩。原来,坐月子需要经验值的累积,所以这本书就是集结大家的经验值,让还是新手的妈妈们有个方便又可靠的参考。

我跟一些外国朋友、外国医生聊过,坐月子虽然是中国人特有的文化,但对于妈妈产后彻底的身心休养非常有帮助,绝对值得推广到全世界。现在坐月子的方式很多,一些人是妈妈帮女儿坐,另一些人则是选择方便的月子中心、送上月子餐或是聘请月嫂协助坐月子。我也很幸运地遇到一个这么好的月嫂阿姨,要不是有月嫂阿姨的帮忙,恐怕我到现在还是洗小宝宝洗得手忙脚乱吧。

这本书为大家提供了很多和坐月子有关的资讯,并收录了许多准妈妈们到妇产科门诊时常问的问题,无论是新生儿的照顾、喂奶,还是妈妈们在坐月子期间的饮食、运动等都有详细说明,希望对大家都有帮助。我自己也是过来人,我很明白怀孕生子到坐月子这段期间有多难受,所以希望这本书能够陪伴大家度过这段很累可是又有点欢乐的时光!

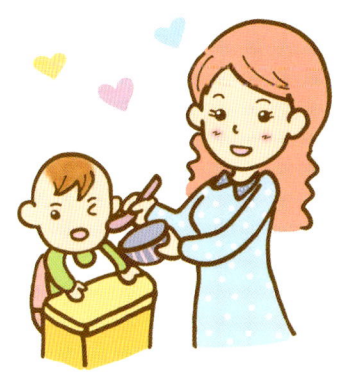

陳菁徽

推荐序

媳妇界灯塔
宅女小红

拿到这本书稿立马回想起当初的月子时光,陈医师和友人一起来月子中心探望成为笼中鸟的我,三个妈妈就在月子中心大厅进行了一场产后心得暨身体创伤(以及痛骂陪产老公有多无情)分享座谈会(希望括号里的字陈医生的老公看不见),我在猜坐月子是不是妇女人生中的一个关卡,不然怎么能产生出这么多的牢骚呢(对不起,我说谎,我平常牢骚就超多)。

若问到坐月子的重要性,所有婆婆、妈妈都会警告你不能轻视,说到这我就有点不开心,是说陈医师的上本书《妇产科女医师怀孕记》,是我整个孕期唯一有看完的一本孕妇书,专业的内容用轻松的语气表达,让如我这样不爱看字的懒人也上手一本;游走于专业医学人士及乡间妇人之间,让我等普通妈妈也不会觉得内容太生硬、距离太遥远,所以早听说她要出月子书时我就万分期待,但时间"嗖"的一下过去,我小孩都满四个月了,这本月子书出得太慢了吧,我月子都坐完了啊!

翻过一遍后我发现这本跟上一本同样精彩,用科学方式帮大家走出传统观念中的误区,不像传统医生会教人这个不准那个不要,又不似西医那样告诉你什么都没关系,生完就去游泳吃冰淇淋;内容全面,从产前准备到产后瘦身到照顾新生儿应有尽有,你要叫别的月子书怎么活啊?我恨为什么我坐完月子才看到如此一本产妇全方位工具书呢,看来只好再生一个了,不然怎么办呢(两手一摊)?

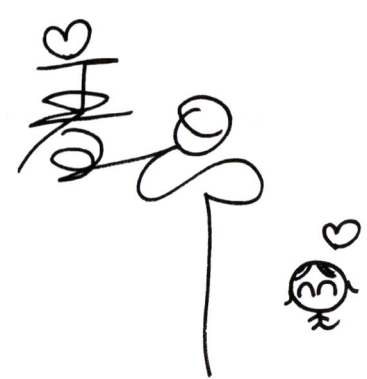

推荐序

台湾大学医学院妇产部助理教授及主治医师

施景中

看到这本书的初稿,我笑了。这是一本既专业又婆婆妈妈的书。里面有专业的知识,像自然产、剖腹产的自我护理,有产后大出血等令人闻之色变的问题,还有痔疮、漏尿等不会太严重但又很烦恼的产后常见状况。另外,还有婆婆、妈妈帮媳妇、女儿坐月子,千金不换的秘方。

孕妇每次问我:"生小孩会不会痛?""产后忧郁是什么?"坦白说,我没机会痛过,也没机会尝试产后忧郁。自己本身也是妇产科医生,但身为男性,毕竟还是无法完全想像各位孕妈妈们的处境,而且就算拥有再强的同情心,孕妈妈们或许还是多少会觉得有这么一点距离,没办法完全和我们坦诚。

陈医师身为女性医生,自己也曾经历过怀孕、生产、坐月子,甚至流产的过程,对于前来看诊的孕妈妈们感同身受,各位孕妈妈们应该也能在她的书中看到许多让你们很有同感的内容。既有医生值得信赖的专业度与知识,又有过亲身怀孕、生产、坐月子的经验,我想,让这样的人出书来和大家谈谈坐月子的须知事项,是再完美不过了。

和菁徽认识很久了,她是我认识的最美丽、最聪明、最多才多艺的妇产科女医师。在我的印象里,她做事很仔细,为人体贴,而且拥有良好的口才和应对能力,无论是在会议上或是诊室内,无论是面对无助的患者或者其他医界同仁,我都发现她总能以非常清晰明了的方式把话讲清楚、说明白。因此,得知她这次要出一本坐月子的指南书,我便抱着非常期待的心情,因为以陈医师对人对事认真的态度和仔细又清楚的说明能力,我相信这一定会是一本好书。

最后,在推荐这本书的同时,我也借此顺便和所有孕妇、新妈妈们说一句:爱宝宝固然重要,爱自己也是很要紧的!坐月子是调养身体与心理的一个重要时期,绝对不可以轻忽,就让这本书陪着你度过这段辛苦但又幸福甜蜜的时间吧!

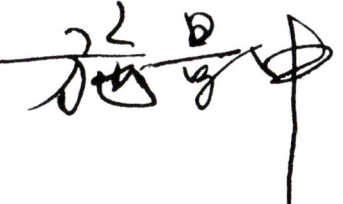

推荐序

台北医学大学附设医院生殖医学中心主任

曾启瑞

时光过得飞快,想想去年的这个时候,我还在为我的学生兼同事——陈菁徽医师的第一本《妇产科女医师怀孕记》写推荐序,而一年后的现在,陈医师的宝宝已经长得健康又活泼,书的内容也从"怀孕生产"进化到"坐月子"了。不过,陈医师本人倒是一直没变,依旧在年轻的外表下,保有专业的态度和幽默风趣的写作风格。

我自己是不孕症的医师,台湾又面临少子化的困境,因此在阅读这本书时也格外有感触。因为工作的关系,我经常会接触到许多不孕的夫妻,也帮助过不少人进行试管婴儿的培养,在这方面算是小有心得。每当不孕的夫妻历经千辛万苦,终于得到梦寐以求的孩子时,我总是感动不已,并一再体会到为人父母的伟大。所以,我很开心这次能够推荐这本教大家如何坐月子的书。别忘了,母亲是经历了数不尽的磨难才生下这个孩子的,怎么可以不留下一段时间给自己,好好调养身体与心灵的状态呢?

在我看来,这是一本非常实用的坐月子指南。陈医师本身是妇产科医师,了解的专业知识当然极为丰富;而她自己又有过坐月子的经验,更能深刻体验妈妈们在这段期间可能遇到的各种烦恼与挫折。将这两项优势结合起来所诞生的这本书,相信能够给爸爸妈妈们带来不小的帮助。期待各位爸爸妈妈们能够借由这本书的指导,一起携手度过坐月子的这56天,并且所有遇到的困难都能迎刃而解,留下的只有与新生儿最美好的回忆。

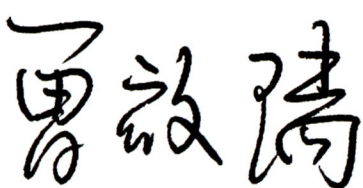

推荐序

禾馨新生妇幼诊所院长
杨濬光

"医生，怀孕可以吃生鱼片吗？"

"医生，我太太怀孕，我们可以出国吗？"

……

在门诊中，面对孕妇形形色色的问题，我的反应几乎千篇一律，即转身从书架上拿起菁徽医师的书，然后不疾不徐地跟孕妇说："可以的，妇产科医生自己怀孕的时候，日子都这么过！"

这一句话的说服力很强，比我以前跟孕妇解释100句话还强。

所以初听菁徽医师要写一本"坐月子"的书，我的心中充满雀跃，我觉得正在坐月子的妈妈有福了！

中国月子文化盛行，流派众多。所以当文化（这个不能吃、那个不能做）深化、流派（妈妈、婆婆、巷口卖菜的老太太）交叠时，月子坐起来就格外辛苦。我常常戏称，坐月子就像坐牢，而且比坐牢还辛苦，因为坐牢喂饱自己就好，坐月子还要负责喂饱那个甜蜜的负担！

菁徽医师的这本新书，集结了她自己坐月子这段期间的经验，再经过本身西医背景的知识涵养的升华，不但为我们说明月子期间哪些事情要注意，更重要的是，还告诉我们"为什么"这些事情要注意，让读者作为自我思考判断的依据，而不是一味地盲从。

菁徽医师写书，造福了我（门诊少讲99句话），更造福了所有怀孕、生产、坐月子最辛苦的妈妈！

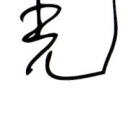

推荐序

台北医学大学附设医院妇产部部主任
刘伟民

认识菁徽医师多年,最让我印象深刻的就是她不但总是以严谨细心却又热情认真的态度面对患者以及学术界的研究,更能够以积极、开心的态度面对自己怀孕、生产、坐月子的过程。

我见过的新手妈妈们总是一片忙乱、焦虑不已,而菁徽医师虽然也被她可爱的儿子搞得人仰马翻,但她的态度却总是乐观的、充满信心的、尽心尽力的,让人忍不住要赞赏她不但是个极值得信赖的医师,还是个超人般的妈妈。

一年前,菁徽医师在我的介绍之下与出版社接触,出了一本介绍怀孕生产相关知识的好书。而今年,菁徽医师自己也经历了坐月子的历程后,决定再推出一本坐月子、照顾新生儿的宝典,我非常乐观其成。

我衷心盼望各位新手妈妈能够借由菁徽医师多年临床累积下来的知识与经验完整地坐好月子、带给新生儿最全面的照顾,同时也衷心盼望各位新手妈妈及身边的亲人都能感受到菁徽医师对于坐月子的正面态度,坐一次幸福快乐的月子,让这次从怀孕、生产到产后的过程,成为生命中美好的一个篇章!

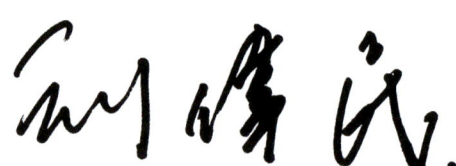

感谢函

　　写完第一本怀孕日记后，才深知写书不容易啊！能再完成第二本坐月子日记，首先要感谢亲爱的父母、公婆、老公，他们是我每天工作的避风港。接着要感谢我的老板——台北医学大学附设医院妇产部刘伟民部主任，谢谢他介绍我开始了我写书的副业；以及台北医学大学附设医院生殖医学中心曾启瑞主任，他引领我进入了妇产科的世界。谢谢定时催稿的毓芳，提供可爱儿子当模特的金妮，细心的安安、之之。我这种个性，真是不催不行，感谢她们不断地鞭策我。

　　此外，书的内容有许多跨各个科别的知识与最新资讯，也要特别感谢我身边亲爱的好同事、好朋友们：台北医学大学附设医院大肠直肠外科郭立人主任大方提供痔疮方面的资讯，让产妇们不用再高唱"菊花残满地殇"；台北医学大学附设医院体重管理中心王伟主任（虽然我觉得他都把产妇们的油吸到自己身上了）；台北医学大学附设医院新生儿加护病房主任张玺医师以及建佑诊所小儿科陈盈君医师教导我这位新手妈妈各种儿科知识，以前准备医师考试都没这么认真过；我的好友侯君颖医师（兔子），一路陪我一起怀孕、生产到育儿，学医科的她总是认真地应付我各种稀奇古怪的问题和要求。还有最近也升格为好妈妈的人气博主宅女小红，看她的文章总能让我放声大笑（但是我必须说，小红本人是很好的媳妇喔！对老公也很好，就像我跟兔子一样，都是好老婆、好媳妇）。

　　谢谢我的御医——禾馨妇产科诊所人称"医界金城武"的林思宏院长以及陈盈琴护士长提供月子中心妈妈们最常见的问题；黄祯宪皮肤科黄千耀医师帮我重点整理产后妈妈们皮肤照顾的资料；北一女同学陈雅琳助理教授协助我完成产后营养菜单；我的孕妇瑜伽教练许莹洁教练，刚好她也才生产完，指导产后瘦身操得心应手。

　　有这么多人拔刀相助、各路好手提供资讯，这本书才得以诞生。希望各位准妈妈、新手妈妈们看了，都能开心地坐个健康的好月子！

陳菁徽

Contents 目录

- 003　楔子
- 004　**作者序**　一个快乐幸福的妈妈要给大家的话
- 006　**推荐序**　媳妇界灯塔　宅女小红
- 007　**推荐序**　台湾大学医学院妇产部助理教授及主治医师　施景中
- 008　**推荐序**　台北医学大学附设医院生殖医学中心主任　曾启瑞
- 009　**推荐序**　禾馨新生妇幼诊所院长　杨濬光
- 010　**推荐序**　台北医学大学附设医院妇产部部主任　刘伟民
- 011　**感谢函**

第1章　生完后在医院那几天

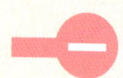 **自然产的基本护理和注意事项** 022
- 022　❶ 第一次排尿
- 022　❷ 第一次下床
- 022　❸ 伤口护理

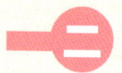 **剖腹产的护理和注意事项** 023
- 023　❶ 导尿后的第一次排尿
- 023　❷ 伤口护理
- 024　❸ 排气、进食的时间

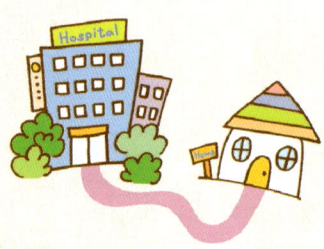

三　**自然产、剖腹产都要注意的"产后大出血"** 025

四　**要准备的东西都准备好了吗** 027

第2章 坐月子有问题吗？让我慢慢告诉你

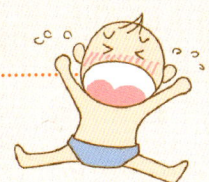

- **一 月子到底坐几天** 032

- **二 月子要在哪里坐** 033
  - 033 ❶ 家人帮忙坐月子
  - 033 ❷ 请月嫂贴身呵护
  - 034 ❸ 专业月子中心：考虑选择的依据
  - 038 跟妈妈们分享：坐月子到底有没有必要
    人家英国王妃还不是生完10个小时就抱着宝宝出来跟大家挥手了
  - 040 医师的亲身经历：我的流产日记

- **三 恶露** 044
  - 044 ❶ 到底多少恶露才是正常
  - 045 ❷ 恶露应该长什么样子才是正常
  - 045 ❸ 剖腹产与自然产的恶露比较
  - 045 ❹ 服用生化汤会不会影响到恶露

- **四 产后漏尿** 046
  - 046 产后必做的功课：凯格尔运动

- **五 痔疮** 048
  - 048 问题1. 痔疮是什么呢
  - 050 问题2. 为什么产后妈妈特别容易得痔疮？为什么有些孕妇或产妇没有得痔疮
  - 051 问题3. 产后打算治疗痔疮，有什么处理方式？如果以口服药或药膏治疗痔疮，对喂母乳会不会有什么影响
  - 052 问题4. 有什么关于痔疮手术的相关讯息可以提供给我吗
  - 054 问题5. 关于产后痔疮和痔疮割除后的清洁保养方面，有没有什么需要注意
  - 055 问题6. 肛门有息肉，摸得到，生完有变大，不痛不痒，要处理吗

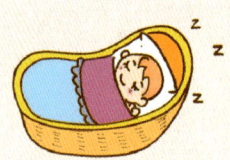

六 贫血 056

七 下肢水肿 057

八 产后子宫、会阴复原计划 058

- 058 **1.** 子宫复原：自然产和剖腹产有什么差别
- 058 **2.** 子宫复原：子宫复原的过程是怎样的？什么时候子宫才能回到怀孕前的重量呢
- 058 **3.** 子宫复原：有什么方法能帮助子宫复原
- 061 **4.** 子宫复原：如果子宫复原很慢怎么办
- 061 **5.** 子宫复原：发生这些情形，请立刻就医
- 061 **6.** 会阴复原：须知事项

九 剖腹伤口的护理和如何淡化疤痕 063

十 产后发热症状 064

十一 产后抑郁症 065

十二 产后何时会来月经 068

爱美的妈妈看过来： 产后束腹带和塑身衣 069

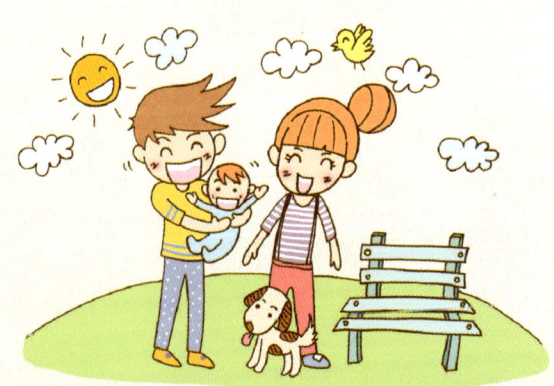

第3章 时尚妈妈我最酷——传统和现代观念超级比一比

- 问题1. 妇产科女医师坐月子时也会吃、喝的中药 074
- 问题2. 难道产后只有喝鸡汤的选择 074
- 问题3. 真的不能喝水吗 075
- 问题4. 真的不能洗头或洗澡吗 076
- 问题5. 真的不能用数码产品吗 077
- 问题6. 生冷的食物真的不能吃吗 077
- 问题7. 坐月子真的都不能外出吗 078
- 问题8. 坐月子为什么不能吹风？那冷气呢 079
- 问题9. 俗称的"月内风"是什么 079
- 问题10. 为什么不能碰冷水 079
- 问题11. 一定得进补吗 080
- 问题12. 月子没有坐好，老了骨头会酸痛是真的吗 080
- 问题13. 有些中医师说可以利用坐月子来改变体质是真的吗 081
- 问题14. 产后只能在早上吃水果吗 081

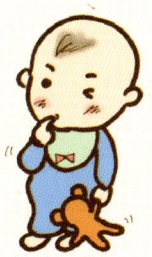

第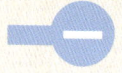章 不想当个产后黄脸婆
——我要更瘦、更美、更性福

一 产后运动，我有问题 084
- 084 问题1. 自然产、剖腹产，产后运动的时间有什么不同
- 085 问题2. 有没有哪些状况是不适合运动的？可以从身体的哪些讯息得知不适合运动
- 086 问题3. 运动会影响到哺乳吗
- 086 问题4. 如何踏出运动的第一步

二 产后摆脱孕味大作战，晋级辣妈的行列 088
- 088 ❶ 产后胸部塑身——坐着做
- 090 ❷ 产后胸部塑身——站着贴墙做
- 092 ❸ 产后背部塑身——前后运动
- 096 ❹ 产后背部塑身——趴着做
- 098 ❺ 产后手臂塑身——单手做
- 102 ❻ 产后手臂塑身——双手做
- 104 ❼ 产后上腹部塑身
- 108 ❽ 产后下腹部塑身
- 112 ❾ 产后臀部塑身
- 114 ❿ 产后腿部塑身——外侧
- 116 ⓫ 产后腿部塑身——内侧
- 118 ⓬ 产后腿部塑身——靠墙深蹲

三 30天坐月子餐大公开
又顾身体又不发胖，只要营养不要脂肪 120
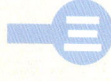
- 120 ❶ 生产方式不同，饮食方式也会有不同吗
- 120 ❷ 为了产后瘦身，热量超高的补品到底该不该吃
- 120 ❸ 坐月子饮食原则

- 124 功能 ❶ 补铁
- 124 食谱1 猪肝炒菠菜
- 125 食谱2 老姜炒紫贝天葵

126　功能 ❷ 补奶
126　　食谱1 青木瓜鲜鱼汤
127　　食谱2 山药排骨汤

128　功能 ❸ 瘦身
128　　食谱1 苹果瘦肉汤
129　　食谱2 炒鲜菇

130　功能 ❹ 排便
130　　食谱1 菠萝苦瓜汤
131　　食谱2 薏苡仁黑豆

132　功能 ❺ 伤口复原
132　　食谱1 黄豆炖猪脚
133　　食谱2 鲈鱼汤

134　功能 ❻ 消水肿
134　　食谱1 红豆薏苡仁汤
135　　食谱2 地瓜粥

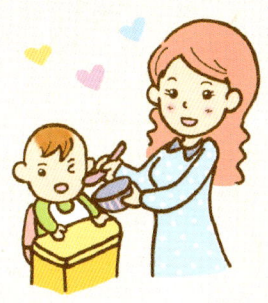

四　除了瘦以外，我也想更漂亮　136

136　❶ 黑色素沉淀的问题
137　❷ 产后妈妈应该怎么防晒才正确
139　❸ 妊娠纹会自己消失或是淡化吗
140　❹ 静脉曲张怎么办
141　❺ 掉头发怎么办
143　❻ 剖腹产伤口又麻又痒，变得好丑怎么办
144　❼ 腹部囤积很多脂肪，可以抽脂、溶脂吗

五　亲爱的，我们还要继续"性"福下去　148

148　❶ 生完宝宝前、后的骨盆变化
149　❷ 产后多久可以恢复性生活
149　❸ 没有性欲怎么办
150　❹ 要是性交疼痛怎么办
150　❺ 我能为伴侣做些什么
151　❻ 才刚生完，我不想那么快再度怀孕

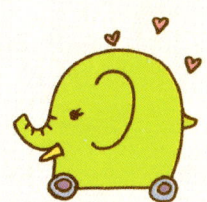

第5章 给宝宝的好礼物——喂母乳

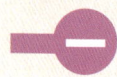 **母乳真的那么万能** 158

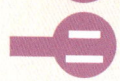 **我决定要喂母乳** 160

- 160 ❶ 什么状况下，不适合亲自喂母乳
- 160 ❷ 喂母乳该准备哪些东西
- 161 ❸ 胀奶好痛怎么办
- 162 ❹ 怎么教小孩吸奶
- 162 ❺ 我怎么突然没奶了？怎么分辨是真的没奶还是方法不对
- 164 ❻ 要用奶瓶喂好还是亲自喂好
- 164 ❼ 怎么知道宝宝有没有吃饱
- 167 ❽ 要挤奶是用手挤就好还是要用吸奶器
- 170 〔跟妈妈们分享：轻松喂奶的正确姿势与技巧〕
- 174 ❾ 宝宝喝奶后的排气
- 175 ❿ 温母乳、解冻母乳、储存母乳的方式及注意事项
- 177 ⓫ 因为工作没办法继续喂母乳怎么办
- 179 ⓬ 母乳可以喂到几岁
- 179 ⓭ 喂母乳的时候不会来月经吗
- 179 ⓮ 喂母乳后乳房、乳头会下垂和变形吗？乳晕变色怎么办
- 180 ⓯ 运动前、运动后哺乳有差别吗
- 180 ⓰ 喝完酒、咖啡可以哺乳吗
- 180 ⓱ 哺乳可以消耗多少热量？会瘦得很快吗
- 180 ⓲ 宝宝除了喝奶也需要喝水吗
- 182 〔跟妈妈们分享："追奶"秘籍〕

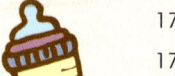 **除了母乳，你也可以有其他选择** 184

- 184 ❶ 奶粉的选择与冲泡
- 185 ❷ 宝宝不爱喝，该怎么换奶粉

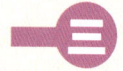 **产后乳房保养很重要** 186

- 186 ❶ 乳房保养
- 186 ❷ 乳头裂伤
- 187 ❸ 乳腺炎

第 6 章　新手妈妈和宝宝也能开心一觉到天亮

 **照料宝贝初体验** 190

- 190　❶ 宝宝除了母乳或奶粉，需要吃额外的营养品吗
- 190　❷ 听说让宝宝趴着睡，脸形才会漂亮？——睡姿比较
- 194　❸ 为什么会黄疸？黄疸观察及照顾方式
- 196　❹ 换尿布的时机与技巧
- 197　❺ 每天都要帮宝宝清理舌苔吗
- 198　❻ 宝贝的大便、小便长什么样才是正常
- 200　❼ 测量体温方式及体温异常处理方式
- 202　❽ 溢奶、吐奶、呛奶的处理方式
- 203　❾ 宝宝红屁股的预防、观察与处理
- 206　新上任妈妈必学：半夜宝宝哭不停，新生儿安抚技巧
- 210　❿ 宝宝开心洗澡——沐浴技巧大公开
- 217　⓫ 宝宝脐带护理与注意事项
- 218　⓬ 帮宝宝按摩
- 224　⓭ 怎么调整宝宝的日夜作息
- 225　⓮ 婴儿包巾使用方法
- 229　⓯ 宝宝的心智发育怎样才是正常
- 232　⓰ 什么时候要注射预防针
- 234　⓱ 到底可不可以摇晃宝宝
- 235　爸爸妈妈必知：什么时候需要带宝宝就医
  - 1. 眼睛发红、不明分泌物 235
  - 2. 发热 236
  - 3. 鼻塞、流鼻涕 237
  - 4. 呕吐 238
  - 5. 咳嗽 238
  - 6. 腹泻 239
  - 7. 便秘 239
  - 8. 被异物哽住 240
  - 9. 皮肤红疹 245
  - 10. 痉挛 246

 **上班后的托育问题** 247

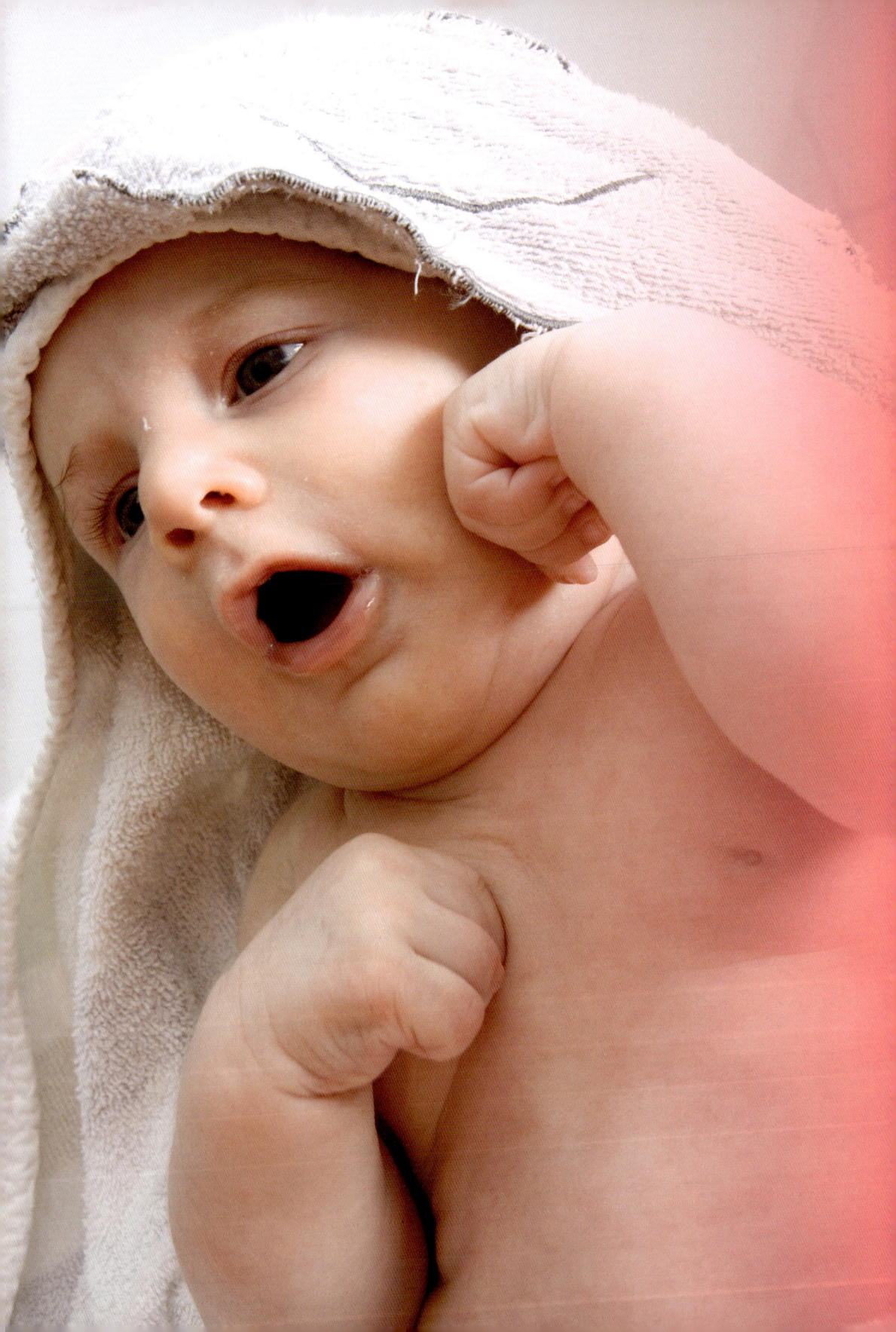

第1章

生完后在医院那几天

相信各位妈妈们为了生产过程已经做了不知道多少准备，但别忘了不是生完就能掉以轻心，生产是个对身体造成极大影响的过程，接下来的伤口护理、产后出血等，个个都是妈妈们需要面对的课题。在这里说明一些产后几天须知的事项，让妈妈们对于接下来可能会碰到的问题先有个概念。

自然产的基本护理和注意事项

1. 第一次排尿

自然产后有可能产生无法排尿、尿潴留的现象。可能的原因包括：麻醉使膀胱感觉变得迟钝、伤口疼痛、会阴部肿胀、害怕疼痛或压迫无法排尿、产程过长胎头下降压迫到膀胱与尿道等等。护理人员会在产妇生产后4~8小时内确认是否有排尿，如果没有排尿，则必须一次性导尿或是留置尿管。产妇如果在产后感觉排尿困难，或是耻骨上方胀痛，请尽快告知医护人员。

2. 第一次下床

自然产的产妇在分娩后恢复室观察稳定后，即可下床活动。适度活动有利于恶露排出，有助于促进肠道蠕动、促进排尿和排便。第一次下床一定要慢慢来，并且旁边要有家属协助，毕竟之前是长时间躺在床上，突然改变姿势会有麻痹性低血压而头晕昏倒的危险。可以先把病床的床头摇高，维持坐姿几分钟习惯一下，再离开床坐在椅子上几分钟，最后试着站立看看。绝对不可以自己一个人独自行动，第一次上厕所也要人陪喔！

3. 伤口护理

每次大小便后使用冲洗器，装煮过的开水从前往后冲洗，并且用卫生纸轻拭，维持外阴部的干净。如果会阴部肿胀疼痛，经医护人员评估并无感染血肿后则可以使用气圈（外形类似甜甜圈）的坐垫，避免压迫。床上建议使用护理垫，预防恶露染污床垫，卫生棉每隔2~3小时就要更换一次。如果在此期间内更换发现棉垫呈现从前往后都是满载的状况，就要告知护理人员。

二 剖腹产的护理和注意事项

1. 导尿后的第一次排尿

剖腹生产后因为麻醉而双脚无力，并且伤口疼痛难以下床，所以一般会先装上导尿管，在术后第二天才让产妇下床、拔掉导尿管。拔除之后，必须在4～8小时内自行排尿。如果无法在这段时间内自行排尿，需通知医护人员。

2. 伤口护理

剖腹产的伤口保持干燥是最为重要的。住院期间都会有医护人员帮忙观察伤口，并且指导出院后的伤口护理，出院后按时复诊，有钉夹的拆钉夹即可。住院期间如果感到伤口疼痛，不妨使用束腹带支撑伤口、缓解疼痛。护理人员会协助产妇，开始下床即可使用束腹带。剖腹产后可以用擦澡的方式清洁身体，但注意勿让伤口渗湿，也可以使用防水贴片贴紧再洗澡，注意要紧密贴合。如果水渗到中间，要换一片新的。美容胶除疤产品等等，可以在出院后复诊医师检查过后，再开始使用。

生产后的妈妈请注意

一般而言，只要还住在医院，伤口护理就不太需要烦恼。医师和护士都会看伤口，并且在出院前做好伤口护理的宣教，要认真听哦！

3. 排气、进食的时间

剖腹产后进食的时间，各家医院，甚至各医师之间可能都有差异，从数小时到等待排气之后才可进食都有，请遵从医师的指示。如果产妇一直躺着没有活动，肠胃蠕动会更不好，容易胀气，因此会鼓励产妇只要身体状况许可，就下床走动增加一些活动量，促进肠胃蠕动。手术后饮食要采取"渐进式"，先从水、果汁、不油腻的汤等开始，如果没有不舒服，再改为流质食物，最后恢复固体的普通饮食。饮食以清淡为原则，容易胀气的食物先避免，比如奶类、豆类、蛋、地瓜、碳酸饮料等等。

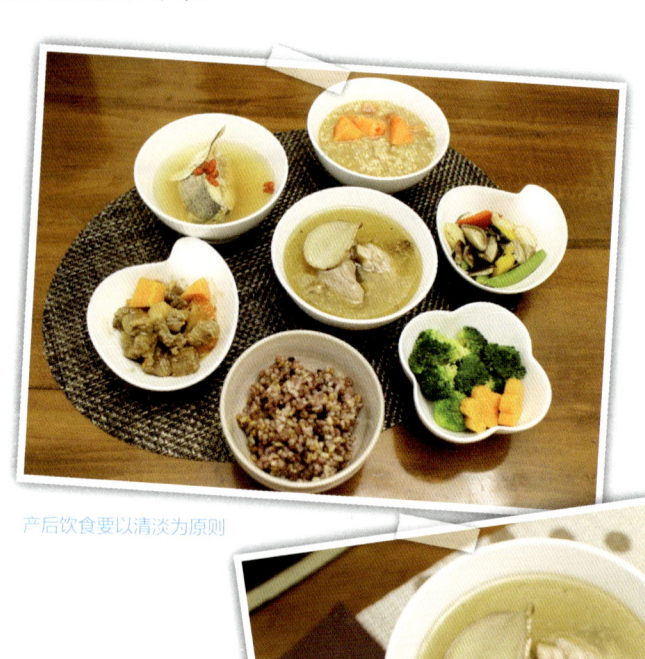

产后饮食要以清淡为原则

鸡汤也是可以煮得既营养又不油腻喔

三 自然产、剖腹产都要注意的"产后大出血"

"产后大出血"的定义为：胎儿出生后，自然生产阴道出血超过500毫升，剖腹生产出血量大于1000毫升。产后大出血最常发生在产后两小时内，因此产后1～2小时内必须密切观察。护理人员会固定时间来帮产妇测量心跳与血压、看产褥垫上的出血量并且评估子宫收缩的程度。在下页会提到产后按摩子宫的方式，这是产妇和家人都需要学的。如果经过子宫按摩后仍然出血量大，更要密切注意并迅速通知医护人员。

产后大出血的高危人群包括：多胞胎、胎儿过大、羊水过多、妊娠高血压、前胎剖腹产、前置胎盘、植入性胎盘、多次人工流产史、动过子宫手术，以及高龄、抽烟、喝酒的孕妇等。如果前一胎发生过"产后大出血"，下一胎一定要特别注意，并且第一次产检时就告知医生曾有这个状况。医生会在产检时密切追踪，并且在生产前做好防范措施。

产后大出血高危人群，请注意！

- 生多胞胎的产妇
- 胎儿过大者
- 羊水过多者
- 妊娠高血压者
- 前一胎为剖腹产者
- 前置胎盘或植入性胎盘者
- 有多次人工流产史的人
- 动过子宫手术者
- 高龄产妇
- 有抽烟喝酒习惯的产妇

产后大出血的原因可能包括：子宫收缩无力、胎盘滞留、植入性胎盘、产道撕裂伤、凝血功能障碍等。这是个危险性很高的急症，高居产后三大死因的第一位，必须立即处理。

此外，还有一种"迟发性的产后出血"，会发生在生产24小时后到6周之间。这种产后出血可能是因为胎盘滞留、子宫内感染等发生，也可能找不到原因。因此坐月子期间，仍然需要自我观察恶露的量与形态，一旦发现突然有大量出血，必须告知护理人员或视情况就医。

妇产科医师来告诉你：
自然产、剖腹产都要注意的子宫收缩

产妇跟家属都必须在住院的期间学会观察子宫收缩情况，并且协助子宫按摩。按摩的地方是肚脐下方、耻骨上方一个像保龄球的硬块处。剖腹产后，这个地方有可能因靠近伤口而疼痛，必须请家属代劳，也请产妇忍耐子宫收缩的疼痛感。如果按摩完仍感觉不到硬块，并且合并出血增多、头晕，要立即告知医护人员。

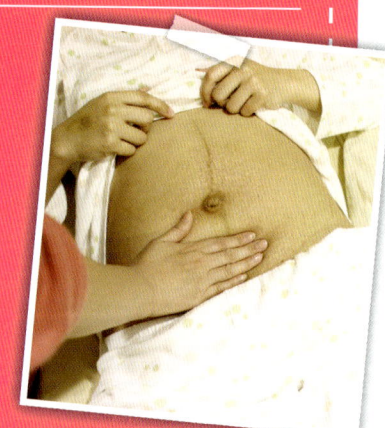

按摩子宫时，产妇很可能会感到非常疼痛，更需要家人的体贴与鼓励

四 要准备的东西都准备好了吗

相信妈妈们对于待产包应该携带的物品都已经不陌生，但你知不知道要去月子中心长住时应该带什么呢？生完回到家，又必须准备什么呢？勾勾看，下面这些物品你都准备好了吗？

一、以下物品可询问月子中心是否有提供：（如果在家坐月子，则需要自己准备）

- ☐ 室内穿的妈妈哺乳衣
- ☐ 室内拖鞋
- ☐ 哺乳枕
- ☐ 挤奶器（电动或是手动）
- ☐ 温奶器
- ☐ 吹风机
- ☐ 奶瓶
- ☐ 消毒锅
- ☐ 配方奶
- ☐ 热水瓶
- ☐ 尿布、湿纸巾
- ☐ 婴儿棉花棒、凡士林、婴儿指甲剪
- ☐ 婴儿温度计

二、坐月子时需要准备的妈妈个人用品：

- [ ] 妈妈的证件、医保卡
- [ ] 外出服、防风外套、帽子
- [ ] 哺乳胸罩（3～4套）
- [ ] 母乳储存袋
- [ ] 束腹带
- [ ] 调整型内衣（这个时候可以开始穿了）
- [ ] 免洗内裤、生理裤（有时坐月子忙，也来不及洗内裤啊！）
- [ ] 卫生棉
- [ ] 溢乳垫
- [ ] 干洗头粉末（世界上真的有遵循古法坚持不洗头的妈妈）
- [ ] 痔疮药膏、泡盆、冲洗瓶、"甜甜圈"（垫在会阴下，预防疼痛）
- [ ] 盥洗用具：牙膏、牙刷、牙线、棉花棒、梳子
- [ ] 保养品、除纹霜、淡斑霜
- [ ] 简单的文具：笔记本、剪刀、刀片、指甲剪
- [ ] 数码产品：平板电脑、笔记本电脑等（要注意使用时间不要太长喔！我坐月子狂使用数码产品，结果坐一次月子差点半盲）
- [ ] 也带一点喜欢吃的零食、饮料（我个人月子餐吃到后来就想吃点垃圾食物开心一下）

产后妈妈可以请护理人员帮忙绑束腹带。

三、坐月子时需要准备的宝宝个人用品：

- [ ] 宝宝的证件、宝宝手册
- [ ] 宝宝外出服、包巾
- [ ] 纱布巾（起码来个一打）
- [ ] 婴儿帽、手套、袜子
- [ ] 婴儿沐浴露、洗发精、乳液（如果是住月子中心，宝宝会洗完澡再送回来喔！）
- [ ] 奶嘴
- [ ] 婴儿洗衣粉或婴儿洗衣液
- [ ] 防胀气膏、防尿布疹的屁屁膏
- [ ] 婴儿提篮

四、在家里需要准备的用品：

- [ ] 婴儿床、床垫、枕头床组、床围、蚊帐（蚊帐虽然不好看，但真的很重要）
- [ ] 换尿布防湿垫、婴儿澡盆、浴网、小椅子（可以坐着帮宝宝洗澡）
- [ ] 汽车座椅
- [ ] 餐椅、摇椅、安抚椅

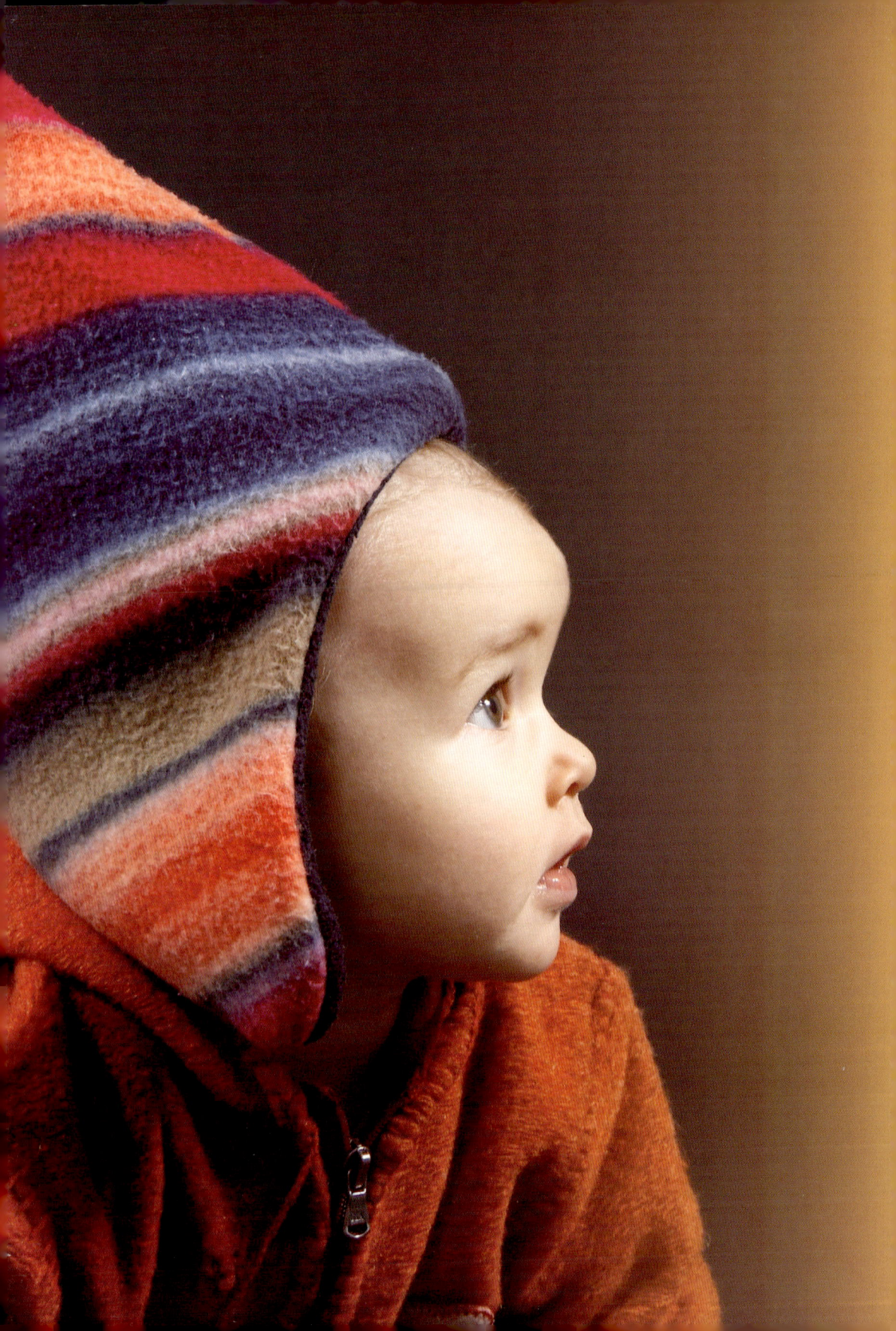

第2章

坐月子有问题吗？
让我慢慢告诉你

与坐月子有关的问题总是数也数不清，无论是自然产的妈妈还是剖腹产的妈妈，无论是最基本的"坐月子要坐多久"，还是比较进阶的"如何处理剖腹产伤口"等，光是找资料就令人"一个头两个大"，甚至找到了也不确定可不可靠。没关系！在这里我整理出到妇产科门诊的妈妈们最常问我的问题，在这里——为大家解答。

月子到底坐几天

说到坐月子，最基本也最常问到的问题非这一题莫属。10个月的怀孕对妇女的身体是一大耗损，所以在产后必须有一段医学上所说的"产褥期"，也就是妇女在产后让身体和心理进行调养和休息的时间。老一辈的人会说："月子是否坐得好，将影响身体未来一辈子的好坏"。我认为，流传下来的古老习俗一定有部分的道理和根据，这段期间有适当的调理与保养，确实可以让产妇身体更好，并能给宝宝提供最好的营养。

坐月子的时间长短视是自然产还是剖腹产而定，一般传统自然产建议可坐约30天的月子，而剖腹产牵扯到伤口愈合的问题，则建议要再坐得更久一些，大概40天左右。对于不晓得请产假坐月子究竟应该请多久的妈妈们，我们通常会建议在产后还要再休息4～6周才能回去上班。

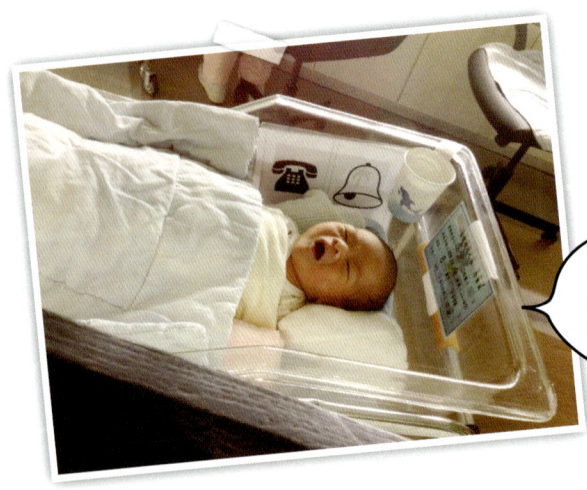

专业的月子中心婴儿室透明化，让爸爸妈妈24小时都能看到宝宝的一举一动。

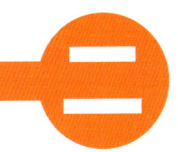

月子要在哪里坐

1. 家人帮忙坐月子

在家里坐月子，是许多人传统上都会选择的选项。家里的环境比较熟悉，又有家人的帮助，理论上是比较不会累的。不过事实上真的是比较不会累吗？这就要视家人对坐月子的经验而定了。若家里的公婆、父母都是这一方面的新手，只知道以道听途说的方式坐月子，反而可能会遇到全部的人都忙成一团的窘境。建议如果要选择在家中坐月子，一定要先确定家里的人对坐月子的方式相当了解，且够好沟通，不会一意孤行地坚持采取一些没有科学根据的坐月子方法，否则最后不只坐月子的妈妈痛苦，一家人也都会忙得焦头烂额却不得要领。

2. 请月嫂贴身呵护

近年来兴起"月嫂"的风潮，妈妈不但能在自己熟悉的家中休养，又时时有专业人士照料，确实是个不错的选择。不过若你是比较介意家里有陌生人出没走动的人，则不建议选择月嫂，因为月嫂毕竟还是个外人，对于容易没有安全感的妈妈们，可能带来的困扰还比方便之处多。反之，如果能找到信任的月嫂，且很愿意协调双方的习惯，度过一开始的磨合期，则请月嫂贴身呵护会有不小的帮助。

另外，需要提醒的是一些月嫂的工作时间是朝九晚五制，像一般上班一样，除非有特殊要求，夜间是不会住在妈妈家里的，晚上还是要靠自己和家人带，孩子晚上哭闹月嫂也无法处理，所以如果希望可以得到完完全全的休息，则要考虑选择到月子中心去住，或者和月嫂协调请她在晚上也来帮忙。像我就是选择24小时在家里同住的月嫂，但陌生人到家里住毕竟还是会有点不放心，前前后后面试了好几位才定下来。

3. 专业月子中心：考虑选择的依据

专业的月子中心对于想要完完全全得到休息的妈妈而言是个不错的选择。中心的护士以轮班的方式24小时随时待命，无论何时，都不必担心没有人照顾你跟宝宝，若有任何自己或宝宝的问题，也随时有人能够给你很好的解答和协助，还提供吃住，是妈妈们可以思考的新方向。还有一个好处是中心会帮忙过滤访客，让妈妈不被打扰。像我在家坐月子，缺点就是访客太多，连快递都需要自己签收，常常演变成朋友聚会，搞到最后我必须去百货公司买漂亮的睡衣、家居服，才能招待络绎不绝的客人。喜欢安静、想要好好休养的妈妈们，能帮忙过滤访客的月子中心会相当适合你。

不过，月子中心现在越来越多，究竟该怎么选择月子中心呢？建议大家在挑选时可以注意以下的几项条件：

1. 有正规的营业许可证

有正规的营业许可证，通过相关的消防检查、管理品质检查等。

2. 专业护理人员

专业护理人员通常是轮班制的，一般以一天轮三班为主。另外也要问清楚"照护比"，也就是一位护理人员共照顾几位婴儿（平均在1:5到1:8之间，一个人照顾越少宝宝，宝宝可以得到越妥善的照顾）。好的护理人员应能够替妈妈进行乳房护理、伤口与会阴护理、母乳哺育、束腹带使用等等的教学，在妈妈有问题时也能适时提供协助。此外，建议可选择和合格儿科及妇产科医师配合的月子中心，不但会有儿科医师与妇产科医师定时来会诊及回答你的各种疑难杂症，若遇到了问题也有配合的医院可以转诊。

3. 婴儿室的管理

以透明、开放为准，现在大部分的月子中心都有监视器，让妈妈在房间就可以监控宝宝的状态，也有一些坐月子中心提供婴儿室透明化、不关窗的服务，让妈妈24小时都能掌握宝宝的一举一动。

4. 月子餐的卫生营养

可以参考菜单是否有专业营养师调配,并且参观厨房的卫生,有些中心还会有试吃月子餐的服务。建议以现做现送的为主,拿到的时候还热腾腾的,营养更为丰富。

5. 妈妈的用品

妈妈的耗材如哺乳衣、寝具等,月子中心都应定期更换以提供最高品质的清洁与健康。有的月子中心还会提供养生茶、一人一台不必共用的挤乳器,甚至擦澡用的草药。妈妈住的房间也需定期打扫、消毒。

6. 宝宝的用品

有的月子中心提供尿布、湿纸巾,以及专业的医疗配备如血压器、黄疸测定仪等。也有些月子中心会替宝宝做一本纪录,将宝宝住在那里一个月中的喝奶量、体重成长等全部记录下来,仿佛一本纪念册一般。

7. 价格、合约、退费标准务必看清楚

入住前将月子中心所签定的合同认真查看,看清楚再选择,才能避免消费纠纷!

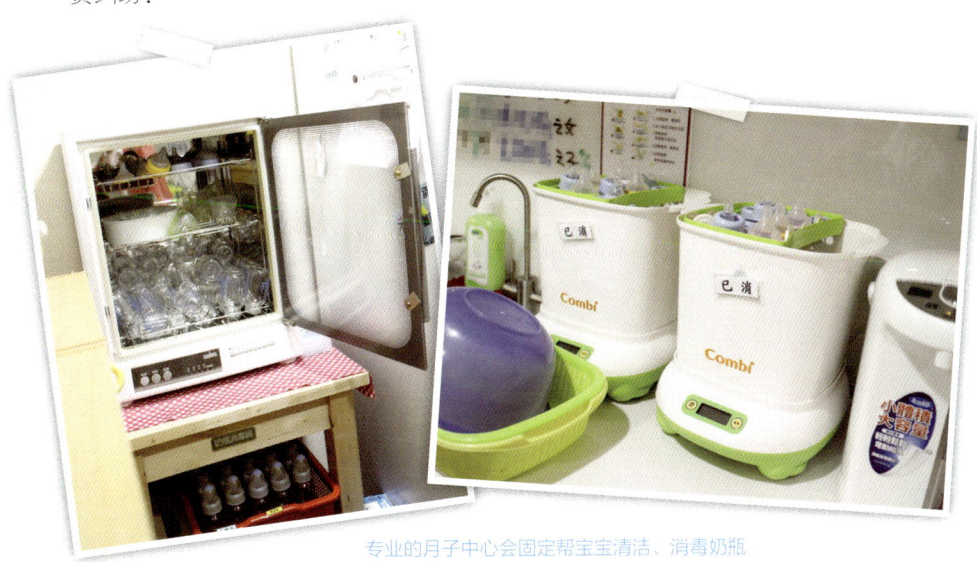

专业的月子中心会固定帮宝宝清洁、消毒奶瓶

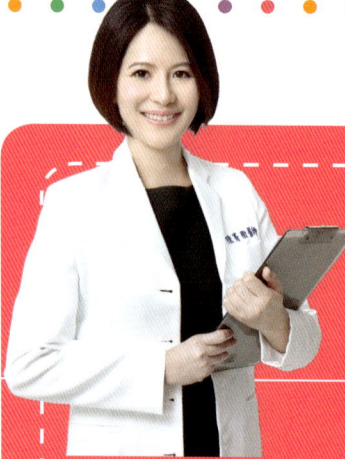

妇产科医师来告诉你：
月子中心的贴心服务
——亲子同室

在月子中心一般可以选择究竟要和宝宝住在同一间，或是和宝宝分开来住。这里就来与大家分享一下与"亲子同室"相关的须知事项：

1. 亲子同室的好处

- 产妇更能就近照护宝宝。
- 促进亲子关系，让妈妈与宝宝的关系更密切。
- 更方便哺喂母乳。
- 减少宝宝感染，增加免疫力。

2. 怎样的条件下才能进行亲子同室？

如果产妇与新生儿双方都没有任何感染的症状或感染的疑虑，就可以考虑尝试亲子同室。

3. 亲子同室有哪些事项是你需要知道的？

- 许多月子中心都有提供"亲子同室"，母亲想开始执行亲子同室时，随时可以提出要求。
- 产妇在接受亲子同室照护时，婴儿室的护理人员会先教导产妇一些新生儿照护技巧，例如脐带护理、更换尿布、喂食技巧等，也会给妈妈一张亲子同室记录单，并教妈妈怎么记录。为了要让妈妈与护理人员都了解宝宝健康状况，请妈妈一定要详细地记录。

- 并不是如果接受亲子同室照护，婴儿室护理人员就不会帮忙照顾宝宝。护理人员还是会依产妇与新生儿需要，在固定的时间（例如每两小时）或需要时至房内探视产妇或新生儿，完全不必担心。如果有任何问题，也可以立刻和护理人员联络。
- 婴儿出、入住房前后，护理人员会和您核对宝宝的身份。
- 若母亲身体不适，可以随时打电话联络护理人员请求协助。

4. 亲子同室有哪些安全原则？

- 若亲友患有呼吸道传染疾病，如感冒或肺结核等，请告知他们不要到中心探视，以免传染给母亲与婴儿。若坚持要探视，请要求他们做好呼吸道隔离防护措施，如戴口罩、穿隔离衣、拜访前后都要洗手。
- 任何人在接触宝宝前均要洗手或手部消毒。
- 接受亲子同室照护时，除了产妇以外，希望尽量还要再有一名家属在旁照护，以免产妇如厕时婴儿无人看顾。
- 产妇不可将婴儿单独留在房间自己离开，一定要请亲属或护理人员帮忙。不可请陌生人或客服人员代替看护。
- 若产妇或婴儿的健康状况不适合亲子同室时，则停止执行，婴儿回婴儿室由护理人员照护。

跟妈妈们分享：
坐月子到底有没有必要
人家英国王妃还不是生完10个小时就抱着宝宝出来跟大家挥手了

说来有趣，台湾所有妇产科医师的课本都是外语原文书，也就是都是"歪果人"写的书，所以哪里会有什么关于坐月子的道理？当然没有！我一向是比较"科学至上"的人，我妈老说我太"死脑筋"，所以问我坐月子的重要性简直一窍不通。对我来说，除非生产有什么大出血、经历了大手术，否则在英美生过小孩的人，一向都是生完几个小时就被赶出院了。没看英国王妃生完隔天就抱着宝宝跟大家挥手吗？

所以说来不好意思，我以前一向是抱着"月子不坐也不会怎样啦"的观念。然而，后来我朋友的一个经验却犹如敲响一记警钟，让我不得不开始正视坐月子的重要性。在撰写本书的同时，我陪着先生去英国出差，刚好有一位同学在那时候生产，就顺便探视她。她嫁给英国人，很快地就怀孕生子了。先不提产检过程中，她鲜少看到她的产科医生，一切都是由mid-wife（也就是我们说的助产士）进行检查以及宣教，直到快生产了，到医院还是先由助产士处理，再由当天值班的医生负责接生。很不幸地，她在生产的过程中发生了严重的产道撕裂伤，血流不止。因为撕裂的地方比较深，失血2000毫升还止不住，最后只好紧急进手术室麻醉缝合，并在输血后住进加护病房。

这些过程她说撑过去了，也都还好，真正的苦日子其实还在后面。出院后，伤口还在痛，又没有任何经验，她手忙脚乱，因为不管是喂奶或是洗澡都还很不熟练。她只好临时请了一位华裔的阿姨帮忙在白天打扫、做家务、煮饭，光是请这位阿姨来帮忙，工资就足够在台湾的五星级月子中心住到满月了！幸好有这位阿姨，教了她很多小宝宝的知识。

她告诉我，她觉得一个月以来的睡眠严重不足加上与新生儿的磨合，不只体力耗尽，更是身心俱疲，她都怀疑自己有产后抑郁症了！她幽幽地叹了口气："早知道我就回台湾生了，生完住月子中心，睡到几点都没关系，也不用想要吃什么，宝宝有人照顾，洗澡、喂奶等关于宝宝的一切都有人教。"看着她带着黑眼圈一边哄小孩还要一边招呼我，还要准备接待即将来访的公婆一家，我突然深深感到住台湾的我简直是身在福中不知福！

有了自己以及别人的体验，我只能说：在过去传统西医的观念里，也许不是很强调坐月子的重要性，但我们现在所谓的"健康"是一种身心完整的状态，新手妈妈面临生产过程的辛劳、面对新生儿的手足无措（尤其是第一胎）、角色改变的冲击以及生活形态的骤变，在充足的支持环境中充分地休养确实是有它的重要性。尤其近几年妇产科学会也很重视产后抑郁的问题，如果能够透过坐月子这样一个优良的传统，让身心获得充分休息，不仅是身体上恢复元气，心理上也能适应照顾一个新生儿时遇到各种问题（找不到宝宝哭的原因、喂奶喂到很挫折、睡眠不足而抑郁……），都有完整的支持系统帮助新手妈妈，也许真的能够降低产后抑郁症的发生！

中国的产假并不是全世界最长的，但坐月子这项优良的传统倒是很适合发扬到全世界。经过"贵妇"般的休养，才能好好继续努力度过接下来的生活喔！

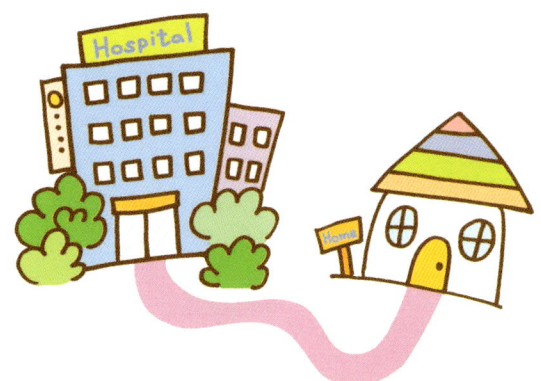

医师的亲身经历：
我的流产日记

先前出过一本怀孕日记，里面写得轻松愉快，结果身边的朋友都认为我怀孕生产就像喝水吃饭一样简单。其实哪有那么容易，再次怀孕的我，还是发生了不为人知的惨事：我流产了。在这里，我觉得还是应该把好的、不好的故事都说出来，勉励和我有相同遭遇的女性。

这一次知道自己再度怀孕还蛮期待的，毕竟年事已高，宅女小红说得好，老蚌生珠乃人生一大乐事。到了应该看得到小珠心跳的周数，一大早看门诊之前我就先帮自己做个B超。没想到小珠看起来是个不太标准的胚胎：变形、干扁，更重要的——我没有看到闪闪烁烁的心跳。

看完我心里大概就有数了，但是基于职业道德，我还是强打起精神把一长串的门诊病人看完。中间有一个病人也因为早期流产在我面前大哭，看着她哭，我默默地想着"我也好想哭"，只是我的偶像包袱让我只能忍耐情绪，好言安慰她再接再厉。

门诊结束以后，趁着午休时间飙出去找我的"御医"林思宏再确认。即便是（自称）"医界金城武"也挽不回我的小珠，只好认命乖乖地领了RU486（米菲司酮）和老公去吃午餐。虽然一次怀孕的流产率原本就有20%，而且年纪越大越容易发生，最常见的原因是染色体异常被自然淘汰，以上我的理性部分都充分理解（不理解我还能当妇产科医师吗？），但是吃午餐时，我还是不争气地哭了。

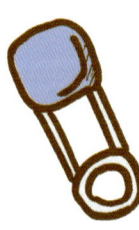

附近几桌都兴趣盎然地看着我，我只好把服务生叫来说蒸蛋酸掉了帮我换一个（无辜的蒸蛋和厨师，希望厨师不要因为这样被扣薪水）。哭一哭发泄完也就好了，继续回医院上班看病人直到深夜。

RU486（米非司酮）的作用是把不好的胚胎排出来，分成两剂，第二剂会比较不舒服（江湖上的谣言都说什么痛到爬着去厕所）。等到深夜下班以后，我勇敢地吞下第一剂，等两天后再吞第二剂。等待的过程中，我天人交战该不该请个假？但病人都约好了就算了，走一步算一步。

吃第二剂之前，我乖乖地先躺好在床上呈备战姿态。因为我有遇到病人吃RU486（米非司酮）搞到大出血住加护病房的阴影，所以特别先交代老公要注意我的生命体征稳不稳定，不对劲的时候帮我叫台救护车。老公一脸无辜地看着我说："什么是生命体征？" 我说："没关系，我在休克前自己一定会知道，我说该叫的时候就要叫了。"吞下去过没半小时，肚子果然一阵剧痛，我在床上滚来滚去喊痛，但是根据老公的证词，白羊座的人一向很爱演，老公说看我在床上滚来滚去哭爹喊娘的，当他差点拿起电话拨急救电话的时候，一转头我已经睡着了，反倒是他为了观察那什么生命体征，整晚都不敢睡。

到了半夜，我突然醒来跑去蹲马桶，看着血块接二连三掉出来，还叫老公过来一起看："你看，你有看过这么多血吗？"他只敢远远地站着回我："好啦好啦，我有看到啦，你赶快冲掉！"我想他应该好一阵子不太敢吃猪血鸭血了吧！

隔天就是一个被当重病患者强迫卧床休息的状态，包着像尿布一样的卫生棉躺在床上一整天，全世界的人都会叫你好好进补。结果吃太好，立马胖了1千克，真是得不偿失啊。

后来觉得自己身体状况还好，之前预约的病人还是很多，就采取温和的方式慢慢看。自己流产似乎就跟流产的病人特别有缘，其中一位也是周末自然血崩流掉。我连忙安慰她，说："我跟你是同一天流产的。"陪着她来的妈妈一听到我这么讲，赶紧问我说：

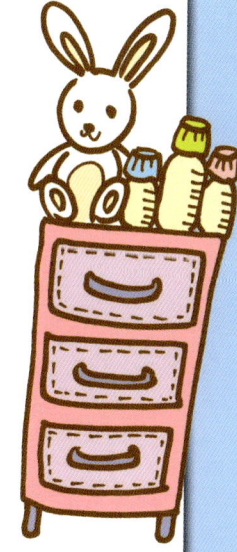

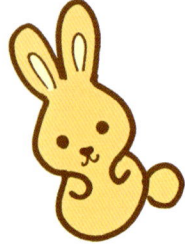

"那医生,你有什么办法,教一下我们该怎么保养?"我说:"我不是坐在这边看病吗?"没想到我居然被病人的妈妈念叨:"老人家的话要听啦!你要好好进补!要休息!老了你就知道!我们年轻的时候都不知道,老了身体有毛病才知道……"

当下我听了真是感动。一边跟她说"好,我等下一看完门诊就回家躺",一边再回头跟病人说:"那我帮你再开一些药帮忙收缩,我自己也有吃,之后你就坐个小月子吧。"结果我们3个居然像姐妹淘一样,互相加油打气。后来也是遇到3位来自大陆的患者,跟我一样有"胚胎停育"过,这次特别来"保胎",叽叽喳喳地跟我说:"哎呀,我们大陆要请15天的假呢,医生赶快看诊,等你坐诊结束我们带你去吃饭!"女人的友情怎么会这么温暖啊?

经历了这次的经验,我大约有几个心得感想与产后保养的重点要跟姊妹们分享:

❶ **怀孕前3个月先不说**:怀孕前3个月不能讲还是有一点点道理的!毕竟最不稳定的就是前3个月了,后来如果有不顺利的事情发生,会搞得自己跟身边的人都很尴尬。

❷ **流产后尽量多休息**:流产一两周内尽量多卧床休息,多睡觉,少活动,避免搬重物,让身体靠休息得到恢复,也不要因为过度劳累使身体的抵抗力下降。还是要好好地休息,等着走更长远的路喔!(我等一下就要休息,快被病人唠叨得耳朵长茧啦!)

❸ **做好心理上的调适**:除了生理外,心理上的调适也必不可少。流产并不可怕,可怕的是怪罪自己的罪恶感和压力,家人与伴侣必须给予更多支持与关怀,也希望每一位有流产经历的妇女千万不要给自己太大的压力。

❹ **流产后多补充蛋白质、铁、维生素等**：吃营养丰富、温和均衡的饮食，包括高蛋白质的奶、蛋、鱼、肉、豆类、五谷杂粮和新鲜的蔬菜水果，使身体快速恢复体力。

❺ **注重外阴部的卫生**：虽然流产大部分外阴部不像生产有伤口，但子宫颈口是张开的，血又是好的培养基，细菌会经由阴道上行感染到骨盆腔，破坏输卵管，造成日后不孕。因此必须注重卫生，棉垫定时更换，每天用流动的清水洗净外阴，避免盆浴和游泳。

❻ **重视保暖**：洗头、洗澡尽快吹干保暖，避免受寒。

❼ **忌刺激性饮食**：流产后1周忌酒类、咖啡、生冷、刺激性饮食，以免影响伤口愈合。

❽ **流产一周后再进补**：流产之后不要立刻进补，比如鸡汤、生化汤、人参、当归、黄芪等等，会影响子宫收缩、增加出血量，要用药膳进补需等到流产一周后再开始。

三 恶露

1. 到底多少恶露才是正常

以1小时在卫生棉上留下的恶露量痕迹为准，可分为以下几种：

① **微量**：1小时内卫生棉之恶露量<2.5厘米。
② **少量**：1小时内卫生棉之恶露量<10厘米。
③ **中量**：1小时内卫生棉之恶露量<15厘米。
④ **大量**：1小时内卫生棉之恶露量浸湿整片卫生棉。

> **对产后妈妈的小叮咛**
>
> 若恶露量突然增多，可能与子宫收缩无力有关，要特别注意。一般而言，正常的总恶露量约**150毫升**左右，如果发觉自己的恶露量似乎太多了，一两小时内整片卫生棉满载、来不及换，一定要密切监测，并建议及时就医！

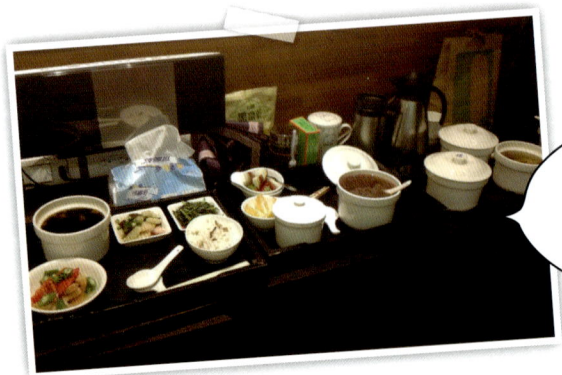

产后妈妈可以服用生化汤加速恶露排出，建议自然产妈妈产后需过5~7天，而剖腹产妈妈产后需过7~10天才能服用。

2. 恶露应该长什么样子才是正常

恶露依颜色、气味、量与出现时间，可以分成以下几种：

名称	颜色	气味	量	出现时间
红恶露	呈鲜红色	没有味道或稍有异味	量多	产后1~3天出现
浆恶露	呈粉红色，伴随有血清状物质	没有味道	中量	约产后3天出现
白恶露	呈白色或黄色	没有味道	少量或微量	产后10~15天出现

一般而言，恶露应该会由红恶露慢慢变成浆恶露，在产后10~15天进展为白恶露。若恶露没有进展（例如：未从红恶露变成浆恶露），有可能是子宫收缩无力或感染了，应密切监测，并建议及时就医。

3. 剖腹产与自然产的恶露比较

因为剖腹产的妈妈在手术时大部分的胎盘组织、血块都已经清除了，所以恶露量会比自然产的妈妈少，而且也进展得比较快。

4. 服用生化汤会不会影响到恶露

建议自然产的妈妈可在产后5~7天开始服用生化汤，剖腹产妈妈则在产后7~10天开始。如果妈妈已经没有服用子宫收缩药了，子宫收缩的情况比较没那么好，建议生化汤可以服用3天就好，视状况增减天数。若服用期间有不正常的恶露排出、子宫疼痛等情形，请立即停止服用，并通知护理人员，若已返家则应密切监测并建议及时就医。

四 产后漏尿

产后妈妈最尴尬的事情，常常不是和妇科子宫相关，而是和最平常的大小便排泄相关，比如痔疮，或是很常见的漏尿。不管是打喷嚏，或是听到好笑的事情大笑，尿都有可能不由自主地流出来，这时真的很怕身边的人发现，也就导致有些妈妈必须持续包着卫生棉，不但下半身闷热，包久了更会导致阴道炎。

产后尿失禁多属于应力性尿失禁，也就是腹压升高的时候，尿不由自主无法受意识控制地流出。生产时使肌肉、神经、软组织受损，也影响到原本对膀胱尿道的支撑，使骨盆底的支持遭到破坏。有些人以为只有自然产的妈妈才会尿失禁，其实从怀孕开始，子宫增大压迫膀胱盆肌肉，韧带拉长松弛，就会发生尿失禁了，剖腹产的妈妈也无法避免。孕前体重不要过重，怀孕期间适度运动，并且在怀孕过程不要把宝宝养得太大，可以减轻尿失禁的症状。

通常产后过几个月内尿失禁的现象会慢慢改善，医师会根据每个人的状况评估来做适当治疗，从自我运动到物理治疗，甚至是比较有侵入性的手术都有。不过，从怀孕到产后都能锻炼好骨盆腔肌肉的强度和弹性，才是最重要的。

产后必做的功课：凯格尔运动

坐月子的时候，提醒妈妈不要拿重物，避免过度劳务，让家人代劳就好。不管是自然产或剖腹产的妈妈，只要伤口不感到疼痛的时候，就建议即刻开始做凯格尔运动。凯格尔运动是一个解释起来比较抽象的运动，但是对强化骨盆底肌肉，改善频尿、漏尿，以及增进性生活品质，都非常重要。几乎是任何时间都可以练习，也不太限制场地的运动，不管是看电视、上下班、看书时都可以做，初期可以趁坐月子躺在床上时开始练习。

凯格尔运动步骤如下:

步骤1 首先,想像自己在憋尿或是憋大便的感觉(不是真的憋,而是练习运动尿道旁和肛门附近的肌肉),去感觉骨盆底肌紧缩。如果把洗干净的手指伸到阴道内,可以感觉手指被夹紧,国外甚至有阴道哑铃这样的工具可以辅助练习。

步骤2 收缩10秒之后,放松10秒,一次可以做15~20回合,时间多的话可以增加更多,一天练习3~4次。

步骤3 可以戳戳自己的屁股还有小腹,如果按下去硬硬的,表示用力正确了。

步骤4 全程还是照常呼吸,不要憋气喔。熟悉要领之后,随时随地就都可以进行了,并逐渐增加运动次数。

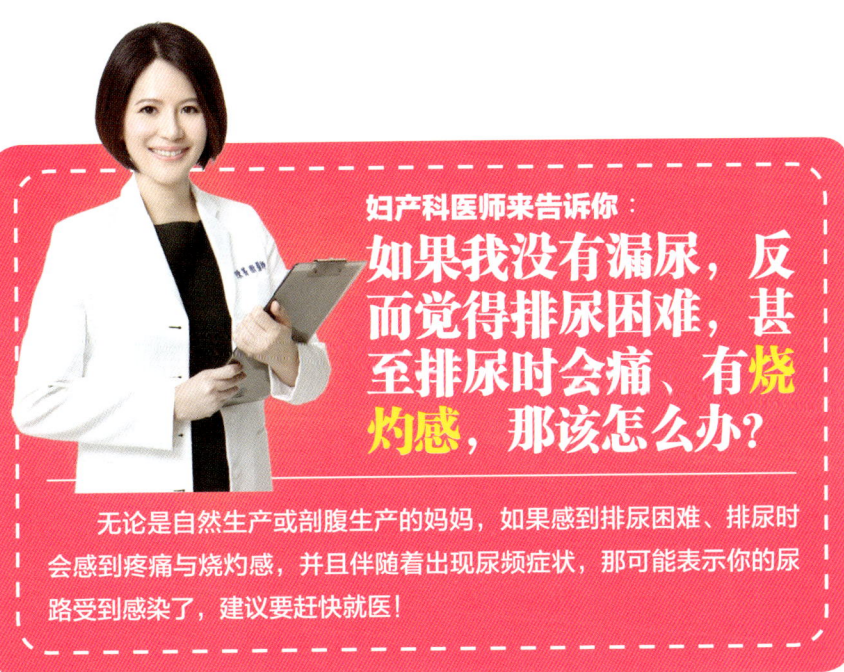

妇产科医师来告诉你:
如果我没有漏尿,反而觉得排尿困难,甚至排尿时会痛、有烧灼感,那该怎么办?

无论是自然生产或剖腹生产的妈妈,如果感到排尿困难、排尿时会感到疼痛与烧灼感,并且伴随着出现尿频症状,那可能表示你的尿路受到感染了,建议要赶快就医!

五 痔疮

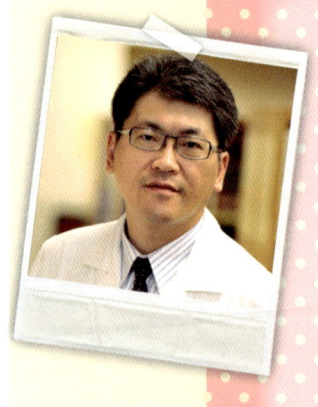

以下内容特别感谢郭立人医师提供。

郭立人医师简介：

现任
- 台北医学大学附设医院大肠直肠外科主任
- 台北医学大学附设医院大肠直肠癌团队带头人
- 台北医学大学附设医院医疗品质部医疗副主任
- 台北医学大学医学院医学系外科学科专任讲师

经历
- 和信治癌中心医院大肠直肠肛门外科主治医师
- 林口长庚纪念医院大肠直肠外科专科医师

专长
- 达文西机器手臂手术
- 低位直肠癌肛门保留手术
- 大肠直肠腹腔镜微创手术
- 无痛大肠内视镜检查
- 直肠肛门疾病

问题1. 痔疮是什么呢

回答： 简单来说，就是肛门的静脉丛肿大，黏膜往外突出，形成痔疮。

问题：产后妈妈要如何分辨自己的痔疮有多严重？

回答： 大部分肿胀的痔疮，用严重程度分成4级，如下页所示。

轻→重	第一级	其实每个人都有痔疮，在肛口的静脉丛，但不一定会有症状。
	第二级	弹性组织还没有松弛。大便时，痔疮会掉到肛门外面，但是弹性还没疲乏，所以大便完之后，会自行收缩回肛门内。外观看不出来。
	第三级	大便完之后，无法自行收缩回肛门内，须用手或借由外力推回去。
	第四级	在肛门口，或是静脉丛因栓塞而产生疼痛感，此为第四级痔疮。栓塞就是静脉回流不好或因用力而出血产生的血块。

问题：内痔和外痔如何分辨？

回答： 大部分肿胀的痔疮，根据位置分成内痔和外痔。分界点为肛门口和直肠的交界处，称为齿状线。

外痔： 长在肛门口，属于外胚层，是皮肤组织，皮肤的神经敏感，所以会感到疼痛。

内痔： 长在肠子，属于内胚层，而肠道黏膜上是内脏神经，比较不敏感，所以不会感觉疼痛，只是闷，但会流血。

基本上临床诊断很少分内外痔，大部分称为混合痔，因为不会只有一个内痔、或是外痔，大部分就是痔疮整个肿起来，造成很不舒服的情况。

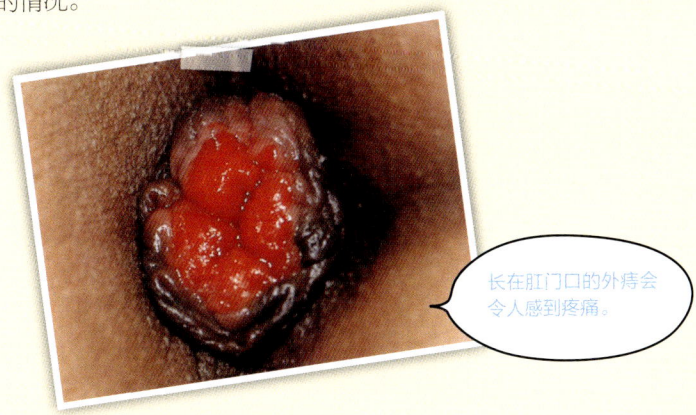

长在肛门口的外痔会令人感到疼痛。

问题2. 为什么产后妈妈特别容易得痔疮？为什么有些孕妇或产妇没有得痔疮

回答： 痔疮不是产后才产生，其实在怀孕的过程当中，到了后期就经常会产生痔疮。

问题：产生痔疮的情况有哪些？

回答：

❶ **怀孕时：** 因为胎儿位在腹腔的地方，到了怀孕末期，胎儿越来越大，静脉回流越来越不好，淤积在肛门口。而妈妈的纤维素和水分摄取不足，肠胃道蠕动不佳，致使肠胃排便功能不好，让本来的痔疮越来越严重。

❷ **生产时：** 因为配合子宫收缩的力量，骨盆腔和腹腔都会用力，让静脉更加肿胀。尤其是自然产，骨盆腔用力，导致腹压过大。

问题：如果孕妇或产妇没有痔疮的原因？会跟胎儿周期数的多寡有关系吗？

回答： 其实不是每位孕妇或产妇都会有痔疮，这些和个人体质有关系，像是每位孕妇的脚，其水肿的程度也不尽相同。有些人的静脉丛本来就没有那么肿胀，所以不一定会产生痔疮。如果没有，也有可能是平时的保养工作执行得非常好。

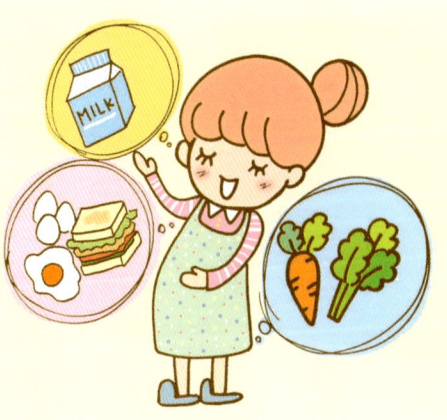

问题3.

产后打算治疗痔疮，有什么处理方式？如果以口服药或药膏治疗痔疮，对喂母乳会不会有什么影响

回答： 无论是否为产后，任何患者治疗痔疮的方式都分为保守和手术方式，医师通常建议先使用保守方式治疗。

问题：保守方式的治疗程序？

回答：

❶ **先从原因下手**：例如纤维素和水分摄取不足。有些孕妇因为孩子在腹腔的位置压迫到膀胱，会不想喝水。建议先落实每天5个蔬果、每天水分2000毫升、多运动等。

❷ **可以进行坐浴**：使用38~40℃的温水，一天3次，一次5分钟，水里不用加任何其他东西。坐浴可增加血液循环、减缓疼痛，让痔疮消肿。

❸ **泡完水可以擦药膏**：因为治疗痔疮使用的药剂量非常轻微，并不会影响到胎儿或是母乳。

❹ 若经过保守处理后，依然肿胀，或是伤口造成其他病症，将被视为急性案例，须进行外科手术处理。

问题：痔疮是否有可能在不治疗的状况下自己康复？

回答： 其实，痔疮不一定要经由外科手术去处理。大部分患者（不只是孕妇）的临床症状若是没有经常流血或是疼痛，都会先使用保守方式进行缓解。当保守治疗到了后期，大便时流血次数越来越频繁，症状越来越严重，则代表保守方式的治疗失败，就要手术处理。

若是第一次到门诊，就已经感到疼痛，医师认为是急性案例，就会立即手术处理。痔疮的伤口也可能会造成细菌感染等其他疾病，那处理方式将与上述不同。

问题4. 有什么关于痔疮手术的相关讯息可以提供给我吗

回答： 基本上，孕妇生产前，不会进行手术，因为麻醉药物会影响胎儿。另外，痔疮手术属于非必要手术，孕妇可先利用内科或是保守方式进行缓解。

问题：产后过多久的时间可以做痔疮手术呢？（自然产和剖腹产有差别吗？）

回答： 基本上时间长短看痔疮的肿胀程度和骨盆腔的充血程度，不管自然产或剖腹产都建议在生产6～8周之后，再进行手术。需要等待6～8周的原因有二：一是生产后的会阴有伤口，须避免伤口感染；二是因为刚生产完会阴充血，若是进行手术，容易造成大量出血。

问题：产后痔疮的手术方式有哪些？

回答： 其实不用特别强调产后，一般患者都是，有以下3种手术方式：

❶ **保守的结扎方式**：利用激光、冷冻、红外线、超声波等"热"来源，治疗出血点，痔疮的伤口还在，也不会止住痔疮所产生的疼痛。此手术方式只是凝血，不是把静脉丛肿胀的部分（痔疮）切除，所以对于3级以上的痔疮是没有用的。

❷ **根部切除**：将内、外痔一起拿掉，属于根治型的手术。

❸ **无痛环形切除手术**：是把静脉丛肿胀的部分切除。无痛是因为没有碰到皮肤的神经组织。切除完，用自动吻合器钉起来，但肛门口会有异物感（钉子），容易产生排便感。

问题：产后有没有什么状况，医生会不建议动手术除痔疮？

回答： 基本上医师都不会建议动手术，痔疮手术属于病人取向，只要不影响生活作息，能与痔疮和平共存，就不需要特别除去痔疮。一般人认为痔疮会病变，造成息肉或肿瘤，甚至是癌症，所以一定要开刀。这是错误的观念，并没有一定需要手术处理。医师只处理有症状的痔疮，像是产生了越来越严重的症状（流血、肿胀或疼痛加剧）。

问题：因为怀孕而患上的痔疮，手术以后还会复发吗？

回答： 痔疮是静脉丛，属于正常的组织，不会转好，只会越来越大。把痔疮引起的症状处理过后，当情况获得改善，就需要透过保养避免症状再一次的发生。像是养成好的大便习惯、用水清洗、避免使用肥皂清洗。

另外，产后由于骨盆腔松弛，应该要多运动，多练习提肛和缩肛的动作：屁股夹紧，像是小便到一半，夹住，一次15~20下，每一下停留10秒。（详细请见第46页）

问题：痔疮手术后复原的时间要多久？

回答： 手术后的伤口复原通常需要6~8周的时间。手术时间看痔疮大小，通常为40分钟到1个小时。

手术采用腰椎麻醉，造成肌肉放松，所以需要放置导尿管。隔天拔尿管之后，开始泡温水坐浴，结束后不要擦药膏，让伤口保持干燥，可以使用护垫、卫生棉或纸尿裤吸分泌物和血水。于第四天出院，出院之前需观察大小便是否顺畅。

手术后两周内都会有分泌物和血水。出院后1周内第一次复诊：拔线头。再3周之后，第二次复诊：进行肛门按摩，减低敏感度。再隔3周，第三次复诊：检查伤口，差不多恢复之后就没问题了。

问题5. 关于产后痔疮和痔疮割除后的清洁保养方面,有没有什么需要注意

回答: 保养是重点,不管是产前、产后或手术前后,都要好好保养,避免症状再次发生。

问题:产后如何避免或预防痔疮?

回答:

① 多吃蔬果,摄取纤维素,增加肠胃蠕动。

② 多喝水,每天2000毫升,改善便秘。

③ 多运动,不要久坐,一般来说不要超过两小时;孕妇更需要多练习提肛和缩肛的动作。

④ 皮肤清洁的部分:大便后的清洗工作要落实,不要擦拭,用温水洗即可;不要用肥皂、清洁剂和沙威隆,会导致皮肤过度角质化而更加瘙痒。清洗完毕之后用卫生纸擦干,保持干燥,不需涂抹乳液等等。

⑤ 若已经得了痔疮,可以使用温水坐浴去缓解症状。

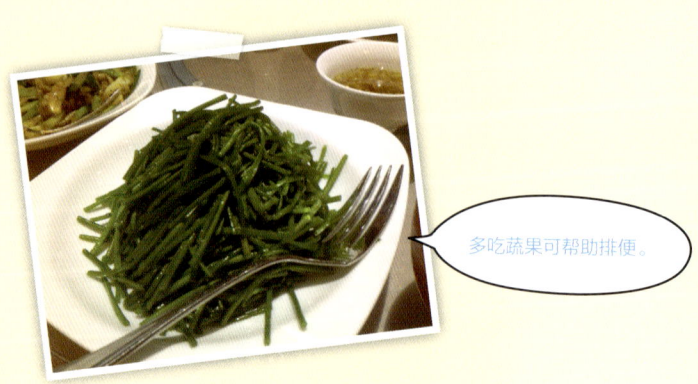

多吃蔬果可帮助排便。

问题6. 肛门有息肉，摸得到，生完有变大，不痛不痒，要处理吗

回答： 肛门其实不会有息肉，长在黏膜里面的才叫息肉。

问题：自己摸到肛门附近有异状要怎么办？

回答： 肛门附近生长出的东西有可能是外痔的皮肤、肛门的赘皮，还是交由专业的直肠外科医生去判断和进行后续处理。

当医师确定是息肉后，一定会进行切片，不会放着，避免它变大。就算不痛不痒，都会切片处理掉，并观察其为增生性息肉或病变性息肉。

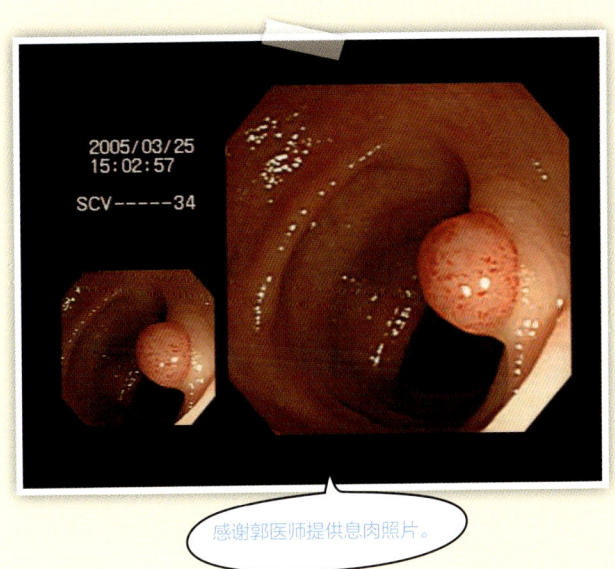

感谢郭医师提供息肉照片。

六 贫血

产后贫血会使人疲劳、头晕、喘、抵抗力下降、伤口愈合慢，甚至胸闷心悸等，不但影响到自体的恢复，也可能不利宝宝的哺乳。产后贫血原因有：

① 产前就已经贫血，没有获得改善，分娩时的出血使贫血加重。

② 产前正常，但分娩时过多出血造成。假使生产时失血过多，医师会根据当时的状况给予输血治疗，但大部分轻度的贫血，可以靠饮食或口服铁剂补充。

怀孕时可以服用孕妇综合维生素预防营养失衡，产后多吃含铁以及蛋白质丰富的饮食，比如猪肝、牡蛎、贝类、猪心、瘦肉、鸡、鱼等。豆类及蔬菜则是植物中铁的最佳来源，其他如葡萄干、红枣、绿叶蔬菜、五谷杂粮类等都是不错的选择。

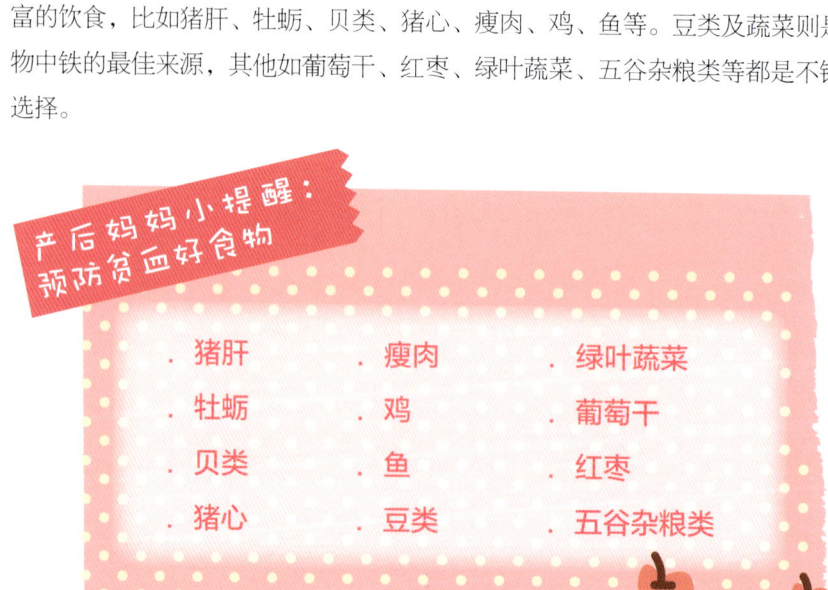

产后妈妈小提醒：预防贫血好食物

- 猪肝
- 瘦肉
- 绿叶蔬菜
- 牡蛎
- 鸡
- 葡萄干
- 贝类
- 鱼
- 红枣
- 猪心
- 豆类
- 五谷杂粮类

坐月子有问题吗？让我慢慢告诉你 第2章

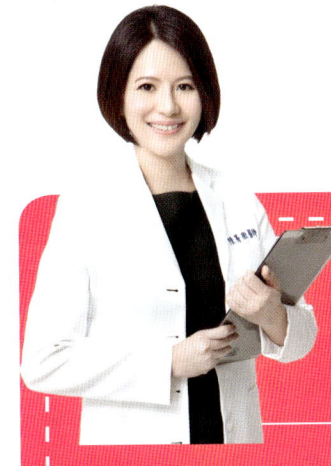

妇产科医师来告诉你：
如果我**大量出血**怎么办？

如果坐月子期间突然无故大量出血，不到1小时血量已经渗透整块卫生棉垫，而且还合并腹痛情形，应立即就医复诊。多数的产妇不会发生这种状况，但还是要提醒妈妈们要注意产后的身体变化！

七 下肢水肿

产后病理性的水肿，常见于有妊娠高血压、妊娠糖尿病的产妇，必须持续地监控血压、血糖、尿量等，并且适度地给予药物治疗。大部分产妇仍属生理性的水肿，从怀孕的后期，水分堆积在下半身肿胀不适，一直持续到产后1~2星期内，慢慢透过出汗以及排尿而消退。

建议可以从饮食和运动两方面来帮助消除水肿：饮食采用"低盐"，避免水分滞留。另外要选好的蛋白质，其中老人家最常用的豆类，利水效果大家都耳熟能详了吧！此外，坐月子的彻底休息不等于整天卧床完全不活动，适度的活动、下床走动走动，都可以促进循环、增加肠胃蠕动并且帮助伤口愈合。我自己在坐月子的时候，觉得像在蒸桑拿，因为持续发汗、排水出来，觉得太黏的时候就会冲个澡。这时因为容易感冒，要赶快把汗擦干，并且加个薄外套。

八 产后子宫、会阴复原计划

1. 子宫复原：自然产和剖腹产有什么差别

产后的子宫复原，自然产与剖腹产是没有什么差别的。无论自然产或剖腹产的妈妈都一样，刚生产完时，子宫底（子宫最上方）都大约位于肚脐与耻骨连线上的中点。伸手去摸那个位置，就可以摸到坚实的子宫了！大约生完12个小时后，子宫底会慢慢升高，大约到与肚脐同高处，或稍高于肚脐的位置。从此开始，子宫体会逐渐缩小，触诊子宫底，会发现每天约由肚脐开始下降1厘米。大概在产后10～14天，子宫便会下降至骨盆腔内，已经无法触诊到子宫底了。

2. 子宫复原：子宫复原的过程是怎样的？什么时候子宫才能回到怀孕前的重量呢

子宫复原的过程有3个重要的转机：

① 子宫肌纤维的收缩。
② 子宫肌纤维的分解代谢。
③ 子宫上皮细胞再生。

整个复原过程需要4～6周的时间，而子宫重量究竟要多久恢复到怀孕前的重量，视这次胎儿的大小和这次是生第几胎而稍有差异。一般而言，产后初期子宫重量为1000～2000克，1周后子宫重量将降为500克，2周后则降为约300克，由腹部几乎摸不到了。大概到产后4周，子宫便可恢复到未怀孕时的重量，50～70克。

3. 子宫复原：有什么方法能帮助子宫复原

子宫复原是极为重要的，但万一方法弄错或观念错误，反而会比什么都不做来得更糟！对于子宫复原，有以下的建议，请见下一页：

❶ 可使用促进子宫收缩的药物

产后住院期间与出院后都可使用促进子宫收缩的药物，无论是促进子宫收缩的针剂与口服剂都行。但别滥用，一定要和专业医护人员确认过才可以！

❷ 执行子宫底"环形按摩"

由于产后子宫收缩可以预防产后子宫出血，所以促进子宫收缩是很重要的！给予子宫底"环形按摩"，可以有效促进子宫收缩。如果触诊发现感觉不到子宫底，或子宫未能收缩为球状，而是呈现为一种无力的状态时，就应执行子宫底"环形按摩"。这里要特别强调喔！是在感觉子宫硬度不够的时候才要给予按摩，许多人常有错误观念，以为感觉子宫硬硬的时候要按摩，这是不对的。

如果自己怕痛不敢下手（像我就是），也可以请家人、先生帮忙，才能有效按到位。

❸ 排空膀胱

一般来说，产后4～6小时就会有尿液出现了。若明明感觉到有尿液却排不出来，或觉得膀胱胀胀的但又没有想尿尿的感觉，可能会出现膀胱胀满尿液、导致子宫明显偏向右侧的状况，进而影响子宫复旧能力。此时必须使用尿管来导尿。

讲到导尿，我也是生完尿不出来的那种人，一直想再等等看、给自己一个机会，但最终膀胱超胀，所以还是自己爬起来按了床头的呼叫铃，跟护理人员说我要导尿。一导不得了，源源不绝出来1000毫升，整个过程老公居然因为陪产太累，熟睡在旁边，也没被我如瀑布的声音惊醒。此时太虚弱，已拿不动枕头丢过去……

❹ 哺喂母乳

产后若能及早开始与新生儿接触并开始哺喂母乳，可刺激分泌催产素，一方面诱发排乳反射，使乳汁能顺利排出，一方面也有促进子宫收缩的好处！所以产后尽早哺育母乳具有两全其美的功效，建议产后妈咪们可以尽量及早让宝宝开始吸吮母乳。

❺ 尽早下床活动

如果宝宝长得特别大或多胞胎、非第一胎，子宫可能会撑大，甚至造成弹性疲乏，这会影响到子宫的复原。生过越多胎，恢复的时间就会越久，而且子宫收缩也会比较痛！另外，产程有迟滞状况、胎盘有残留、产后子宫感染，也都会影响子宫的复原情形。建议有这些情形的妈妈们虽然刚生产完可能非常疲惫，但还是要尽量提早下床活动，对于子宫的复原会有很大的帮助。

❻ 等子宫收缩剂停用后，再食用麻油、生化汤

坐月子的时候，食用麻油、生化汤是免不了的。不过需要注意的是，有医学报告显示麻油、生化汤可以促进子宫收缩，然而一般医师在常规产后用药上，通常已经给予了子宫收缩剂，所以如果你还同时搭配服用麻油、生化汤，可能会让子宫收缩得更厉害，以致出现剧烈产后痛。因此，我通常会建议麻油、生化汤要在子宫收缩剂停用后再食用会比较好！

另外值得一提的是高丽参茶。大家在产后常会使用中药调补身体，喝高丽参茶的当然也是大有人在，但由于高丽参会刺激血小板减少，所以怀孕后期或即将进入产房的孕妇应暂停使用，避免产后大出血。别忘了，中药材确实有滋补养身的功能，但也要用得恰当才有其功效，要是随时想到就吃，恐怕会带来反效果！

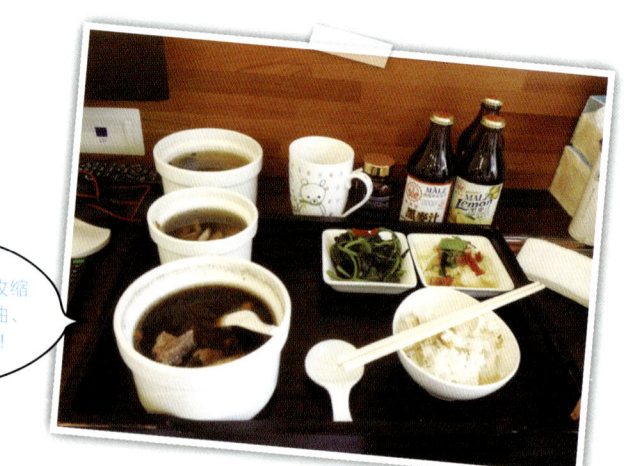

建议产后妈妈等子宫收缩剂停用后，再食用麻油、生化汤对身体比较好喔！

4. 子宫复原： 如果子宫复原很慢怎么办

"子宫复旧不全"指的是子宫没有按正常的时间恢复到未怀孕时的大小和形状。一般有此现象时，通常会伴随着恶露过多，而且恶露无法由红恶露转为浆性恶露（黄恶露），再进展成白恶露（关于恶露的种类判断，请见第45页）。若一直是红恶露，或已经进展成黄恶露、白恶露后却又变回红恶露，就更要特别留意。通常这种情形最主要的原因是胎盘碎片有残留或子宫内膜炎，建议回门诊由医师来找出原因。

5. 子宫复原： 发生这些情形，请立刻就医

产后要出院前，主治医师一定会替产妇做好完整的生理现象检查评估，确认安全无虞才会让产妇出院。但回家坐月子期间，若感觉到有骨盆腔下坠感、疼痛、背痛、白带增多且分泌物有恶臭味、过度疲倦、全身不适，甚至有发热的情形，应立即就医。

6. 会阴复原： 须知事项

① 大部分会阴部伤口使用的缝线都是可以由身体自然吸收的，不需要特别回到医院去拆线。

② 会阴的伤口容易沾到阴道流出来的恶露，位置又和直肠、尿道接近，所以产后要多加清洗。可在如厕后，以煮过的温开水或清水加碘伏消毒液由前往后（尿道往肛门方向）冲洗会阴部，直至恶露干净为止，也可使用会阴冲洗器。冲洗时应由上往下冲洗及擦拭（即由前往后擦），保持会阴部干净、舒爽、避免感染。擦干后涂药膏，生产完两三天内医师会开药供擦拭伤口用。

③ 每2～3小时更换产垫、卫生棉，保持良好的个人卫生习惯。

④ 可使用气圈（长得有点像游泳圈），减少伤口处的压迫。

⑤ 产后若感觉会阴部肿胀不适，可早、晚各做1次温水坐浴，每次15～20分钟，让会阴的肿胀得到缓解。产后24小时内也可以考虑冰敷。

❻ 增加高蛋白及富含膳食纤维食物的摄取，促进伤口愈合。因伤口疼痛会造成不敢用力解便，所以更要多吃蔬菜水果、多喝水，避免便秘、保持软便。也可以请医师开软便药。

❼ 会阴的切口愈合力强，只要能保持伤口干净、照顾得宜，大概1周内就不会痛了，且伤口也初步愈合。

❽ 产后6周回诊，接受医师检查。但在这之前如果发现会阴红肿、有异常分泌物，则需要立即就医。

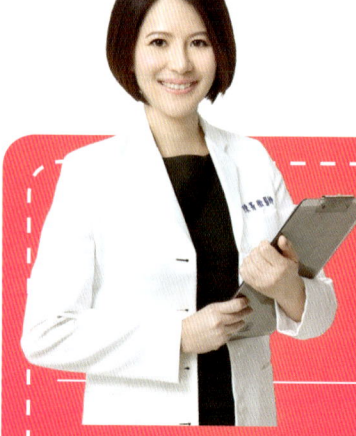

妇产科医师来告诉你：
会阴部突然肿胀怎么办？

通常自然生产都会切开会阴，所以在产后几天会有肿胀等不适是正常的。不过这种肿胀疼痛多半在出院前就已缓解，除非回家后没有妥善照护、造成感染或某部位出血，否则不太会导致肿胀疼痛。因此，自然生产的产妇若返家后发现会阴部突然肿胀，甚至行走时会引发疼痛，可以判断可能是感染引发或某个部位在出血，应立即就医。

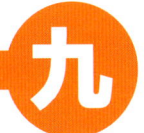

九 剖腹伤口的护理和如何淡化疤痕

❶ 剖腹产伤口一般在术后第一或第二天以及出院前换药，第五至七天拆线或拆钉夹（如果是用可吸收线则不需要拆线），拆线后再进行一次换药。拆完线后，医生会在伤口贴上透气胶带或免缝胶带，即可出院。

❷ 伤口不需要每天换药。

❸ 术后即可使用束腹带固定伤口，避免活动时伤口牵扯造成疼痛。

❹ 出院回家后（约术后1周）可以淋浴。如不放心，可贴防水贴再洗澡。

❺ 产后7~10天后可使用免缝胶带，以预防疤痕组织增生，也可自行更换透气胶带或免缝胶带。此后，免缝胶带若未染污，每周更换胶带1次即可。

❻ 粘贴免缝胶带时，应与伤口成直角，一层一层地覆盖。每次更换胶带时，要顺便观察伤口是否有红、肿、痛、热，并注意是否有分泌物。若出现这样的状况，则疑似为伤口可能有感染情形，建议立即就医。

❼ 若使用硅胶贴片，要视流汗状况、有无碰到水决定是否更换。如果有沾湿，则需每天更换，把更换下来的贴片用清水清洗后晾干，即可重复使用。一片贴片约可重复使用2~3周。

❽ 到底免缝胶带要贴多久对伤口比较好？这较难有定论，因为每个人的状况各不相同。举时间较短的例子来说，有些妈妈的体质实在无法忍受胶带粘在伤口上，贴个3~4周即可；而有些人有瘢痕体质，可能会使用硅胶贴片、去疤凝胶等，时间长的话贴3个月到半年都有可能，帮助抑制疤痕组织的产生。抑制疤痕的产品非常多，可选择适合自己的。而贴的时间长短因人而异，没有对错之分。

产后发热症状

生产后24小时到10天内发生的38℃以上发热,俗称产褥热。在医疗不发达的年代,因为卫生环境不佳,医生的手和器械也没有消毒,大约有一到两成的产妇会死于产褥热。但现今医疗水准大幅改善,医生会刷手、使用无菌手套及消毒的器械,因此感染导致产褥热的人数大为减少。

产后体温稍微升高不一定算是发热。生产时流血量较多,产后水分不足的情况下体温本来就会偏高,所以要记得多喝水、吃水果。假使补充水分后体温仍升高,要怀疑是否感染。

比较容易发生产褥热的产妇包括怀孕前营养不良、免疫力低、破水超过24小时没生产、产程迟滞、内诊次数过多及剖腹产的产妇,因为子宫发炎导致。产褥热会发热、伴随子宫压痛、阴道恶露分泌物有异味或是会阴部伤口化脓。医师会视情况给予抗生素治疗,就算是哺喂母乳,也可以持续服用。

其他引起产后发热的常见原因还包括胀奶引发的乳腺炎以及尿道感染等,应找出病因再对症下药。预防产褥热,一定要依照医护人员的指导照护会阴部或是剖腹产的伤口,补充足够水分(一天约2000毫升),保持清洁卫生,定时更换卫生棉垫,如厕后由前往后用干净的水冲洗会阴部,并且产后要保证均衡的营养摄取,以恢复体力及增强抵抗力。

较容易产褥热的产妇,妈妈们请小心!

- 怀孕前营养不良者
- 免疫力低者
- 破水超过24小时没生产、产程迟滞者
- 内诊次数过多者
- 剖腹产者

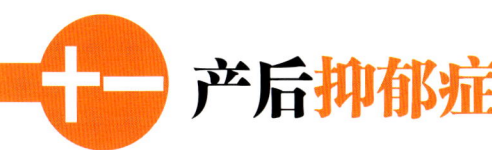

十一、产后抑郁症

产后相关的心理问题包括产后郁闷（postpartum blues）、产后抑郁症（postpartum depression）及产后精神病（postpartum psychosis）。

产后郁闷：

约有四成到七成左右的新手妈妈会有这些状况，通常发生在刚生产之后的几天内，有情绪起伏、焦虑、失眠、烦躁、易怒、容易掉泪等现象，大约两个星期内症状会逐渐改善，而且大多数人可自行恢复正常，不需服药或治疗。

产后抑郁症：

出现的时间比较晚，可能在生产之后的几个星期到几个月之间发生，妈妈同样会出现心情低落、自责、想哭、容易疲倦、睡眠障碍、注意力无法集中等等症状，并且影响到日常生活及功能，无法妥善照顾宝宝，严重的患者甚至会出现自杀的行为。产后抑郁症的发病率为10%～20%，患者若未及时接受妥善的照顾或是治疗，症状可能会持续，成为长期的抑郁症。除了母亲的健康受到影响之外，对亲子关系及家庭关系也有许多负面影响，甚至于会妨害孩子的身心发展。其实除了母亲有产后抑郁症之外，近年来医学界也注意到父亲也有所谓的产后抑郁症，其发生率较母亲低，约一成左右。

产后精神病：

其发病率为1‰～2‰，虽然发生率较低，不过一旦发生其症状是十分严重的。患者通常在生产后1个月左右开始出现剧烈情绪起伏、躁动不安、失眠、言谈混乱，伴随有幻觉、被害妄想等精神病症状，并有伤害自己或宝宝的危险性，应立即接受治疗。

在以上3种产后精神问题中，最值得我们关注的是产后抑郁症。因为：第一，它的发病率不低，依据过去国外的统计为10%~20%；第二，它是可以治疗的，无论是家人的关怀、生活作息的调整、心理咨询或是药物控制，都可以获得缓解或痊愈；第三，它的影响层面很大，根据研究，母亲若患有产后抑郁症，对于婴儿认知、社交，与行为的发展，都有严重的负面影响，而且也会增加学龄儿童出现偏差行为的机会。

我自己生完的隔天很高兴，访客络绎不绝来看宝宝，但第三天就开始情绪低落了。一方面我排尿有困难，必须使用尿管，床头还挂着尿袋；另一方面，孩子的爸爸恢复上班，剩我一个人"大战"小宝贝，生活上以及身份的突然转变，让我突然之间觉得措手不及，一度烦恼焦虑，所幸后来一忙又忘了，就过去了。

产后抑郁症的发生原因仍不明，跟生理、心理、社会因素都有关系。但是怀孕过程中或孕前就已经有轻微抑郁症状、社会支持少、资源不足、教育程度低、收入低、怀孕生产有并发症或是怀孕时生活中有遭受重大事件（比如婚姻失和、家暴、失业等）的人，比较容易患产后抑郁症。

大部分新手妈妈都有可能有一点轻微失落的现象，在家人跟朋友的关心与支持下，很快会缓解，也希望家里有新手妈妈的家庭，一定要多跟她聊天谈心，分担她的工作劳务，多赞美少批评。假使发现她长时间抑郁无法缓解，需要尽早寻求医师的协助。

你可以通过爱丁堡抑郁症评估量表，自我评估一下自身的状况，若有超过10分以上，建议寻求专业的妇产科医师或是精神科医师协助喔！

【爱丁堡抑郁症评估量表】

请评估自己过去7天内的状况（并非只有今天而已）回答。各题若选择A则算0分，B则算1分，C则算2分，D则算3分。

❶ 我能看到事物有趣的一面，并且开怀大笑。
  □A. 和产前一样　　　□B. 没产前那么多
  □C. 肯定比产前少很多　□D. 现在完全不能

❷ 我能欣然期待未来的一切。
  ☐ A. 和产前一样　　　　☐ B. 没产前那么多
  ☐ C. 肯定比产前少很多　☐ D. 现在完全没期待

❸ 当事情出错，我会全然责备自己。
  ☐ A. 从未如此　☐ B. 偶尔如此　☐ C. 时常如此　☐ D. 总是如此

❹ 我会无来由感到紧张与不安。
  ☐ A. 从未如此　☐ B. 偶尔如此　☐ C. 时常如此　☐ D. 总是如此

❺ 我会无来由感到害怕和惊慌。
  ☐ A. 从未如此　☐ B. 偶尔如此　☐ C. 时常如此　☐ D. 总是如此

❻ 很多事情冲着我而来时……
  ☐ A. 我可以处理得跟以前一样　☐ B. 我可以处理得还不错
  ☐ C. 我有时候无法妥善处理　　☐ D. 我总是无法妥善处理

❼ 我很不快乐，而且失眠。
  ☐ A. 从未如此　☐ B. 偶尔如此　☐ C. 时常如此　☐ D. 总是如此

❽ 我感到难过与悲伤。
  ☐ A. 从未如此　☐ B. 偶尔如此　☐ C. 时常如此　☐ D. 总是如此

❾ 我常常哭。
  ☐ A. 从未如此　☐ B. 偶尔如此　☐ C. 时常如此　☐ D. 总是如此

❿ 我曾经有过想伤害自己或是小孩的念头。
  ☐ A. 从未如此　☐ B. 偶尔如此　☐ C. 时常如此　☐ D. 总是如此

总分9分及以下：恭喜您身心状况不错，请继续维持。

总分10~12分：您的身心状况需要留意喔！建议您多获取一些情绪疏解相关资讯，并与身旁的人多聊聊，给心情一个出口，必要时可寻求专业人员协助。

总分超过13分：您的身心状况可能需要专业医疗的协助，不妨就近拜访您的医师，或到医疗机构就诊喔！

★ 无论总分多少，若第10题选择B、C或D，请一定要到医疗机构寻求专业的医疗协助。

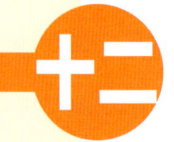

产后何时会来月经

产后月经到底什么时候来，什么时候会恢复排卵，并没有一个很明确的时间，每个人之间差异很大。但原则上，没有哺喂母乳的妈妈会比有哺喂母乳的妈妈较早恢复月经周期。没有哺喂母乳的妈妈约产后3个月内月经会来报到，而有哺喂母乳的妈妈差异很大，从三个月内出现月经到一年以上才出现都有可能发生。一般而言，一天哺喂的母乳量在500毫升以上的妈妈，通常就还不会来月经喔！不过，宝宝4~6个月时会开始添加辅食，妈妈哺乳的次数就没有那么频繁，这时最有可能因为泌乳激素降低而恢复排卵生育功能，因此还是要注意避孕喔！

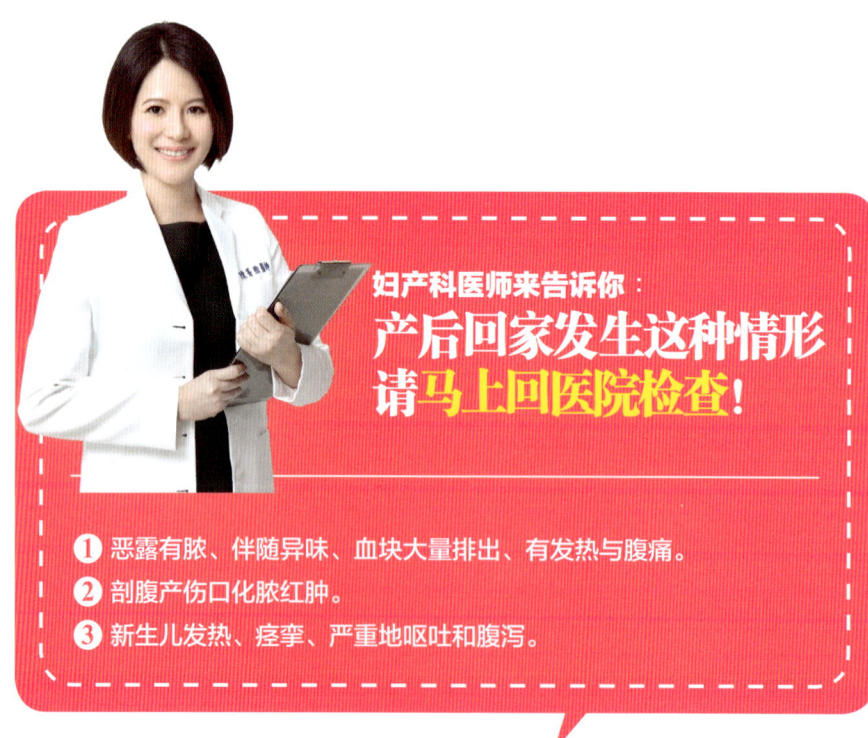

妇产科医师来告诉你：
产后回家发生这种情形
请马上回医院检查！

① 恶露有脓、伴随异味、血块大量排出、有发热与腹痛。
② 剖腹产伤口化脓红肿。
③ 新生儿发热、痉挛、严重地呕吐和腹泻。

爱美的妈妈看过来：产后束腹带和塑身衣

1. 束腹带，怎么用

束腹带的主要功能

① **帮助伤口的复原**：束腹带可以借由局部的压力，帮助减轻剖腹产伤口的疼痛，并加速伤口的复原速度，还能帮助剖腹产的产妇能更有力量地使用背部与腹部的肌肉群，并舒缓疼痛的肌肉。

② **防止子宫及其他脏器的下垂**：需要注意的是，束腹带能够维持身体脏器在它该在的位置，所以一定要用正确的方式装备，要是束腹带的位置一开始就错了，效果反而适得其反。

③ **抑制食欲**：由于它能束紧腹部，所以对于抑制食欲有正面的帮助，可以避免产妇过量地进食。

从什么时候开始可以使用束腹带

① **传统式束腹带**：建议1周后视子宫复位情形决定，因为产后需要随时评估子宫收缩的状况，必要时也要给予按摩，如果穿上传统式束腹带会很麻烦。

② **粘黏式束腹带**：剖腹产的妈妈们，生产后只要没有不适的情形，皆可使用。

什么时候可以使用束腹带

起床后梳洗完毕，便可使用束腹带了，白天醒着时都可以使用，没有关系，但要记得晚上睡觉前一定要把束腹带拿掉，因为束腹带不利于身体的循环，晚上容易出汗的人也容易觉得皮肤瘙痒不适，怎么睡都不舒服。更重要的是，睡眠时姿势会不知不觉地改变，可能会造成束腹带移位，反而达不到使用的目的与效果。

白天醒着时,究竟什么时候使用束腹带,这因人而异。皮肤容易过敏的妈妈,除了勤于更换束腹带、加强清洁外,只要自己感觉束腹带已经闷热潮湿了,就可以换新的,平躺睡眠时一定要记得取下。

束腹带的使用方式

❶ 传统式束腹带的使用方法

步骤1 将双手手掌缓慢地由耻骨位置处开始,将腹部的肌肉与深部的子宫慢慢往上推。

步骤2 再由耻骨处开始加强固定束腹带。记得千万不可只绑住胃部与上腹部,反而遗漏了最重要的下腹部。这样反而会造成子宫往下垂!

步骤3 下腹部(肚脐以下到耻骨处)可以束得比较紧,到了胃部时绑的力道则要放松,也就是遵循上松下紧的原则,才不会将身体的脏器推向下部。

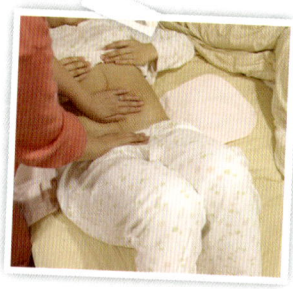

❷ 粘黏式束腹带的使用方法

步骤1 先将束腹带摊开,平置于腰部与骨盆处之间的身体后方。

步骤2 将内侧置黏带粘贴于绒布前方。

步骤3 将外侧置黏带拉至前方粘贴即可。

步骤4 粘贴完成请自行调整至最舒适的位置。

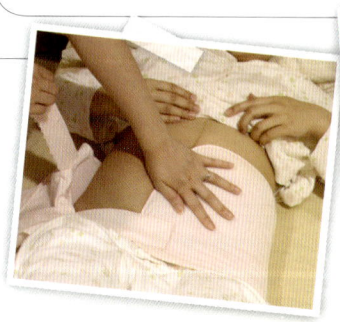
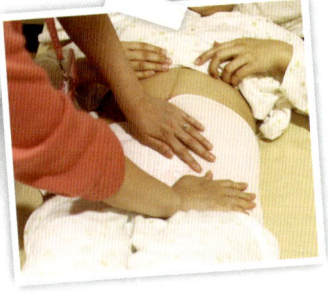

2. 塑身衣，怎么用？

当你从姑娘变成妈妈，最直接的变化，就是那颗回不去的皮球！妈妈们都会害怕产后小腹没办法像以前一样，这时候就可以试试利用塑身衣，让你的小腹更加平坦。

塑身衣为什么能让你的小腹平坦一些呢

不论是追求加速伤口愈合、减低水肿、促进淋巴循环以及新陈代谢都必须利用适当的压力值。塑身衣拿来帮助瘦身也是一样的道理，是利用衣物的纤维弹力与固定力"加压"，给予皮下脂肪适当的压力，让脂肪能够均匀分布。这样的矫正过程是一点一滴形成的，所以必须适度，并搭配适当的饮食与生活习惯，效果才会好喔！

塑身衣有许多种，大家该怎么挑选材质呢

一件理想的塑身衣必须结合针织和平织纤维的特性，因为需要能够长时间穿着以及提供适当的压力，所以一般针织纤维的设计并不适合作为塑身衣材质。弹性纤维的织造可分平织和针织。平织结构较密，不易变形，缺点是不透气。针织容易变形，但是较舒适且吸水性较佳。将以上两种织造的特性运用于塑身衣，才能带给大家最舒适又有效的塑身体验！此外，也要注意塑身衣纤维是否经过防螨处理，才对身体最安全又健康。

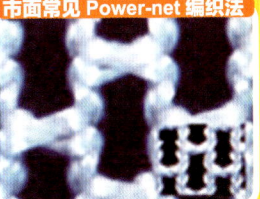

市面常见 Power-net 编织法

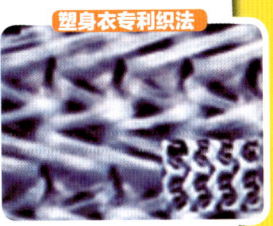

塑身衣专利织法

孕妇产后什么时候开始穿塑身衣比较好

女性生过小孩之后不易瘦身，除了坐月子时运动较少外，在怀孕期间骨盆会扩大也是一个理由，因此穿塑身衣有助于将骨盆扶正及收缩，回复身材。但要注意，如果是自然生产，要等到生产完伤口愈合7～10天后才能穿；而剖腹生产者则要等4～5周后再穿较为恰当，而且不可穿太紧的塑身衣，选购塑身衣一定要穿脱简单，不要因为拉扯而使伤口受伤裂开。

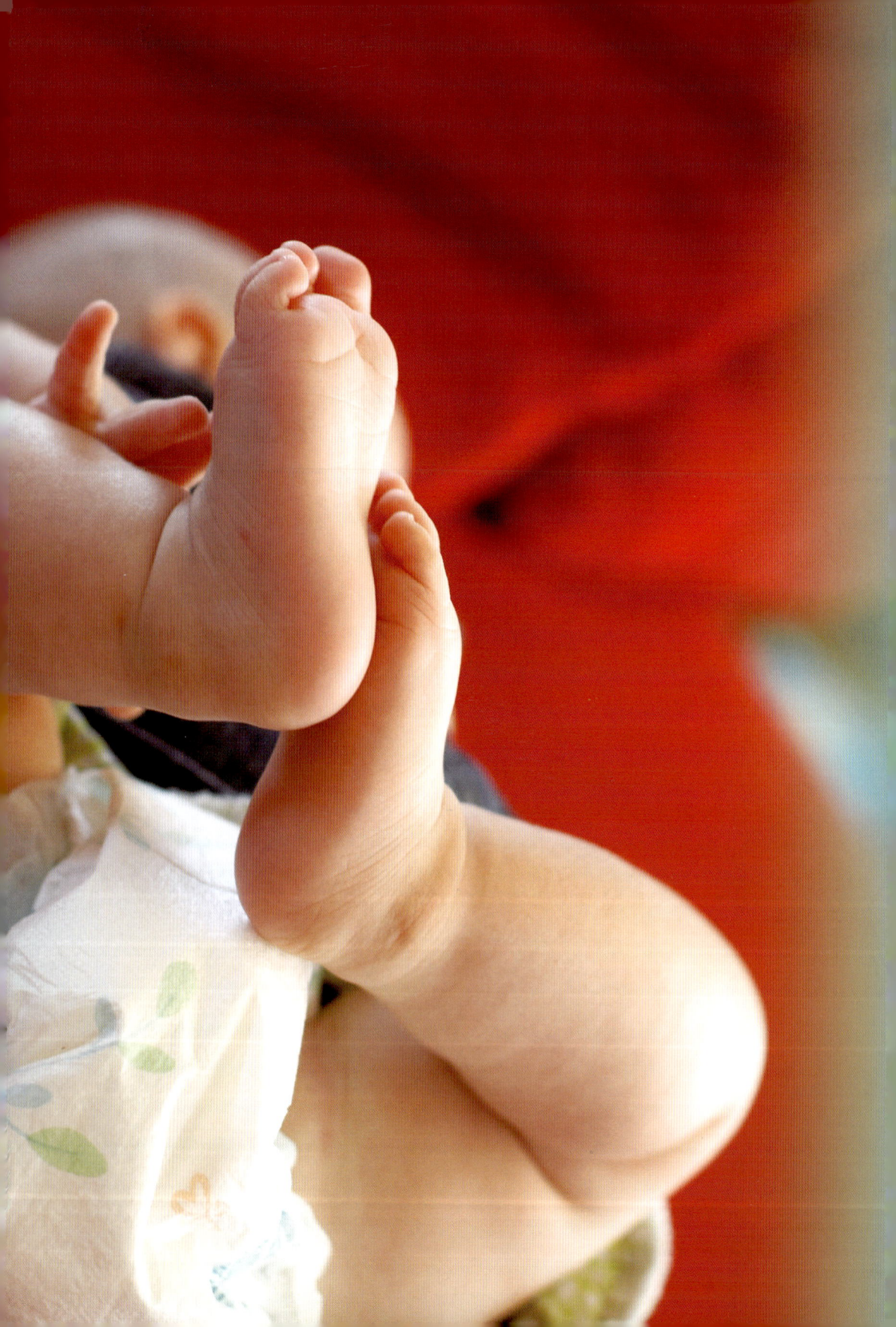

第3章

时尚妈妈我最酷——传统和现代观念超级比一比

古人的智慧非常好，但套用在现代不见得完全适合。中药到底好不好？水果到底能不能吃？对于传统的坐月子观念与禁忌，到底是要听还是不听？就在这一章一起来看看许多妈妈们常会问到的问题吧。

问题1. 妇产科女医师坐月子时也会吃、喝的中药

回答： 我是学西医的，但还是不能免俗地会在坐月子的时候从长辈那里收到一大堆的中药。对于中药，我是建议可以吃，但不要乱吃。适合每个人吃的中药不一样，建议在产前就可以先选择熟悉且经验丰富的中医师把脉，请他替你开适合的中药。最好不要有一种错误的认识，听别人说哪种中药好就跟着喝哪一种，每个人的体质都不一样，不是每个老人家的经验都适合你！

长辈一定会拿很多中药补品给你，不用因为吃或不吃的问题和他们闹不愉快。无论如何，在吃中药之前，一定要确认药品是来自正规医院的药材，才能避免对自己的身体造成不必要的伤害。

问题2. 难道产后只有喝鸡汤的选择

回答： 许多人的传统观念中，觉得产后非得喝鸡汤不可，甚至餐餐喝鸡汤。但这里要建议，鸡汤固然很补，但产后的饮食一定要均衡，要有各种的营养成分，这样喂母乳的时候才能提供宝宝最完整的营养。别忘了，宝宝所有的营养都是来自于母乳，要是妈妈什么蔬果也没吃，只猛喝鸡汤，宝宝就会缺乏一些必要的营养，这是不好的！

另外还要注意，刚生完以后都会有伤口，建议妈妈在伤口没有完全愈合前，不要那么快喝鸡汤。为什么呢？因为鸡汤里面含有酒或麻油，都是容易影响到伤口愈合的物质，所以要喝鸡汤补身体，可以到生完第3周，伤口差不多都愈合以

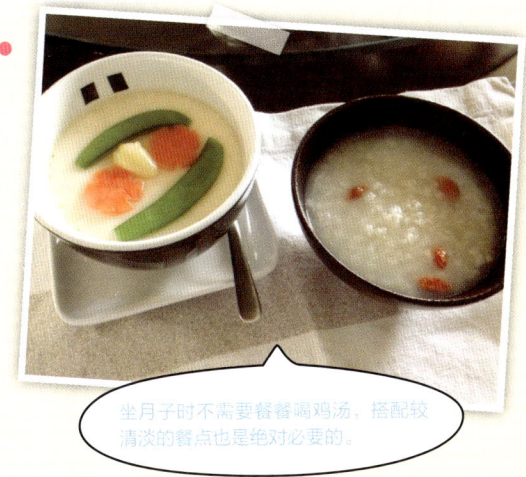

坐月子时不需要餐餐喝鸡汤，搭配较清淡的餐点也是绝对必要的。

后再来吃，或用茶油来代替麻油，也可选择如十全大补汤等代替品。

最后，爱美的妈妈还要记得，鸡汤的热量很高，吃太多会影响到你产后的体重！无论再怎么需要补，也别三餐频繁地吃，每次吃之间要间隔几餐比较好。其实餐餐吃的妈妈我还挺佩服的，我大概吃了两天月子餐，就很想冲出去吃麦当劳、肯德基了，不得不承认，坐月子是对意志力的考验！

问题3. 真的不能喝水吗

回答： 在传统的思维中，认为产后会有一个水肿期，每个妈妈都会遇到，担心如果喝水会造成水肿更厉害，所以才说坐月子的时候不可以喝水。我会建议还是适量补充水分，若因为怕水肿不喝水，整天只喝中药茶饮，反而会造成体质燥热、非常容易便秘，甚至因缺乏水分引起尿路感染，那不是更糟吗？像我自己也

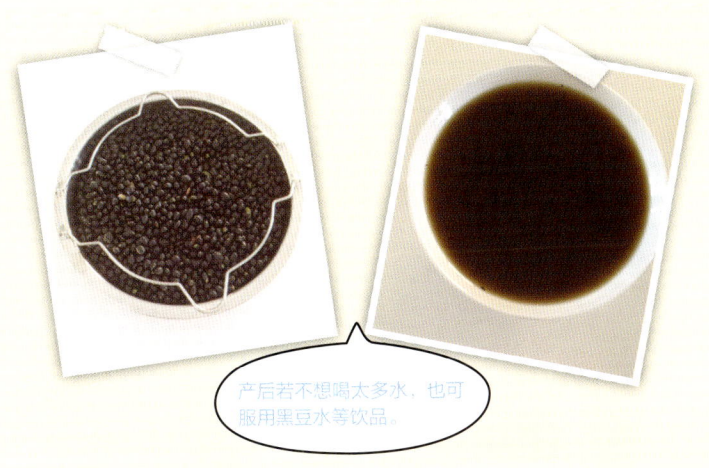

产后若不想喝太多水，也可服用黑豆水等饮品。

是天生比较不爱喝水的人，坐月子时为了强迫自己喝，买了进口碳酸饮料，像无糖汽水，就喝得很开心，但容易胀气的人就不建议这么做喔。

那如果真的很不想水肿该怎么办呢？建议可以靠着食补利尿（如红豆水）来帮助排掉体内淤积的水分。此外，在开始喝红豆水前，还要先搞清楚自己水肿的真正原因。少数妈妈水肿并不是因为生产，其实是因为生病了！还是要查出原因再来对症下药，才能解决问题。

问题4. 真的不能洗头或洗澡吗

回答： 常有许多长辈坚持坐月子期间不能洗头或洗澡，让妈妈们痒得要命、整个月烦躁到不行。但真的不能洗头或洗澡吗？这不是从古代传下来的智慧吗？确实，一开始会有这个观念，是因为古人不像现在有自来水，都是以井水和溪水洗澡，水的来源不见得干净，容易造成生产后的撕裂伤口发炎感染，所以才说生完不可以洗澡。但现在水的来源比较安心，当然就可以洗了！我自己也一定每天洗头洗澡，否则头发或身体的油垢接触到宝宝，不是很恶心吗？

此外，以前也不像现在有这么方便的保暖设备，洗完头更没办法马上使用吹风机。妈妈产后身体虚弱、容易着凉，所以过去的人才会有这样的智慧，认为为了安全与健康起见不要洗澡、洗头，现在就不会有这个问题了，洗澡、洗头都可以，只

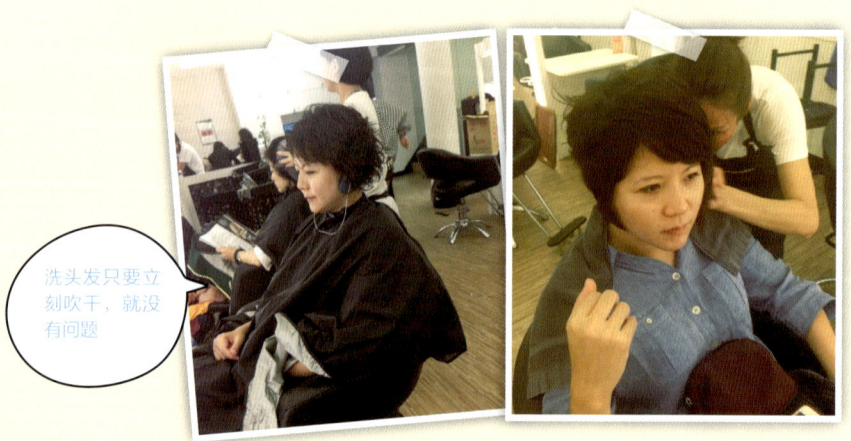

洗头发只要立刻吹干，就没有问题

要注意保暖、洗完马上吹干即可。记得要用淋浴的方式，因为自然产会阴部会有伤口，只能淋浴，不能泡澡。如果是剖腹产伤口，可以用市面上卖的防水贴贴住再淋浴。如果伤口渗湿，务必马上擦干。

问题5. 真的不能用数码产品吗

回答： 有些长辈会说产妇不该用数码产品如平板电脑、智能手机等，会降低视力。这是真的吗？没错，产妇用数码产品的确会让视力变差，但这不只是产妇而已，谁用数码产品看久了，视力也都会变差，所以不只产妇，就算一般人也不建议一直用！

那为什么要特别说产妇不能用数码产品呢？其实纯粹是因为坐月子的人会有比较多的时间躺着或坐着休息，很多事情没办法做，只好长时间玩手机，因此才要强调坐月子时不要一直用数码产品。像我坐月子的时候也是难得闲在家，根本是拼命地看，所以月子坐完呈现半盲状态，脖子也因为躺在床上玩手机酸痛不已。数码产品本身无罪，无论是谁都可以玩手机，但无论是谁，无论是否作为产妇，都不能长时间地玩。

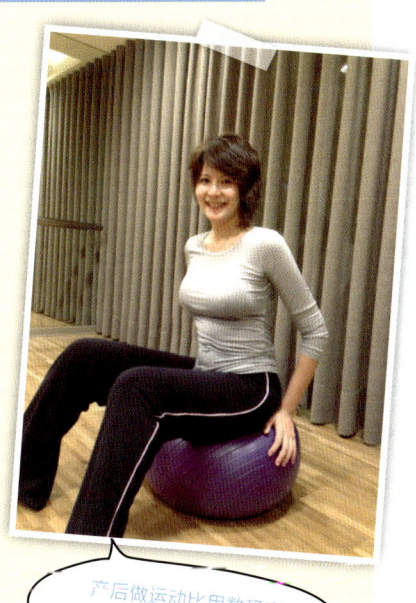

产后做运动比用数码产品更健康喔。

问题6. 生冷的食物真的不能吃吗

回答： 从西医的角度来看，会觉得吃生冷的食物没关系，所以我们可以看到很多外国妈妈们刚生完依然吃冰淇淋、喝冰牛奶，补充高蛋白。从我的角度来看，也是觉得吃生冷的食物没关系，但要注意的是刚生完肠胃很虚弱，比较容易生病，生冷的东西有可能因为保鲜不够而影响到肠胃，造成负担，所以在吃生冷食物前

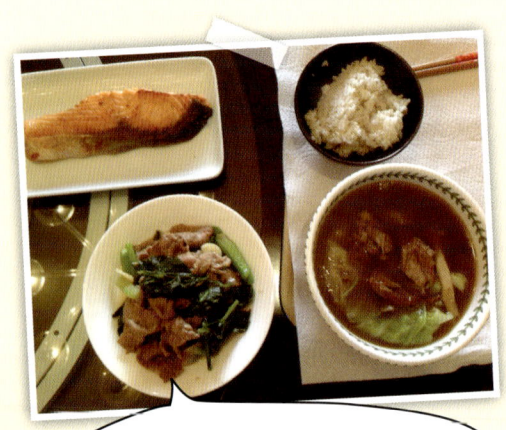

热腾腾的月子餐营养丰富又好吃,但在大热天吃总是有一点痛苦……

请确定保存够好、营养均衡。

我自己坐月子的时候是比较少吃生冷食物的,不过并不是我不想吃,而是冰淇淋被我妈跟月嫂全移走了、清空,所以虽然很热,冰箱永远只有月子餐,没有冷饮也没有冰品,打开冰箱总是很空虚的感觉。

问题7. 坐月子真的都不能外出吗

回答: 古时候的人认为坐月子时不能外出,是因为以前比较不像现在到处是暖气、有很多的保暖措施,所以古人若刚生完、身体虚弱,出门吹风就容易受寒。但现在只要做好保暖措施,戴好帽子、围巾、口罩,人多的地方不要去,还是一样可以出门没问题!不然坐月子整段时间都待在家里,反而可能会造成产后抑郁的情况。

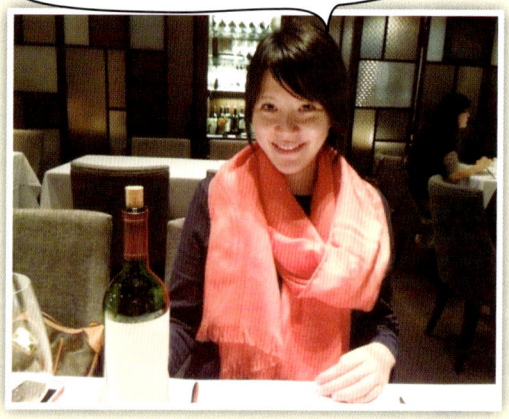

闷在家里太久会抑郁,只要做好保暖、围好围巾,坐月子期间一样可以出门!

我就是很爱出门的那种人,但有注意防风保暖,而且不会离开家方圆3千米内距离,因为我妈随时会来抽查,所以动不动就需要马上冲回家,很像小时候躺在床上看漫画,听到爸妈脚步声就冲回书桌坐好假装读书的感觉。

问题8. 坐月子为什么不能吹风？那冷气呢

回答： 坐月子不能吹风，是因为刚生完身体比较虚、容易着凉，所以才不希望吹到风。但并不代表就不可以吹冷气！只要冷气的风口不要直接吹到头，适当地吹空调还是可以的，甚至是需要的！不然要是在太密闭、太过闷热的空间中待太久，不但对身体不好，各种感冒病毒也比较容易在密闭空间中传染。因此，吹冷气可以，吹电扇也可以，只要不要正对着人来吹、不要湿着头发吹、注意保暖，就没关系。

> 适当的空调让妈妈和宝宝都很舒服喔。

问题9. 俗称的"月内风"是什么

回答： 以中医的角度来看，俗称的"月内风"就是在月子期间受到风寒，造成感冒或气血不顺，而淤积一些坏东西在身体里面。

问题10. 为什么不能碰冷水

回答： 和不能吹风的道理一样，产后的妈妈身体比较虚弱，若直接触摸比较冰的水，之后又未做保暖措施，会很容易受寒，但只要你有好好保暖，碰冷水也没关系的。

另外，古时候碰到的水都是河边的水、井水等，里面可能有一些不好的细菌，容易感染伤口，也是不希望产妇碰水的一个原因。

问题11. 一定得进补吗

回答： 刚生完宝宝的妈妈因为要哺喂母乳，一定要摄取均衡的营养，而不管自然产或剖腹产都还是有出血，生产完身体的确也比较虚弱，所以适当的温补或热补是需要的。

不过，还是要提醒，在进补时无论吃什么都不能过量。进补可以，不能照三餐补，一定要交替着吃，并根据个人体质作变化。

问题12. 月子没有坐好，老了骨头会酸痛是真的吗

回答： 怀胎10个月，宝宝无疑是一个重担，10个月下来你的腰绝对会很酸痛。再加上怀孕时要把骨盆撑大、生出小孩，韧带也可能松弛，所以在生完以后腰部

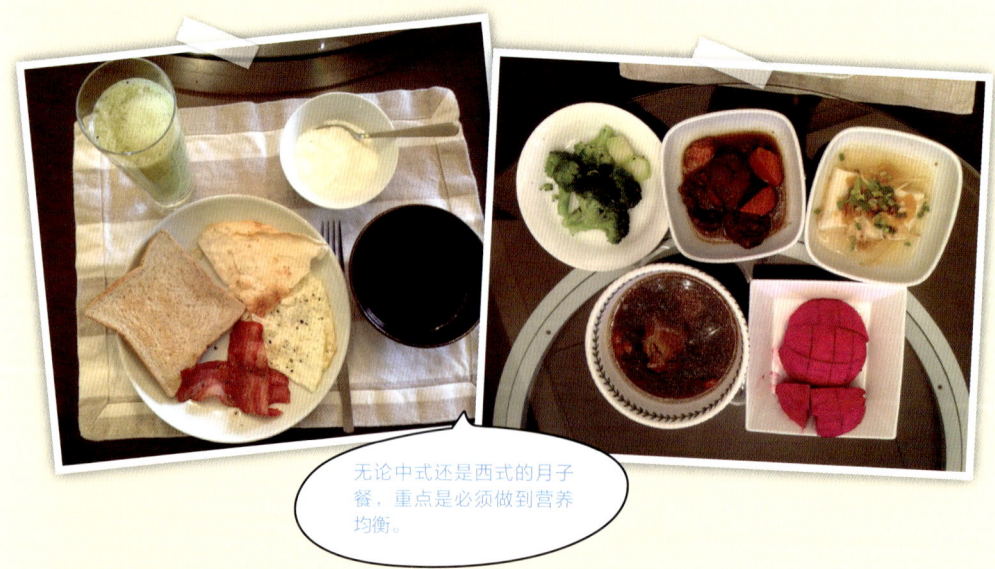

无论中式还是西式的月子餐，重点是必须做到营养均衡。

会很累、很酸是当然的。此外，生完之后又要哺喂母乳，常要抱着或背着孩子，也很容易引起腰酸背痛，所以如果在坐月子期间没有好好保养，骨头可能会酸痛很久。

因此，产后一定要适当运动加强核心肌群、使用束腹带，坐月子时更要注意站姿、坐姿和抱小孩、哺乳的姿势，否则酸痛会恶化。不然真的有可能到老了以后，骨头酸痛变得更严重、更明显，甚至还没有老就酸痛了。

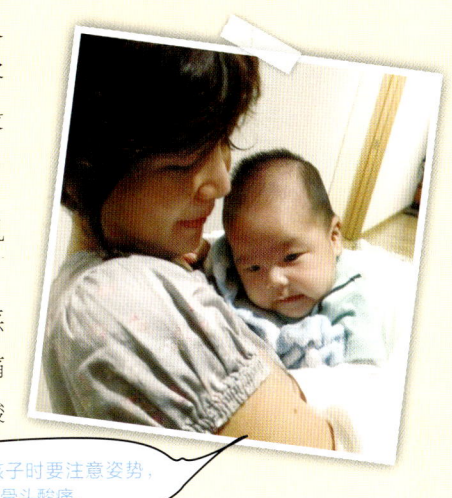

产后抱孩子时要注意姿势，以免造成骨头酸痛。

问题13. 有些中医师说可以利用坐月子来改变体质是真的吗

回答： 中医认为坐月子时若要吃中药，不能听老人家说吃这个好、吃那个好就跟着吃，而是一定要找有资质的中医师来帮助你调理身体。但是"改善体质"对西医来说没有什么根据，最多是将免疫力提升，不过还是建议坐月子时好好地休养。

问题14. 产后只能在早上吃水果吗

回答： 妈妈要哺乳，所以一定要饮食均衡，水果当然也要吃！而且水果有纤维及水分，有利排便，对于产后容易便秘的妇女或多或少都有一些帮助。但在传统的观念中，老人家常会觉得一些水果是生冷的，会造成肠胃不舒服，所以要尽量避免。他们这样的观念也没错，有些水果性质确实较寒，例如西瓜，可以少吃一点，要吃的话也不要吃冰过的，并分散在三餐吃，不要一次就吃一大堆、吃过量。但医学上并无特殊规定不能吃水果或一定要在早上吃。我自己不管怀孕或坐月子，都吃蛮多水果的，当甜点吃，预防便秘。

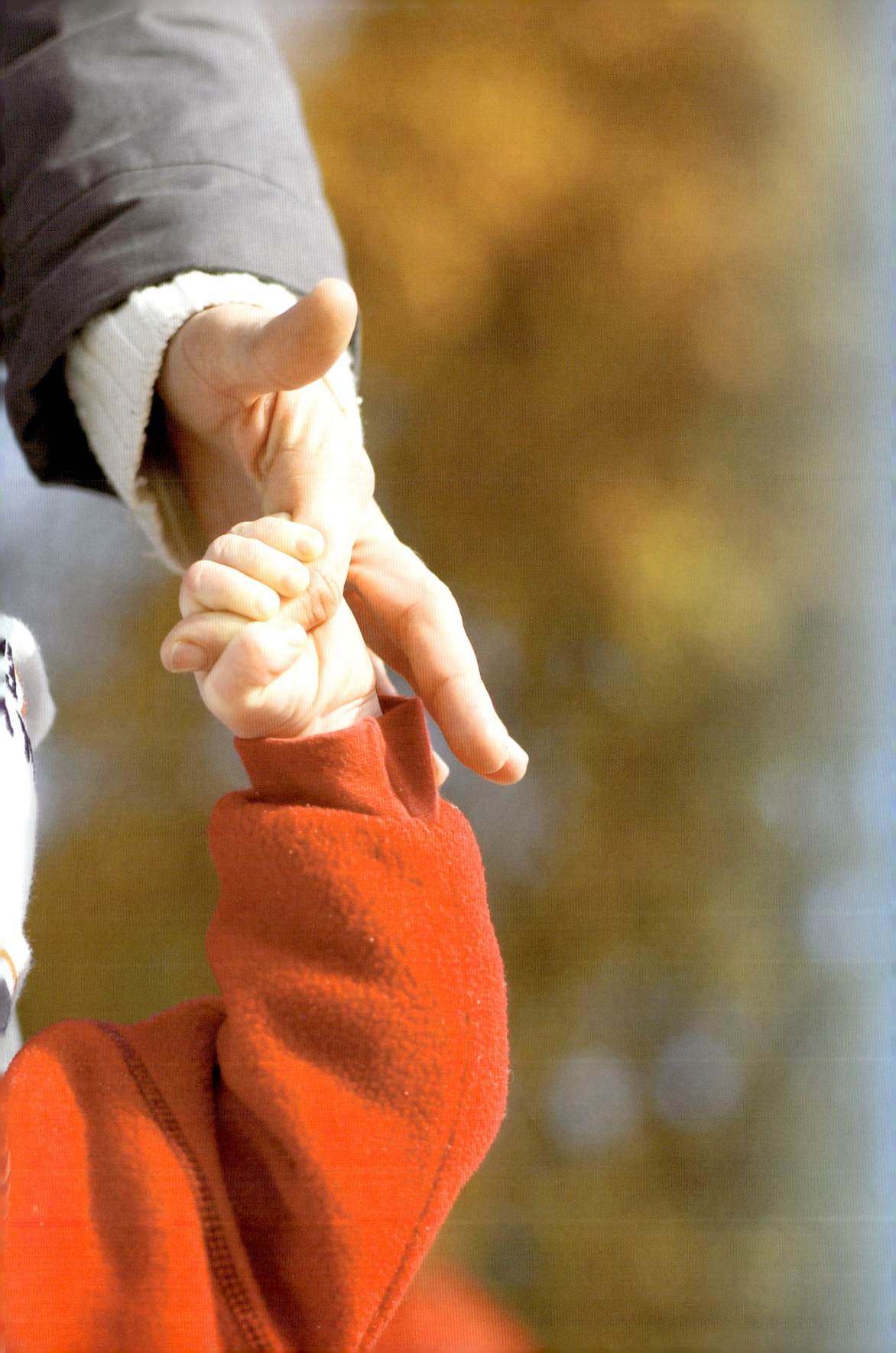

第4章

不想当个产后黄脸婆
——我要更瘦、更美、更性福

生产完照顾小宝贝非常地忙乱，所以相信若要在此时讲到"运动"，妈妈们的反应不是"没空"就是"太累"。其实，产后运动的重点是"塑身"！不是盲目地节食瘦身，毕竟还要顾到奶量，而是恢复肌力并且局部雕塑，不但能尽早恢复自信、穿回漂亮的衣服，也能重新点燃另一半眼中的火热眼神。我自己大约是产后4周开始温和地骑直立式的脚踏车，以及做骨盆腔肌肉的锻炼。因为我选择的是剖腹产，要等到伤口愈合、可以洗澡时才能开始做简单的活动。先避免腹部的运动，6周之后才全身运动。

这个章节中，除了运动之外也提到了产后的"性福"，以及妈妈们一定都很关心的妊娠纹、黑色素沉淀、静脉曲张等。并不是只要生完就一定要有"妈味"，各位妈妈们可以在此部分找到许许多多变美、变瘦相关的建议，当个漂漂亮亮的辣妈。

产后运动，我有问题

问题1. 自然产、剖腹产，产后运动的时间有什么不同

回答： 刚生完，一定要从温和的运动开始！就算是平常参加马拉松或铁人三项的妈妈，也不建议产后可以下床就马上去跑个两千米。产后运动还是必须要循序渐进，像推着宝宝散步就是一个又轻松又可以跟宝宝互动的起步。当然，有些人得关在家里或是月子中心坐月子，但等到"刑期"结束，就可以去空气流通的地方散步。

产后6周，子宫约恢复到将近孕前的大小，也已经回诊请医师检查过伤口后，就可以自由自在地运动了。可悲的是，这时候的身形可能还套不上运动服，可以找轻便的、可伸展、吸湿排汗的孕妇装取代一下。天气好的话，游泳当然是很不错的运动，要注意必须已经没有恶露排出，从短短的30分钟开始游。跟宝宝分不开的妈妈，可以推婴儿车出门散步，需要办事情的时候，走路可以到达的地方都试着走路。

以下大略说明一下自然产与剖腹产运动时间的差别：

1. 自然产

产后2周内一定都还手忙脚乱的，这时就要跟宝宝调整出喂奶的时间表，互相磨合出稳定的作息时间。会阴伤口不痛以后，即可开始做凯格尔运动（第46页有更详细的说明），收缩骨盆底肌肉。没有什么并发症的自然产在运动方面比较没有禁忌，产后2～4周后就可以开始简单的运动了。

2. 剖腹产

只要可以下床，就可以开始散步，散步是最温和的起步。3～4周后，可以开始做骨盆腔的活动、伸展拉筋、练习呼吸，注意还不要使用到腹部。全身性的运动要产后6周以后才能做。

问题2.

有没有哪些状况是不适合运动的？可以从身体的哪些讯息得知不适合运动

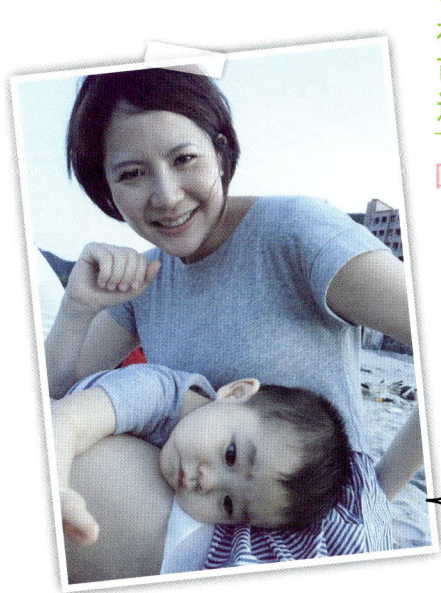

回答：
① 恶露在运动后越流越多。
② 会阴部或腹部伤口疼痛。
③ 胸部胀奶疼痛。
④ 极度疲劳想睡（就赶快补眠吧）。
⑤ 运动后感到眩晕。

> 产后别整天闷在家，像是去海边、去逛街，都能达到一点运动效果，对自己和宝宝都好喔！

问题3. 运动会影响到哺乳吗

回答： 运动前哺乳可以减轻乳房的重量，也可以让宝宝吃饱小睡片刻。此外，运动后的母乳因为乳酸堆积，会比较酸，少数宝宝吃起来会排斥，所以建议运动前哺喂比较好。

其实不建议担心影响哺乳就不运动，因为运动不会对哺乳造成什么坏处，反而还有可能会带来好处，例如在促进血液循环后，让乳汁流动较为顺畅，甚至比较好挤（这种好处只会发生在少数幸运的妈妈身上就是了，所以别以为自己有运动就不用定时好好挤奶、集乳）。

还在哺乳的乳房因为比较丰满，运动时的晃动会不舒服，可以买一些支撑力够的运动胸罩。除了运动前后要暖身收操，在整个运动的过程，也不能忘记时时补充水分喔！

问题4. 如何踏出运动的第一步

回答： 一定很多妈妈必须24小时照顾宝宝，但也不要因此就放弃运动。可以在宝宝午睡的时候，利用瑜伽垫做运动。如果有家人帮忙带小孩，放个假喘息一下，去健身房也可以。如果恰巧没有人可以帮忙带孩子，那就将宝宝放进婴儿车推着出去散步或跑步吧！当然，如果是在天气炎热的夏天就最好选择傍晚或一大早太阳还不会太大的时候进行，而且除了帮自己做好防晒外，也要注意不要让宝宝晒到太多太阳，可以选择有遮阳的婴儿车。此外，照顾小孩必须常弯腰，或是长时间哺乳，使得肩、颈、背非常地酸痛，伸展是最适合跨出运动的第一步，需要的空间非常地小，在家里也可以做，而且花费的时间不长，只要有两三分钟的空闲时间就能做一个动作。非常适合自由时间不多、又不能离开宝宝太远的妈妈们。

妇产科医师来告诉你：
产后运动有这些好处

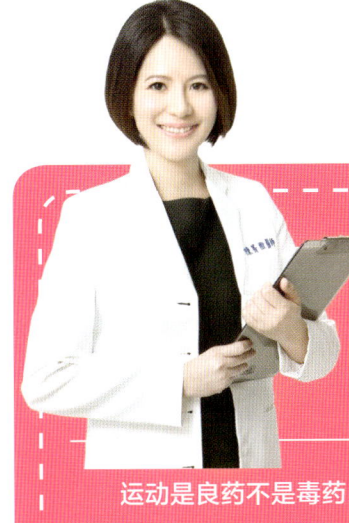

运动是良药不是毒药，好处当然是说都说不尽，除了塑身以外，还有以下好处：

❶ 增强免疫力，提升抗氧化能力。
❷ 避免产后抑郁、焦虑，消除压力。
❸ 提升晚上的睡眠品质。
❹ 养成肌力，不易受伤。

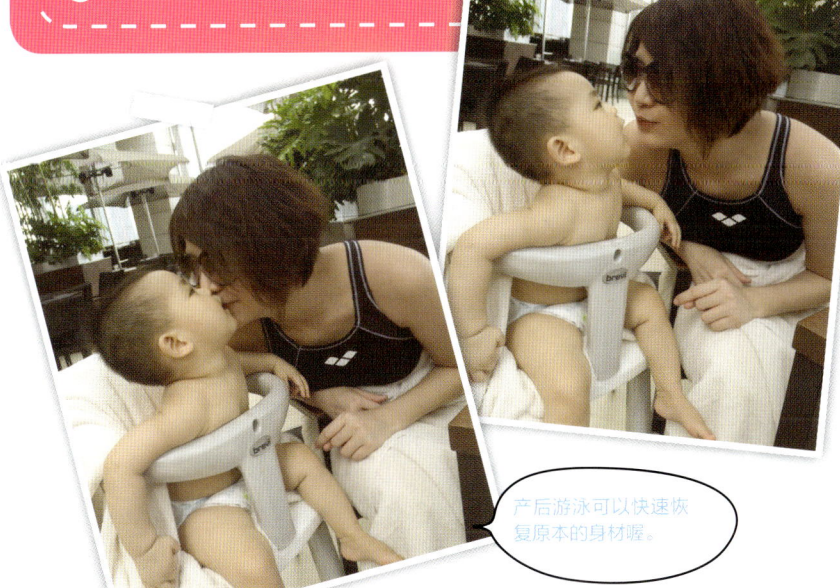

产后游泳可以快速恢复原本的身材喔。

二、产后摆脱孕味大作战,晋级辣妈的行列

动作为 15 次一轮,每一轮中间隔 30 秒休息时间。一天可做 3～5 轮。

1. 产后**胸部**塑身——坐着做

步骤1. 准备动作

抬头挺胸,把背挺直,坐在椅子上。椅子尽量选择底部较硬、不会陷下去的那种,不一定要有椅背。

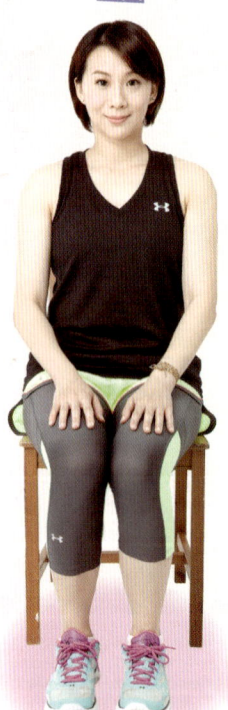

正面

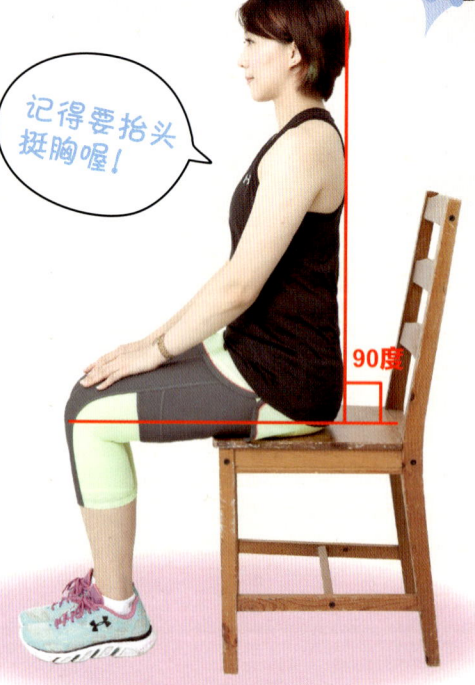

侧面

记得要抬头挺胸喔!

肩膀放松,不要耸肩!

90度

步骤2. 双手并拢抬起

双手前臂并拢、五指伸直并拢，朝上缓缓抬起。抬起的高度不必高，到了觉得"再上去的话手臂就会分开了"的地步就可以停止，然后开始缓缓下降。接着再重复进行这个过程。

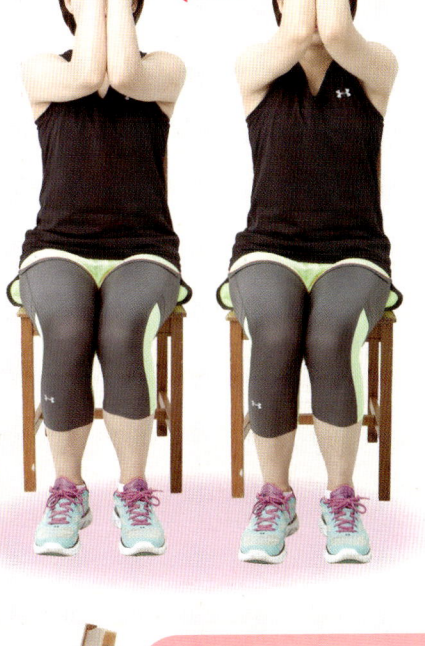

双手要并拢喔！

正面

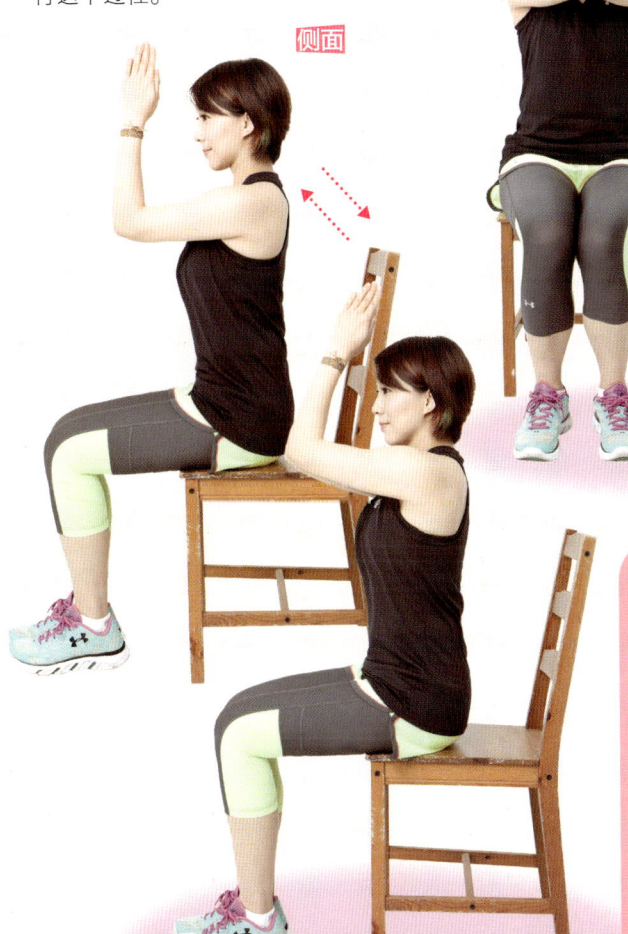

侧面

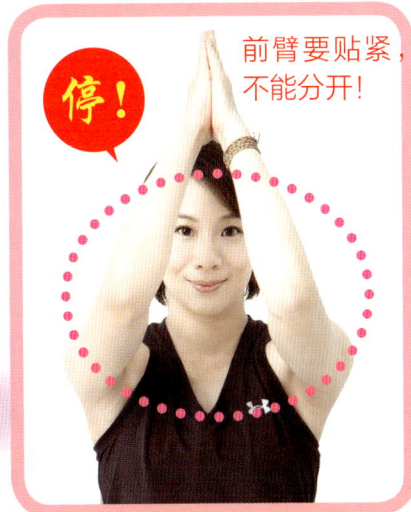

停！

前臂要贴紧，不能分开！

动作为15次一轮，每一轮中间隔30秒休息时间。一天可做3~5轮。

2. 产后**胸部**塑身——站着贴墙做

步骤 1. 准备动作

面对墙壁站直，双手向前伸直，五指张开，贴紧墙壁。

双手向前伸直！

背面

侧面

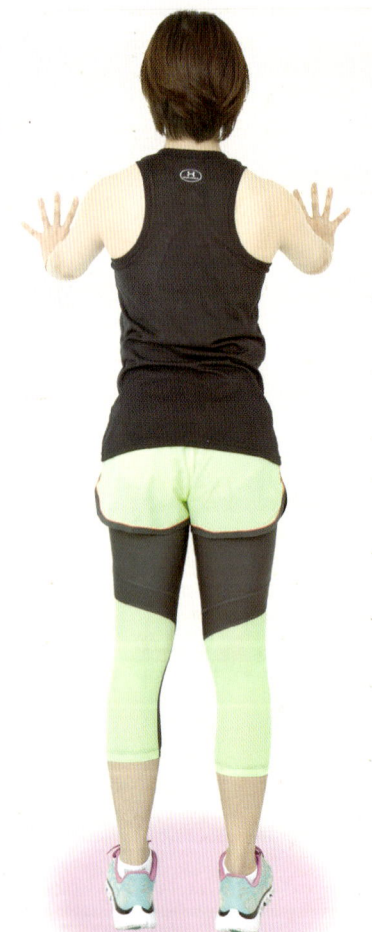

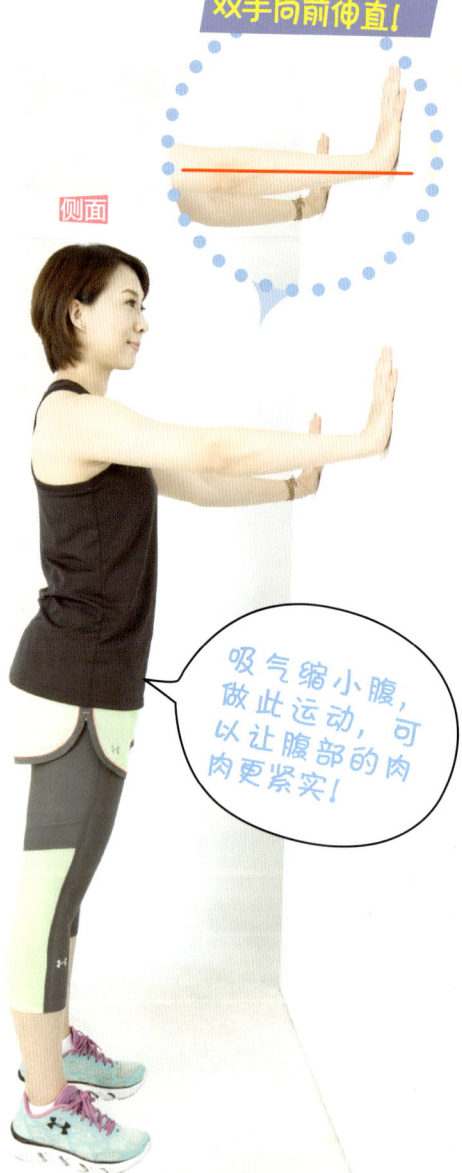

> 吸气缩小腹，做此运动，可以让腹部的肉肉更紧实！

步骤2. 做"向前的"伏地挺身

动作类似伏地挺身,只是是对着墙做。将手臂弯曲,身体逐渐贴近墙壁,到手臂无法再往前弯为止,然后恢复原来的姿势。接着再重复进行这个过程。

停!

弯腰驼背不可以喔,要抬头挺胸做才对!

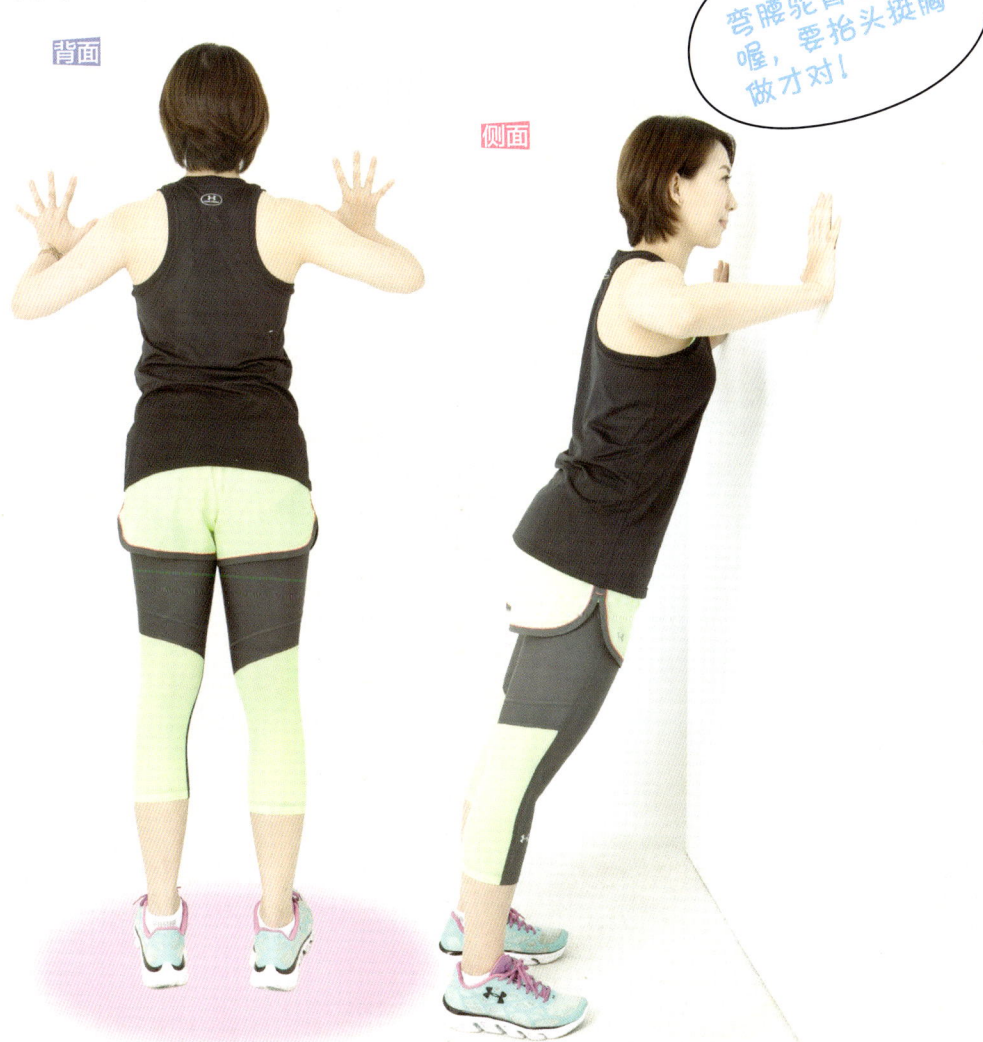

动作为 15 次一轮，每一轮中间隔 30 秒休息时间。一天可做 3～5 轮。

3. 产后背部塑身——前后运动

步骤 1.
双手伸直

呈现抬头挺胸的坐姿，双手向前伸直，尽量与身体垂直。然后将双手缓缓弯曲向后缩，如图所示。

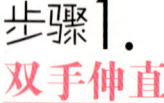 双手要平行呦！眼睛直视前方。

正面

侧面

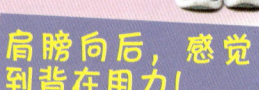 肩膀向后，感觉到背在用力！

肩膀向后，让肩胛骨向内收，感觉到背在用力。想象一下，仿佛背部有支笔要夹住的感觉就对了！手臂向后缩的过程中，前臂尽量维持与身体垂直、与地面平行。

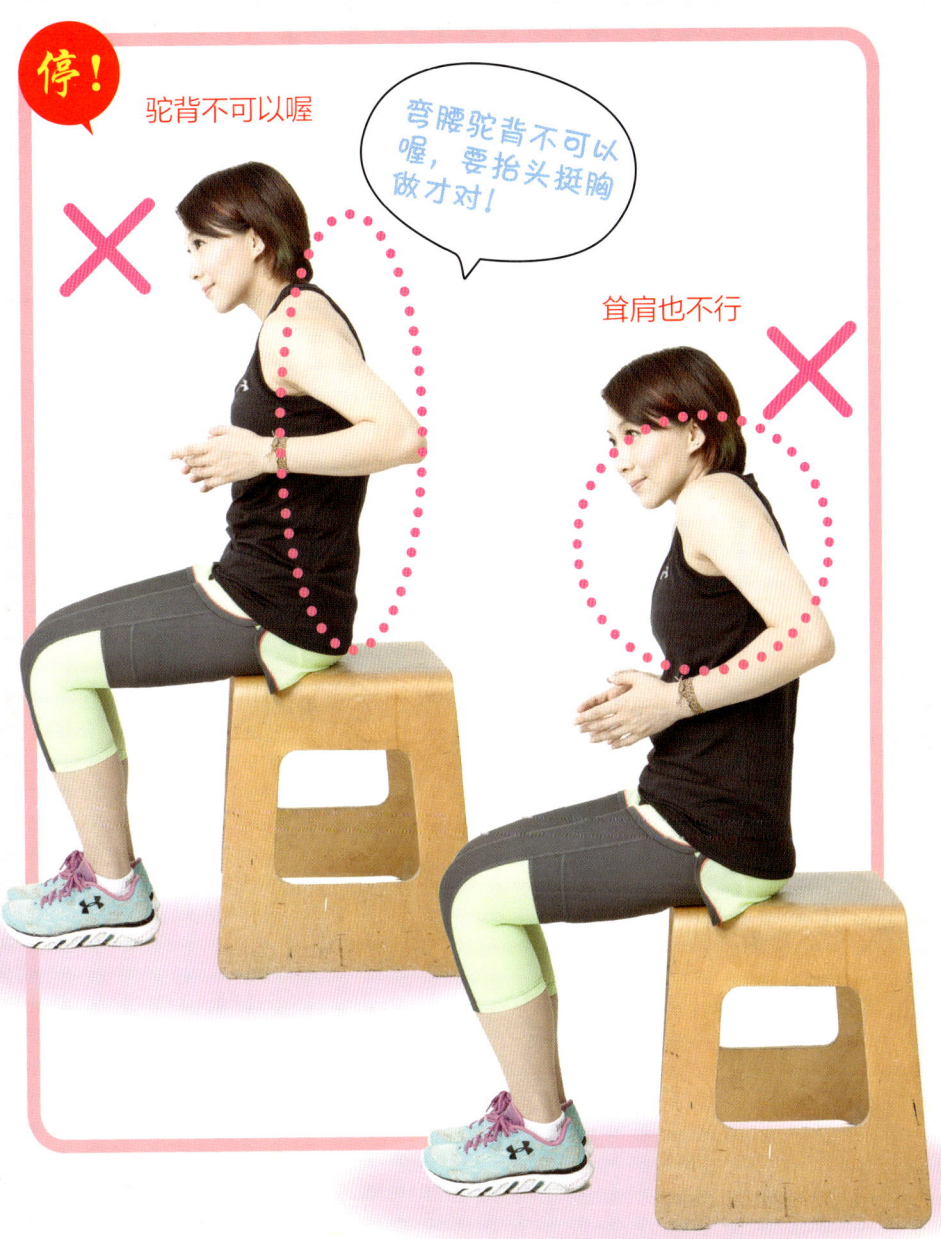

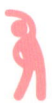动作为15次一轮，每一轮中间隔30秒休息时间。
一天可做3～5轮。

步骤2. 前后重复进行

缓缓地多做几次前后的手臂动作，过程中需一直注意手臂与身体垂直、与地面平行，效果会比较好喔！

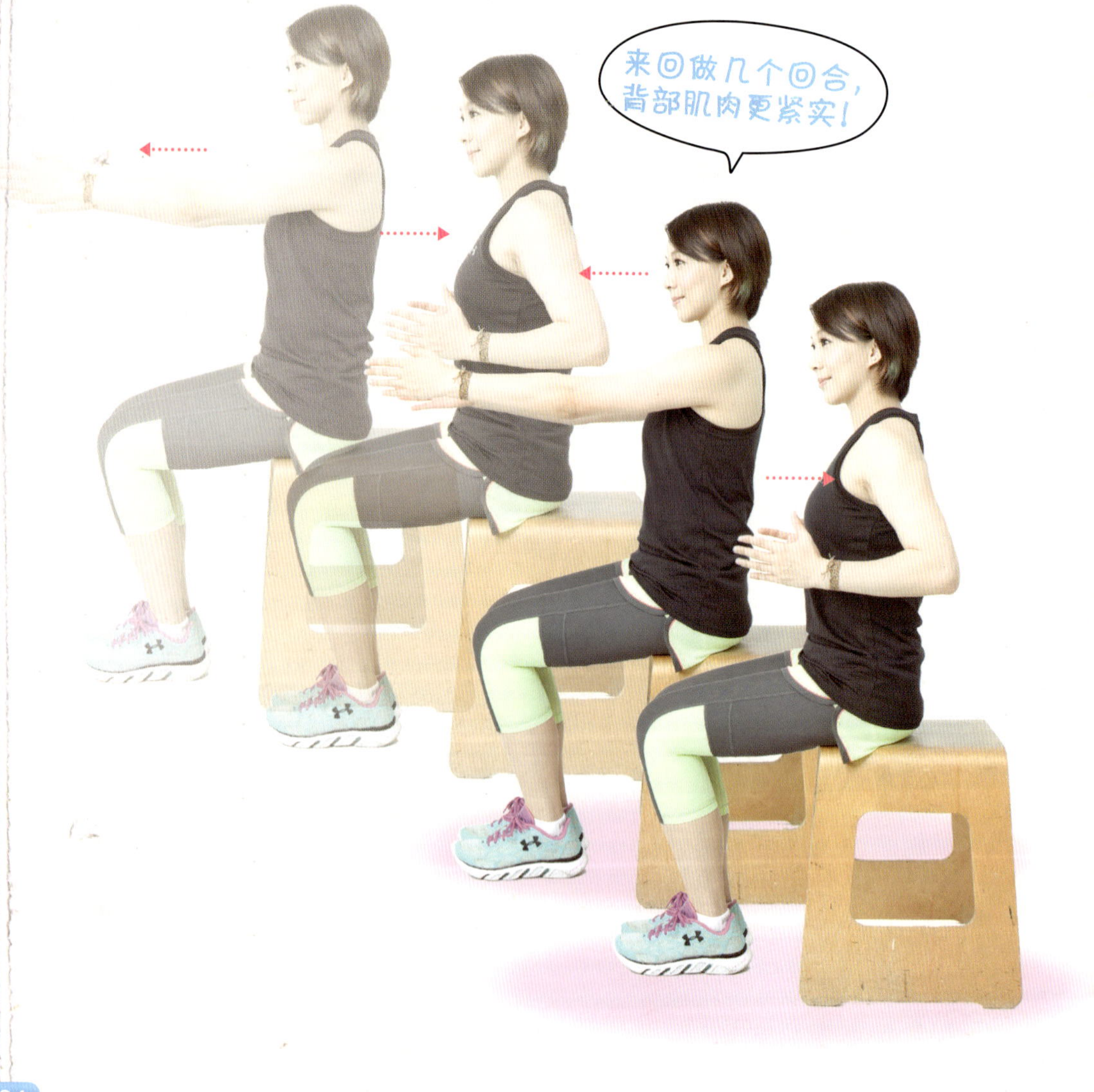

来回做几个回合，背部肌肉更紧实！

不想当个产后黄脸婆——我要更瘦，更美，更性福！ 第4章

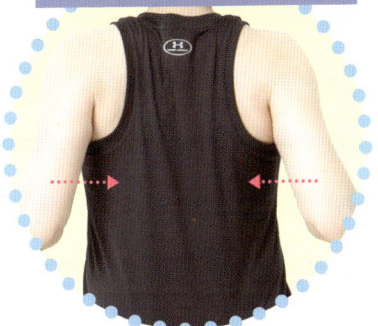

上臂尽量贴近身体！

停！

在做手臂向后缩的动作时，上臂尽量贴近身体，不要张得太开。

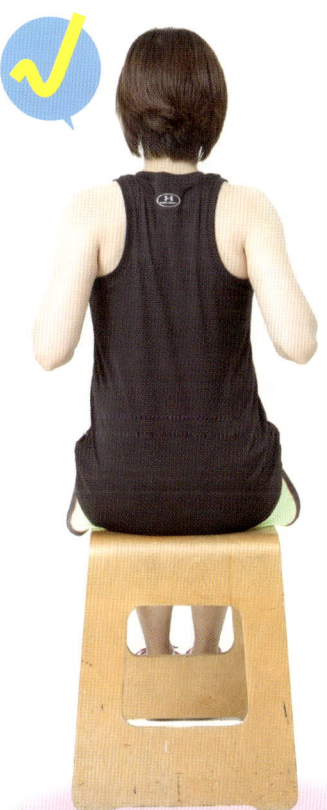

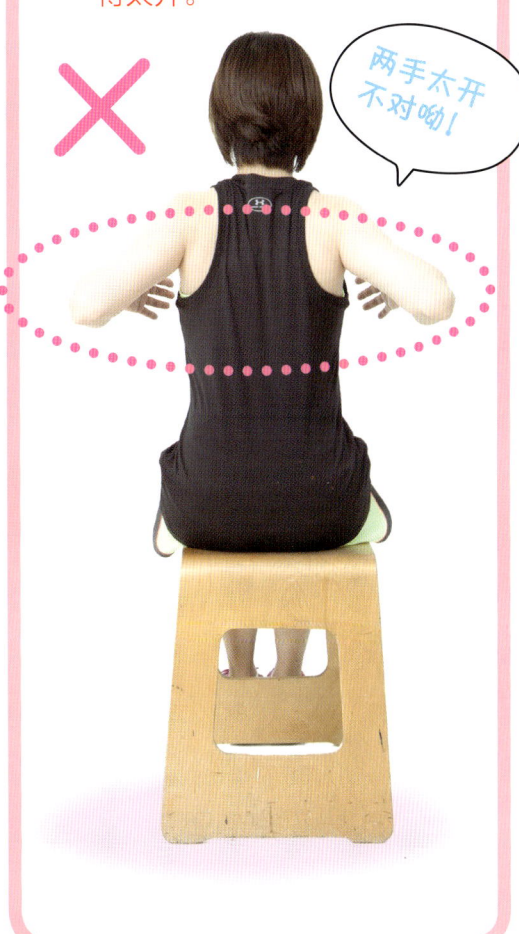

两手太开不对呦！

095

动作为 15 次一轮，每一轮中间隔 30 秒休息时间。一天可做 3～5 轮。

4. 产后**背部**塑身——趴着做

步骤1. 准备动作

趴在地上，双手向前延伸贴地。双腿不必并拢但也不要张太开，与肩膀平行即可。

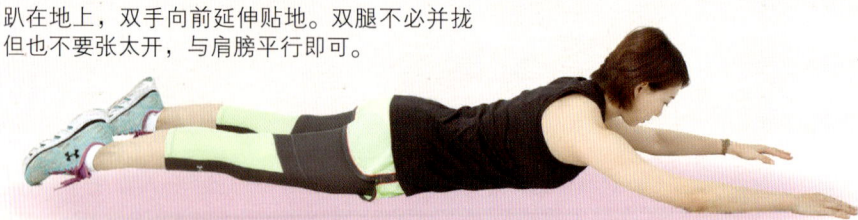

步骤2. 抬起双腿

将双腿缓缓抬起，注意上半身不要因此被影响而改变原本的姿势，维持放松。

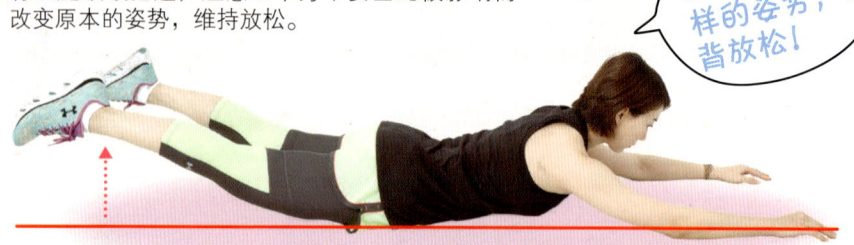

上半身维持一样的姿势，上背放松！

步骤3. 一脚抬起，一脚放下

以类似自由式的打水动作，一脚抬起、一脚放下。尽可能使用下背与臀部的力量来抬，不必抬得太高，注意膝盖不要弯曲。

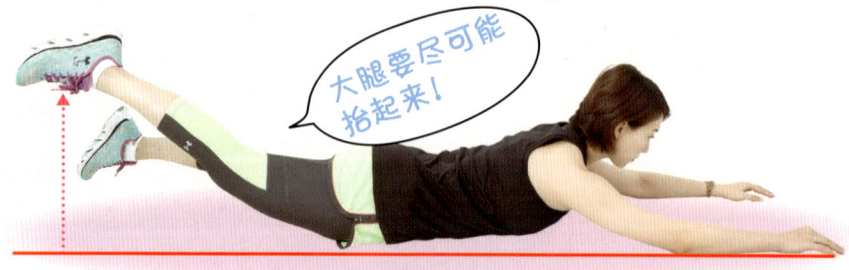

大腿要尽可能抬起来！

步骤4. 换边进行

换成另一脚抬起、另一脚放下。过程中尽量注意整条腿能保持越直越好。

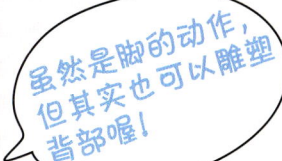

虽然是脚的动作，但其实也可以雕塑背部喔！

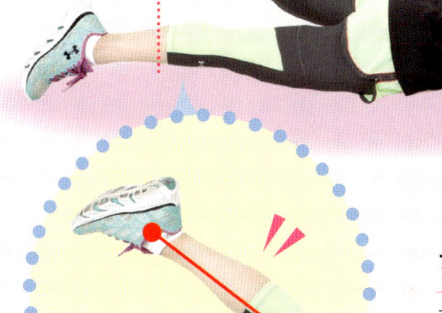

腿尽量保持直线！

步骤5. 重复进行

左脚抬起、放下和右脚抬起、放下算是做完"一次"，做完15次为"一轮"。一天可做3～5轮。

停！ 就像自由式游泳时打水不能膝盖弯曲一样，在做这个动作的时候膝盖也不要弯起来。

脚抬太高了！

动作为 15 次一轮，每一轮中间隔 30 秒休息时间。一天可做 3～5 轮。

5. 产后**手臂**塑身——单手做

步骤1. 准备动作

双腿弯起与肩同宽，平躺在地上。准备一瓶水，或哑铃等其他重量适宜、形状好拿的物品。

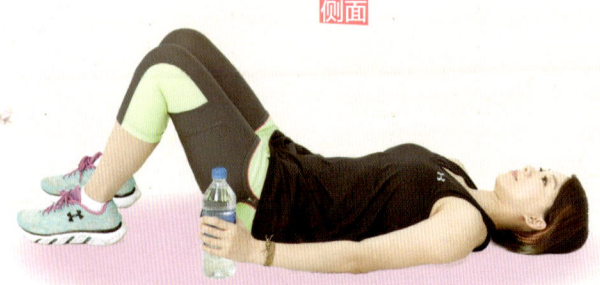

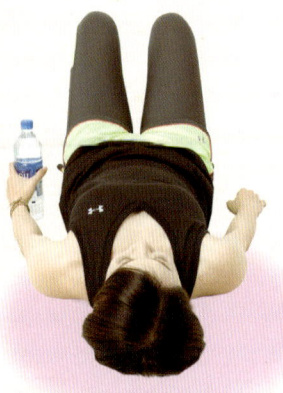

步骤2. 抬起一手，另一手扶住手肘

拿着水瓶的那一只手呈垂直角度缓缓抬起，另一只手也以垂直角度扶住其手肘处。

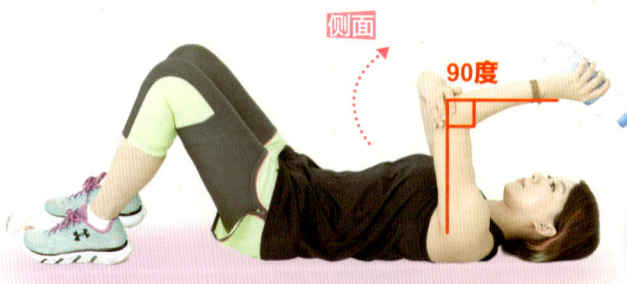

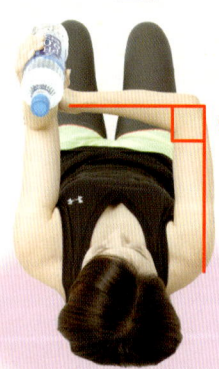

步骤3. 握着水瓶的手臂伸直

握着水瓶的手从垂直角度缓缓伸直，直到与地板垂直。

扶着手时的那只手臂依然维持垂直！

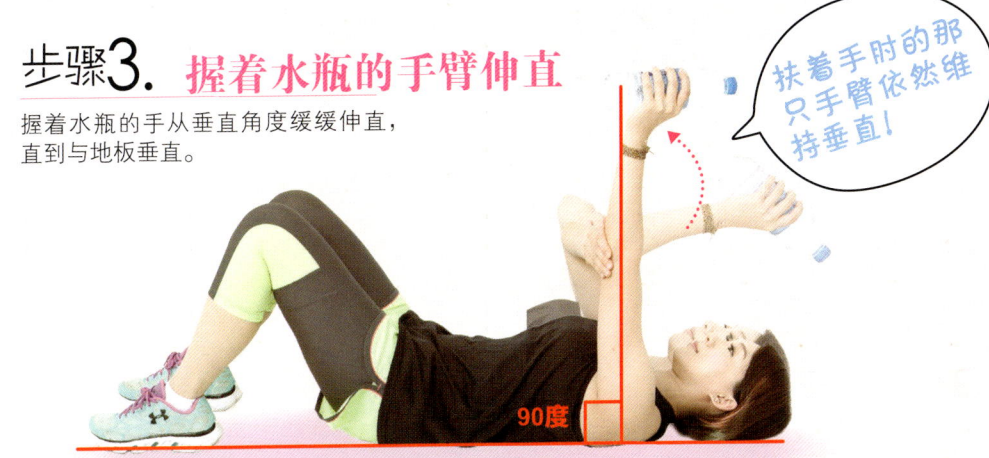

步骤4. 重复动作

左手抬起、放下算是做完"一次"，做完15次为"一轮"。

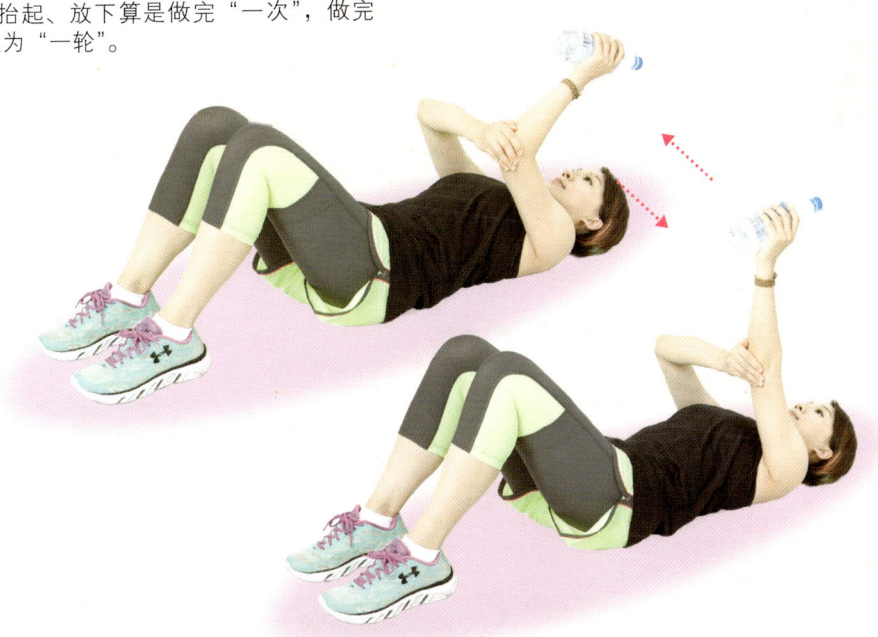

动作为 15 次一轮，每一轮中间隔 30 秒休息时间。一天可做 3～5 轮。

步骤5. 换手进行

将水瓶换到另一只手，换手进行步骤 2～3 的动作。同样注意手肘要维持垂直。

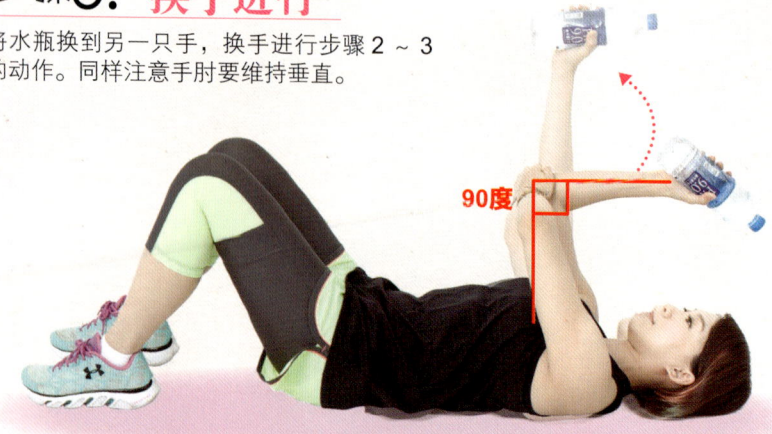

步骤6. 重复动作

左手抬起、放下算是做完"一次"，做完 15 次为"一轮"。

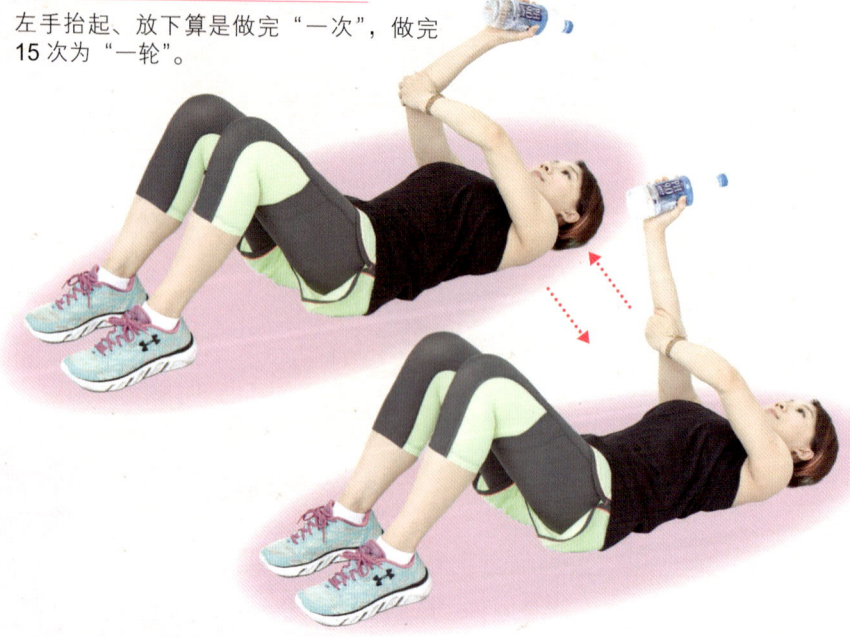

不想当个产后黄脸婆——我要更瘦，更美，更性福！ 第**4**章

停！ 手臂尽量垂直，不要因为水瓶很重，就有气无力的、抬不高。

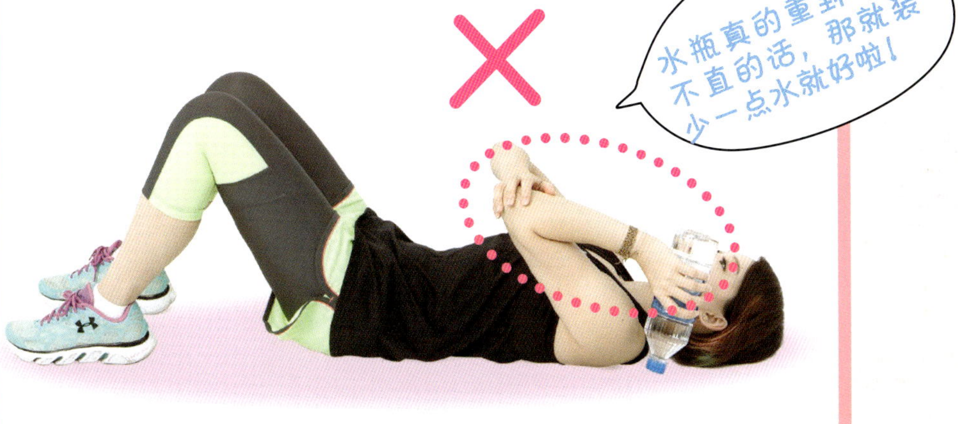

水瓶真的重到手举不直的话，那就装少一点水就好啦！

手腕不要弯曲，这样不但运动效果打折，手腕还可能会受伤喔。

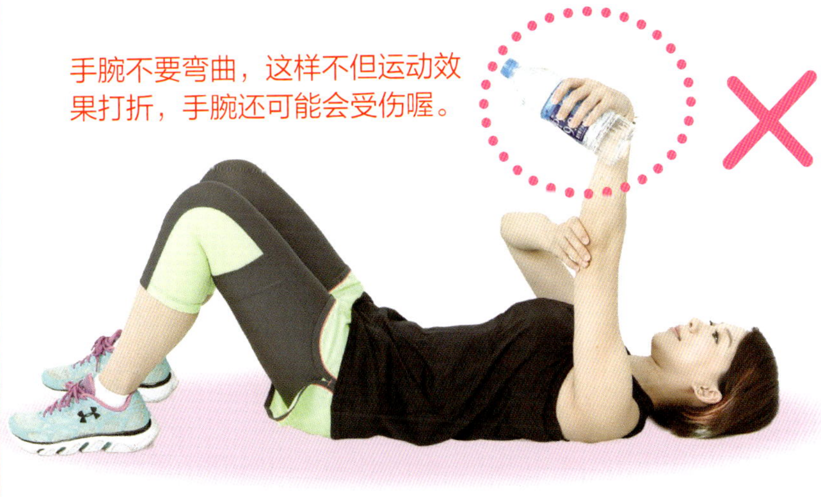

动作为15次一轮，每一轮中间隔30秒休息时间。一天可做3～5轮。

6. 产后**手臂**塑身——双手做

步骤1. 准备动作

双腿弯起与肩同宽，平躺在地上。准备一瓶水，或哑铃等其他重量适宜、形状好拿的物品。

尽量不要躺在太软的地方（会陷下去的那种床垫上等等），运动效果比较好。

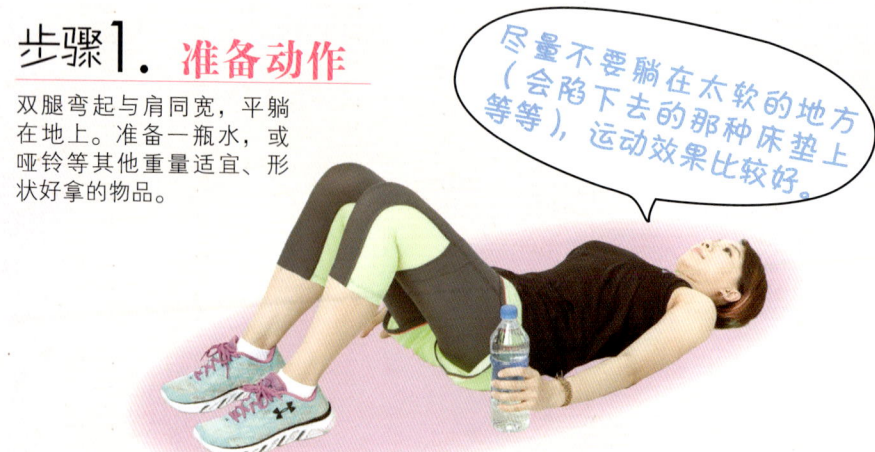

步骤2. 双手握水瓶向上弯曲抬起

双手一同握住水瓶，缓缓向上抬起。手肘弯曲，尽量呈现接近垂直的角度，如图所示。

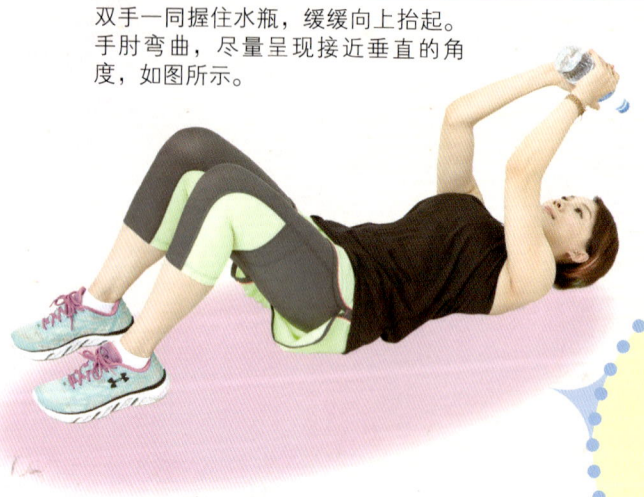

手臂尽量垂直。

手臂尽量达到接近垂直的角度。接着再重复进行此由弯曲到伸直的过程。

不想当个产后黄脸婆——我要更瘦，更美，更性福！ 第4章

步骤3. 双手向上伸直

双手由弯曲状态逐渐伸直，直到完全与地面垂直。

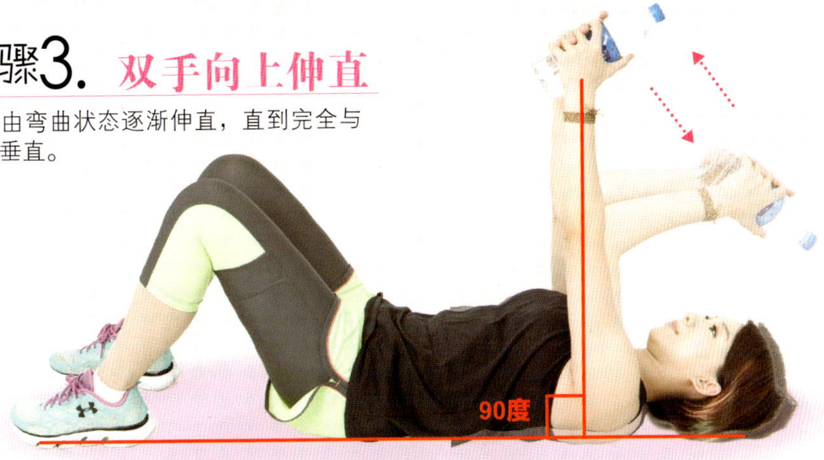

90度

停！

手臂弯曲和伸直的角度要注意！旁边的两张图就是错误示范，看看你是不是也有这些问题？

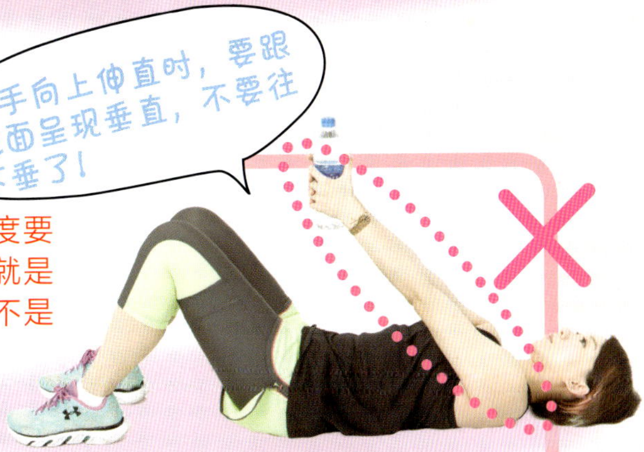

双手向上伸直时，要跟地面呈现垂直，不要往下垂了！

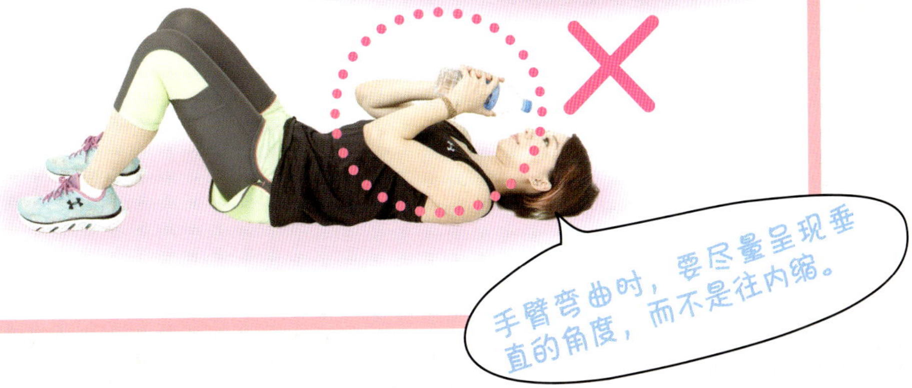

手臂弯曲时，要尽量呈现垂直的角度，而不是往内缩。

103

动作为 15 次一轮，每一轮中间隔 30 秒休息时间。一天可做 3～5 轮。

7. 产后**上腹部**塑身

步骤1. 准备动作

双腿弯起与肩同宽，平躺在地上。双手平放于身体两侧，全身放松。

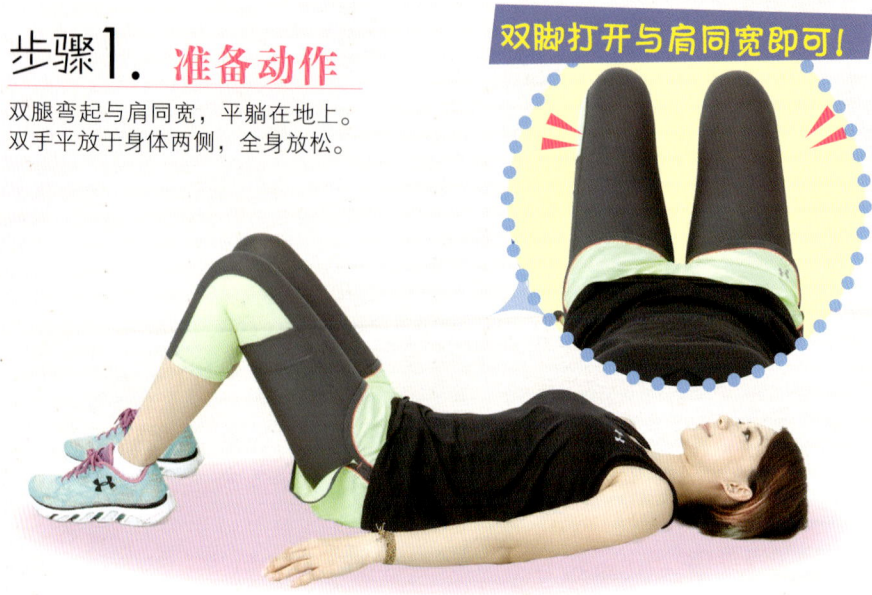

双脚打开与肩同宽即可！

步骤2. 双手向前贴上大腿

双手伸直向前至大腿处。双手手指也伸直，让双手手掌可以平贴大腿。

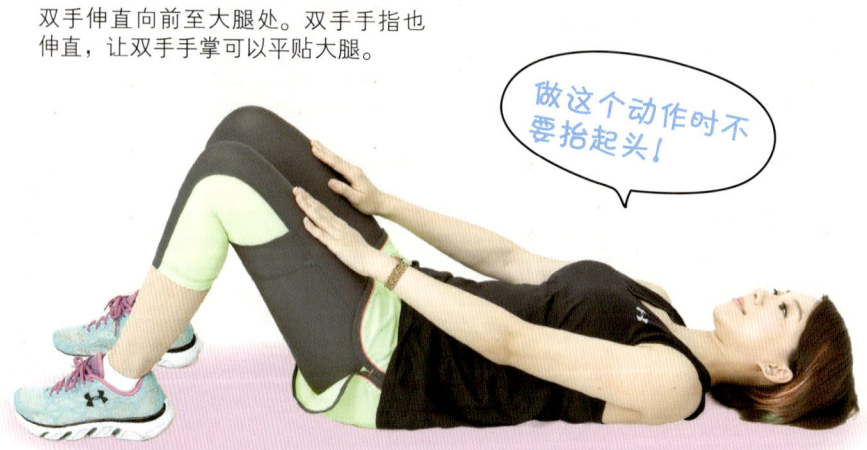

做这个动作时不要抬起头！

不想当个产后黄脸婆——我要更瘦，更美，更性福！ 第**4**章

十指伸直，不要弯！

步骤**3.** **双手向上移，身体向上抬**

双手手掌沿着大腿缓缓向上移动，身体也跟着抬起。

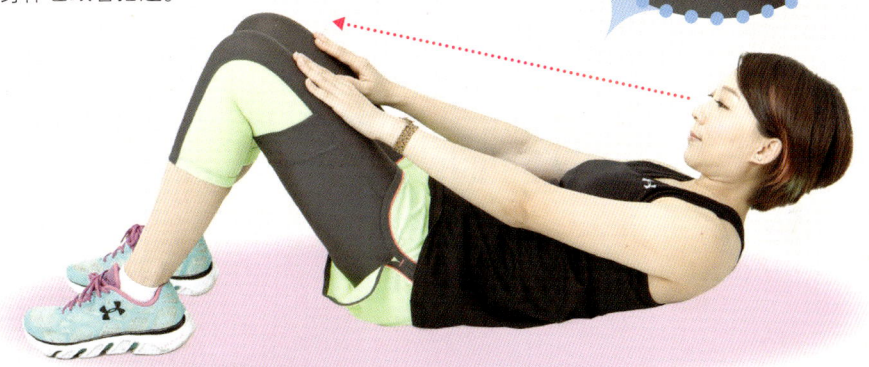

双手向上移到膝盖！

步骤**4.** **双手向上移至膝盖处，身体向上抬起**

双手继续沿大腿向上移至膝盖的地方，身体也跟着抬起，类似仰卧起坐的感觉，但不需要抬到像仰卧起坐那么高，约如图所示的高度即可。

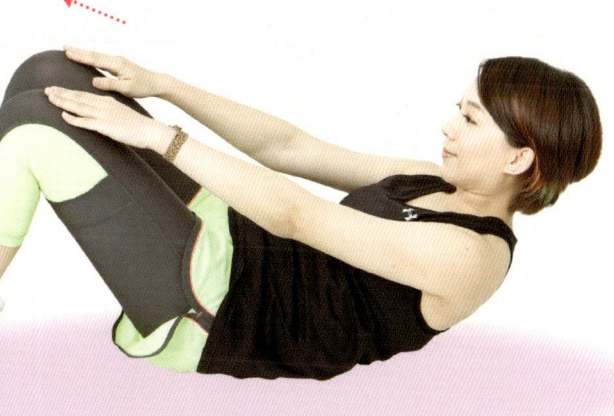

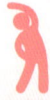 动作为 15 次一轮，每一轮中间隔 30 秒休息时间。一天可做 3～5 轮。

步骤5. 缓缓恢复原动作，重复进行

做完步骤 1～4 后，再缓缓向下躺，恢复原来的姿势。接下来多进行几次这个循环吧！

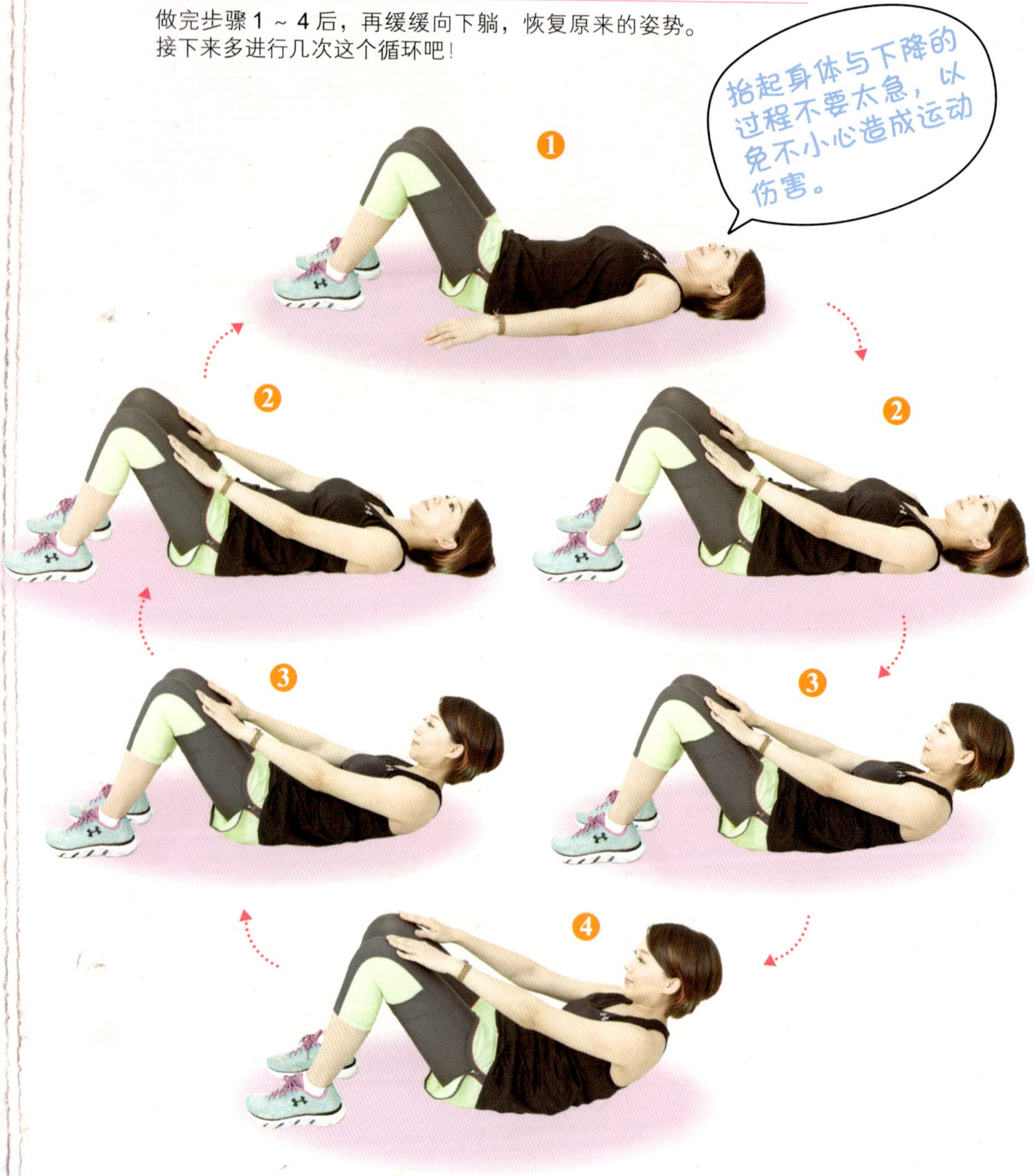

> 抬起身体与下降的过程不要太急，以免不小心造成运动伤害。

不想当个产后黄脸婆——我要更瘦,更美,更性福! 第4章

停! 身体上抬时,头不要往后仰,眼睛还是要看着前面。

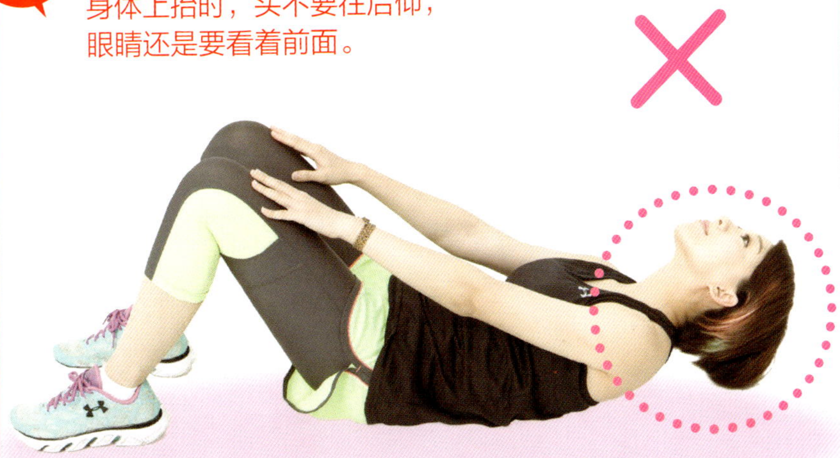

双手手指尽量平贴大腿,且手腕不要弯曲。

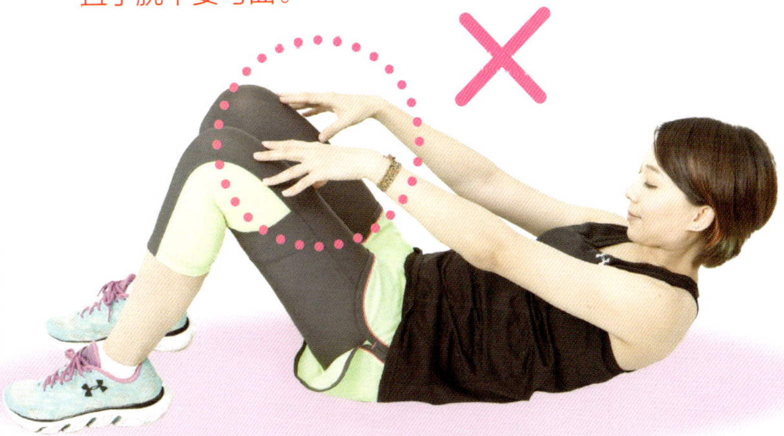

动作为15次一轮，每一轮中间隔30秒休息时间。一天可做3～5轮。

8. 产后**下腹部**塑身

步骤1. 准备动作

双腿弯起与肩同宽，平躺在地上。双手平放于身体两侧，全身放松。

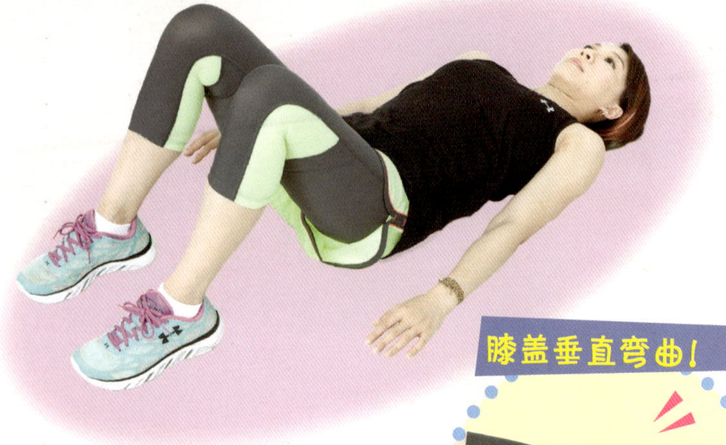

步骤2. 双脚一起抬起

双腿膝盖处呈垂直弯曲，一起缓缓抬起。双脚不需刻意并拢，但也不要间隔很开。

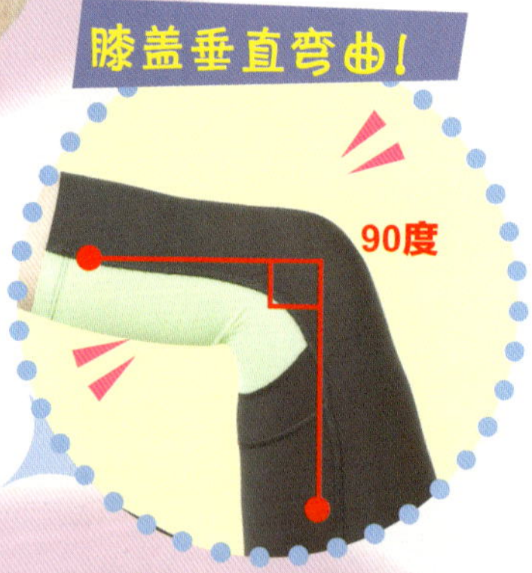

膝盖垂直弯曲！

90度

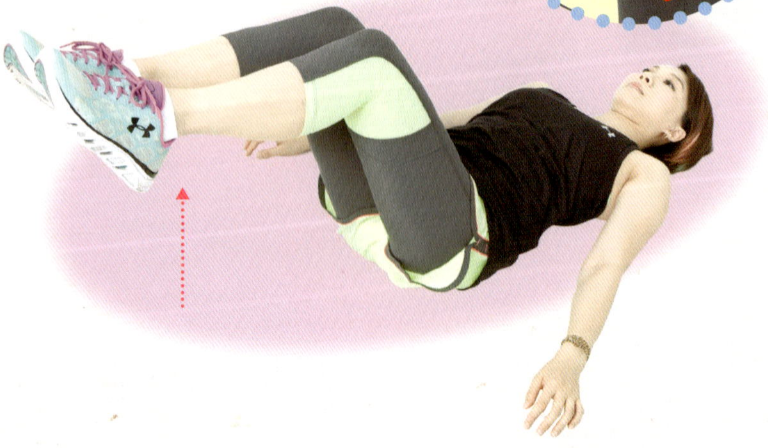

步骤3. 一腿放下，另一腿维持抬起

其中一腿先放下，另一腿继续维持垂直的抬起姿势，此动作停留短短一秒即可。接下来放下的那条腿再度抬起，回到步骤2的姿势。

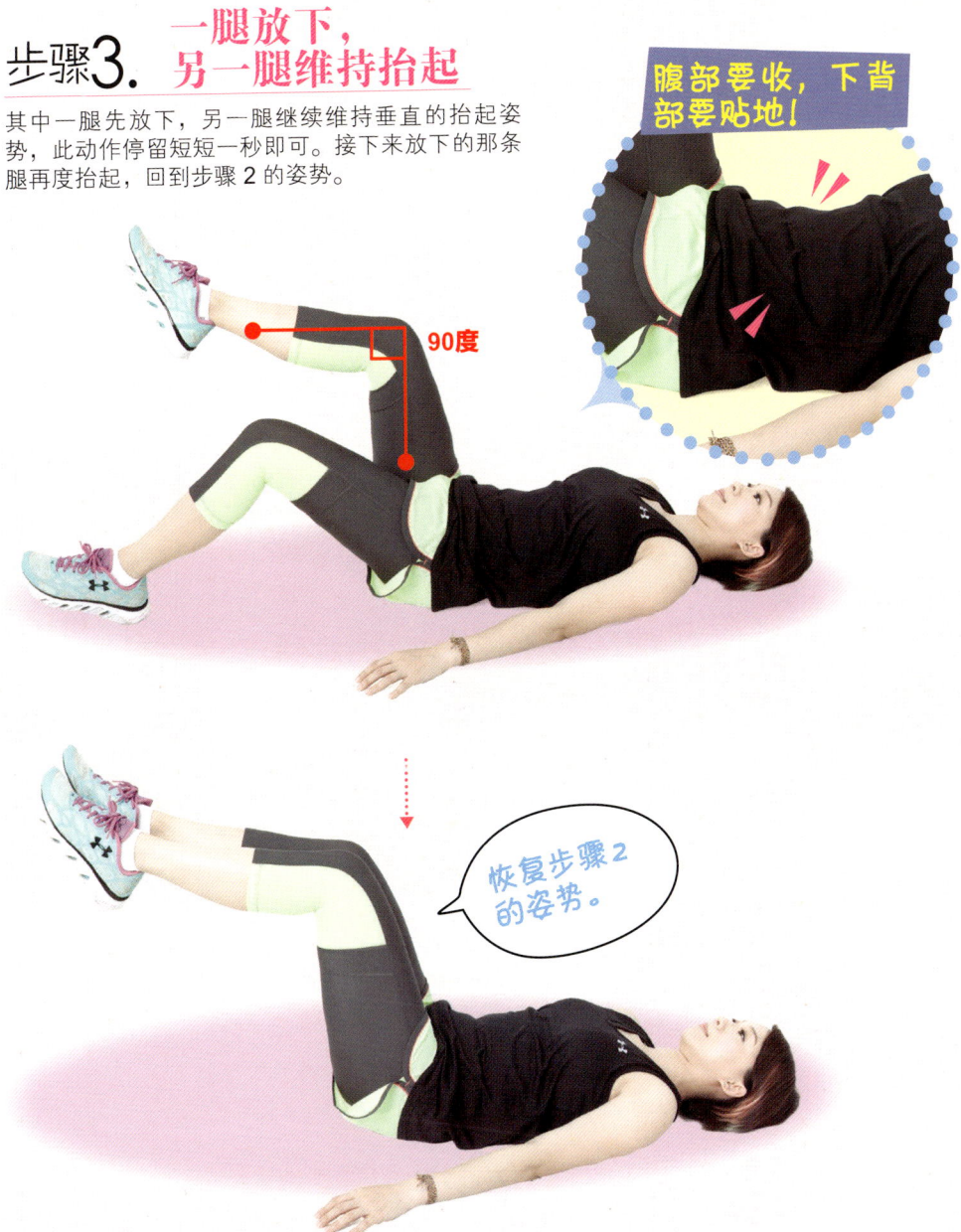

90度

腹部要收，下背部要贴地！

恢复步骤2的姿势。

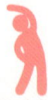 动作为 15 次一轮，每一轮中间隔 30 秒休息时间。一天可做 3～5 轮。

步骤 4. 换抬另一条腿，重复步骤 3 动作

刚刚放下的那一条腿抬起，刚刚抬起的那一条腿放下。此姿势维持约 1 秒后恢复成步骤 2 的动作。

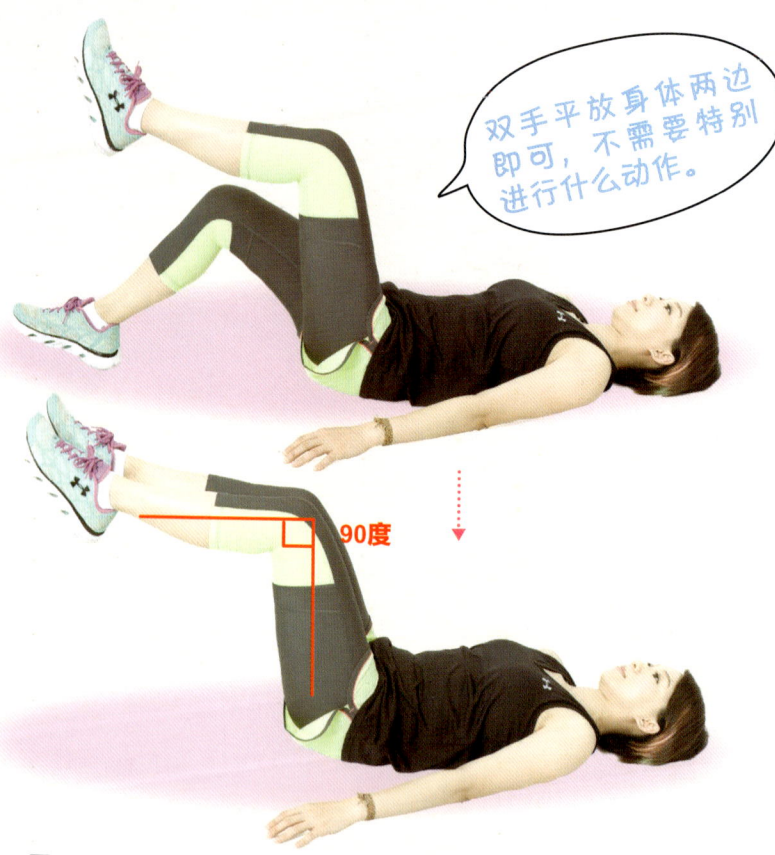

双手平放身体两边即可，不需要特别进行什么动作。

步骤 5. 重复进行

右脚 + 左脚算是做完"一次"，做完 15 次为"一轮"。一天可做 3～5 轮。

不想当个产后黄脸婆——我要更瘦,更美,更性福! 第4章

停! 双脚抬起时膝盖处要呈垂直状态,不要整个人呈现蜷缩状。

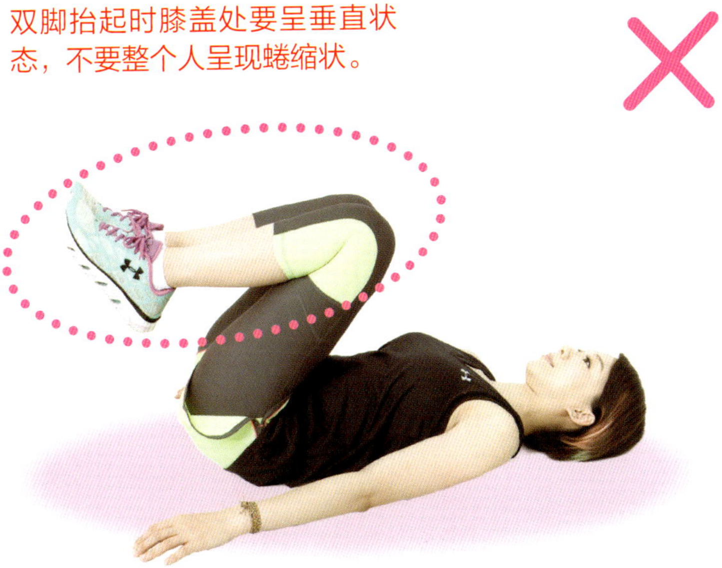

双脚不要打太开,否则姿势很难维持,也没办法达到最好的运动效果!

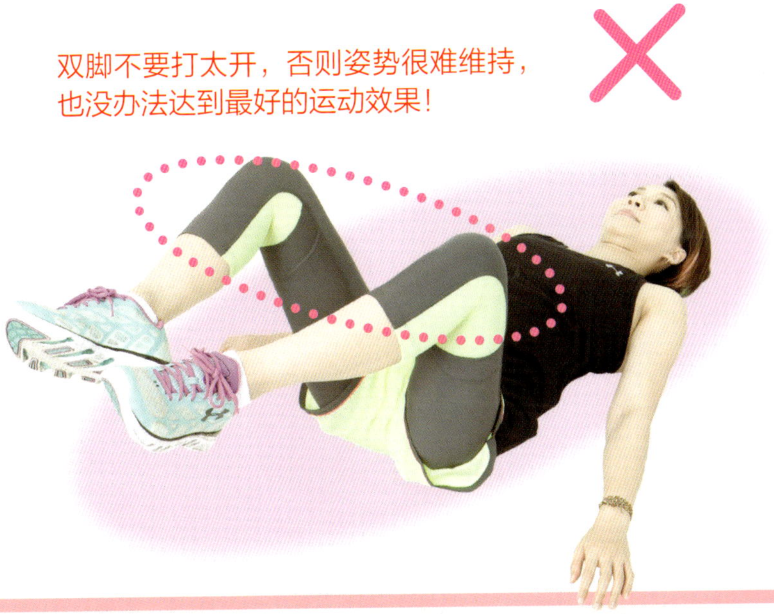

动作为15次一轮，每一轮中间隔30秒休息时间。一天可做3～5轮。

9. 产后臀部塑身

步骤1. 准备动作

呈现双手撑地的趴姿，双腿弯曲的角度尽量与地面垂直，双手也尽量伸直，同样与地面达到垂直。

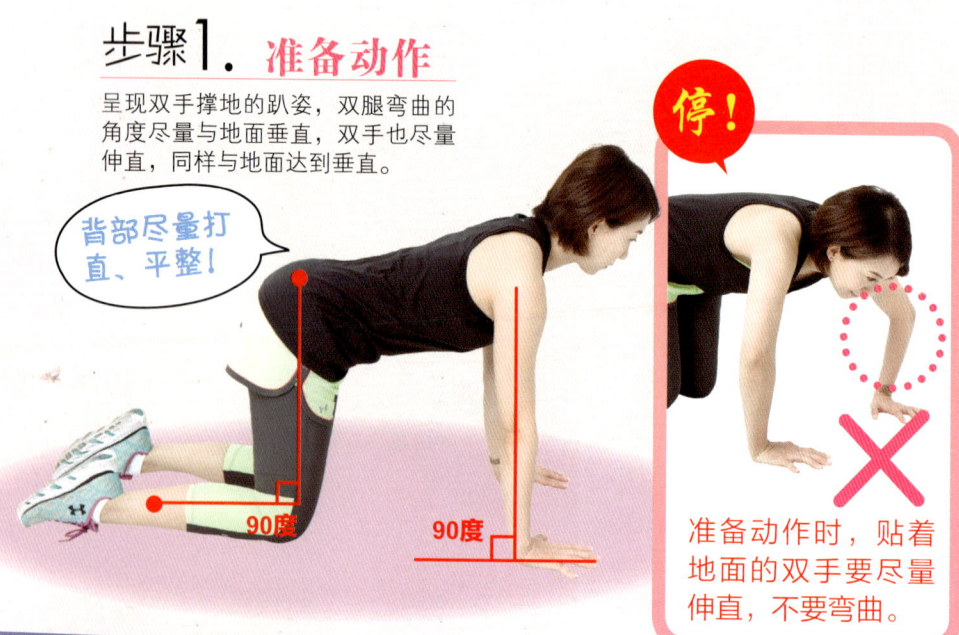

背部尽量打直、平整！

停！

准备动作时，贴着地面的双手要尽量伸直，不要弯曲。

膝盖处的弯曲角度与地面垂直！太弯或太直都不行！

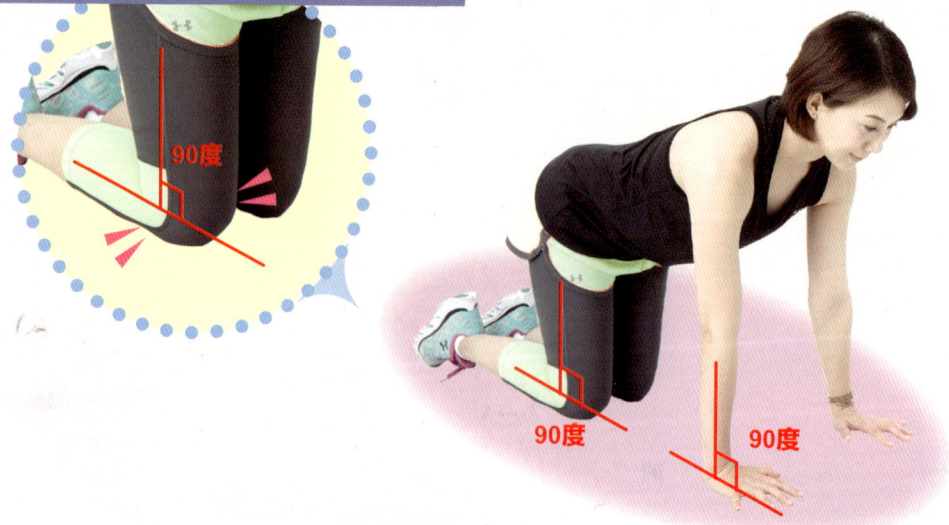

步骤2. 一腿呈90度角向上抬起

一腿呈现90度角度向上抬起，身体所有其他部位都维持原本的姿势，不受影响。

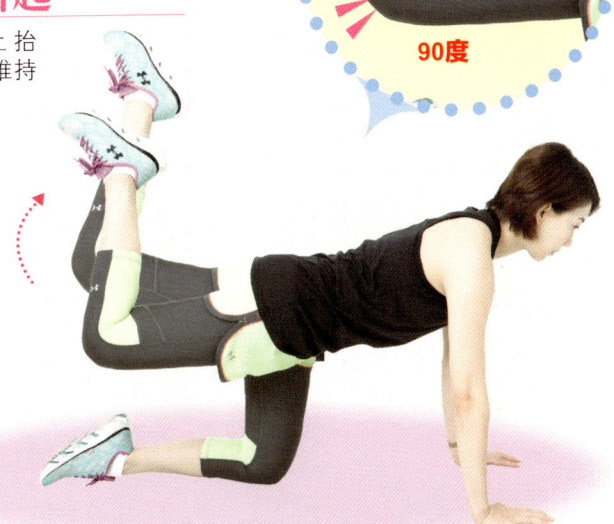

抬起的腿呈现90度角！

90度

步骤3. 换抬另一条腿，同样呈90度角

原本抬起的腿放下，恢复准备动作时的姿势，换另一条腿进行步骤2的动作，重复进行。

肚子要收！

动作为15次一轮,每一轮中间隔30秒休息时间。一天可做3~5轮。

10. 产后**腿部**塑身——外侧

步骤1. 准备动作

侧躺在地面,全身尽量成一直线。接近地面的手臂向上延伸,同样与身体成一直线。另一手臂呈现90度角弯曲,手指触地。

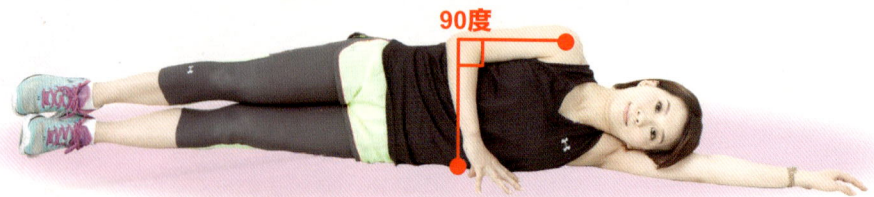

步骤2. 一脚向后弯曲

位于下方的那只脚则向后弯曲,尽量接近90度角,但如果没有办法达到90度角稍微往前突出一点也没有关系。身体的其他部位姿势不动。

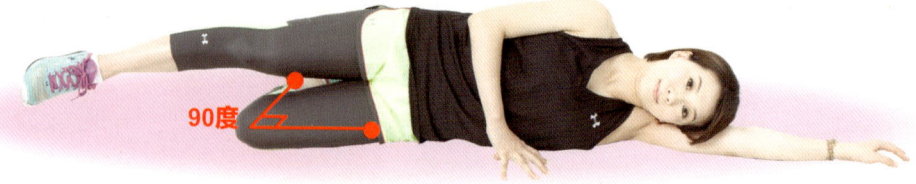

步骤3. 一脚向上抬起

位于上方的那只脚向上抬起,尽量完全伸直,不要弯曲。向上抬的角度视个人情况而定,没办法打得很开也没关系。并收腹、夹臀,尽可能将上方的脚位置维持在身后,而不是前方。

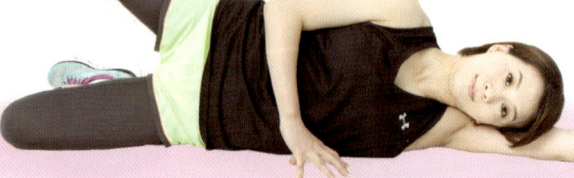

不想当个产后黄脸婆——我要更瘦,更美,更性福! 第4章

步骤4. 换边躺、换脚进行步骤3的动作

换到另一边躺,同样进行步骤3的动作,只是换成另一条腿抬起、另一条腿弯曲在地。身体其他部位姿势均维持不动。

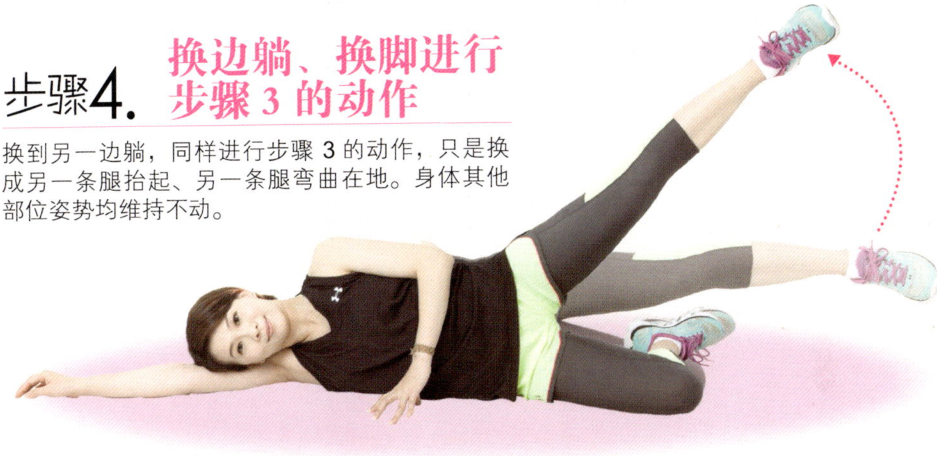

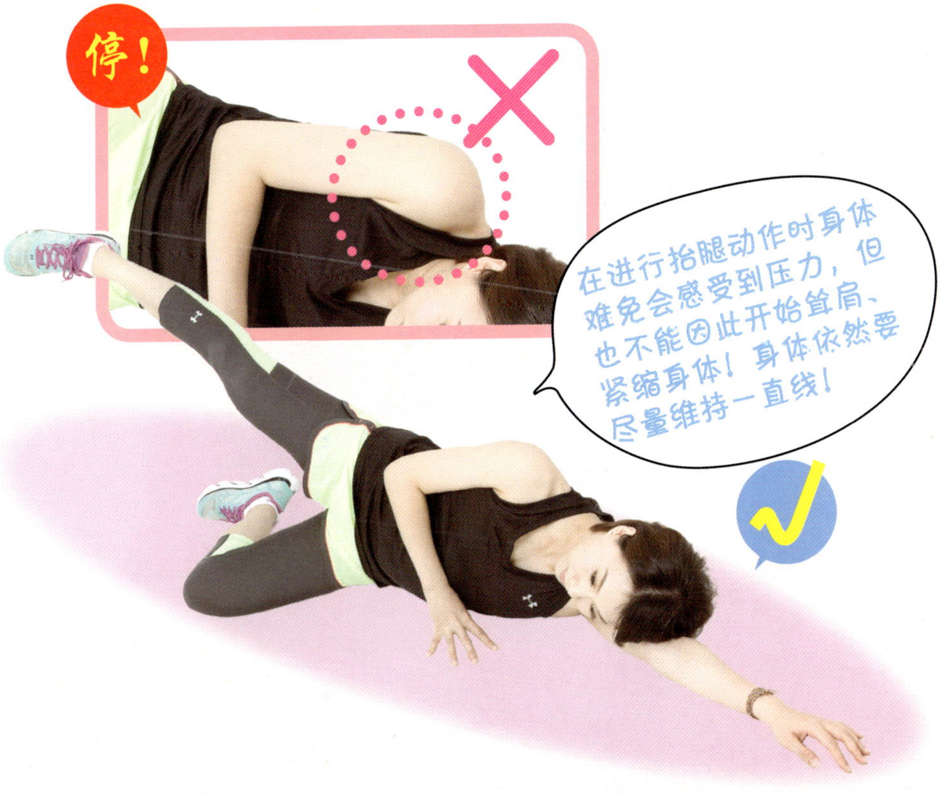

停!

> 在进行抬腿动作时身体难免会感受到压力,但也不能因此开始耸肩、紧缩身体!身体依然要尽量维持一直线!

动作为 15 次一轮，每一轮中间隔 30 秒休息时间。一天可做 3～5 轮。

11. 产后**腿部**塑身——内侧

步骤 1. 准备动作

侧躺在地面，全身尽量成一直线。接近地面的手臂向上延伸，同样与身体成一直线。另一手臂呈现 90 度角弯曲，手指触地。

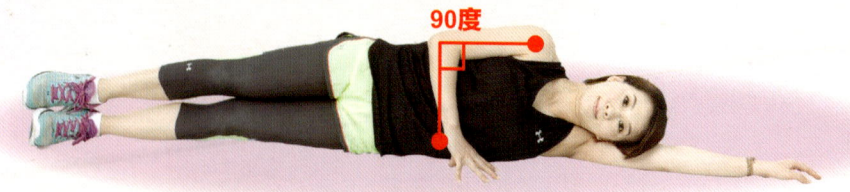

步骤 2. 一腿向前呈 90 度角弯曲

位于上方的那条腿往前弯曲，尽量呈现 90 度垂直的角度。身体其他部位维持不动。

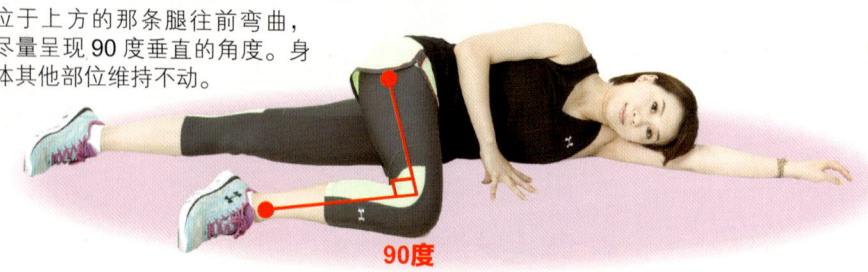

步骤 3. 另一腿伸直上下移动

位于下方的那条腿维持伸直，上下移动。因为这条腿位于下方，能移动的幅度很小，但没关系！重点是要注意这条腿不能弯曲，要尽量成一直线。

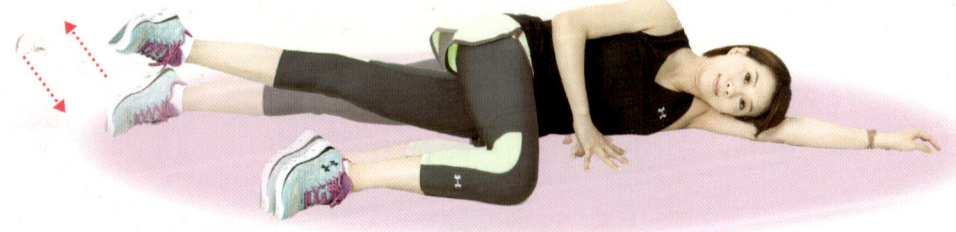

停！ 腿在运动时，身体可不要懈怠，要一直维持一直线。弯腰驼背或耸肩都是不对的喔！

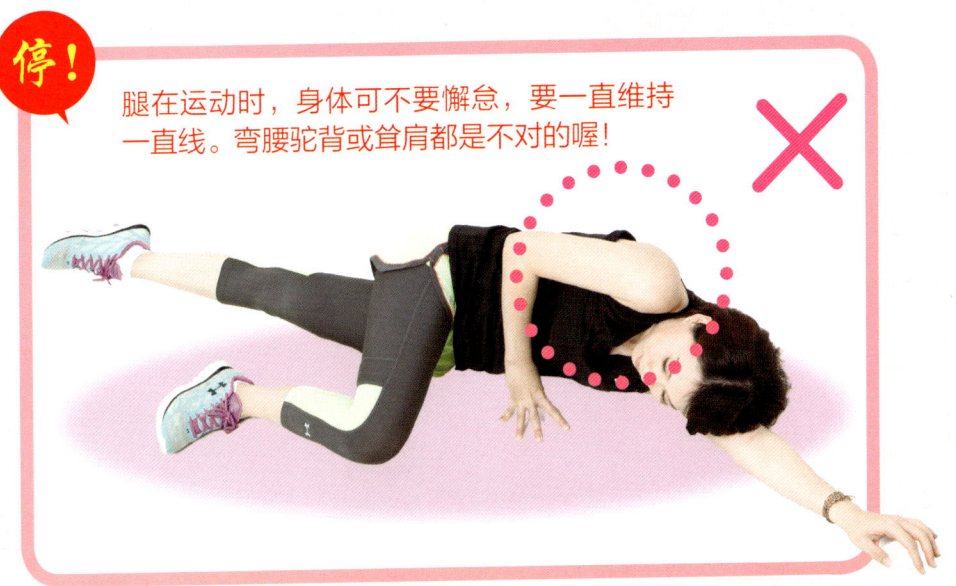

步骤4. 换边进行步骤 3 动作

换到另一边，同样进行步骤 3 的动作，只是换成另一条腿抬起、另一条腿弯曲在前。身体其他部位姿势均维持不动。

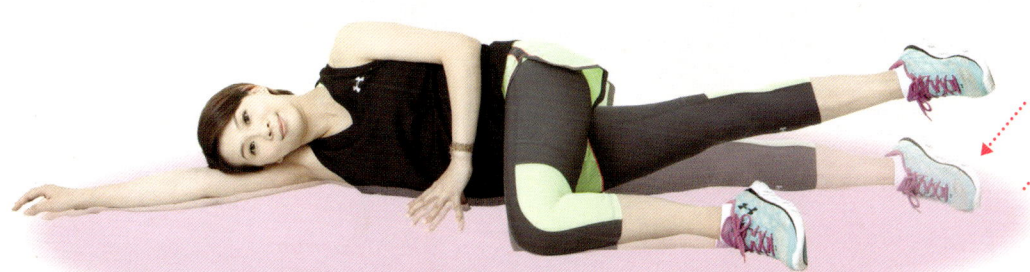

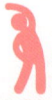 动作为 15 次一轮，每一轮中间隔 30 秒休息时间。一天可做 3～5 轮。

12. 产后**腿部**塑身——靠墙深蹲

步骤1. 准备动作

背部贴墙呈站姿，双腿稍微向前一点，但要平行，不要一脚前一脚后。双手叉腰。

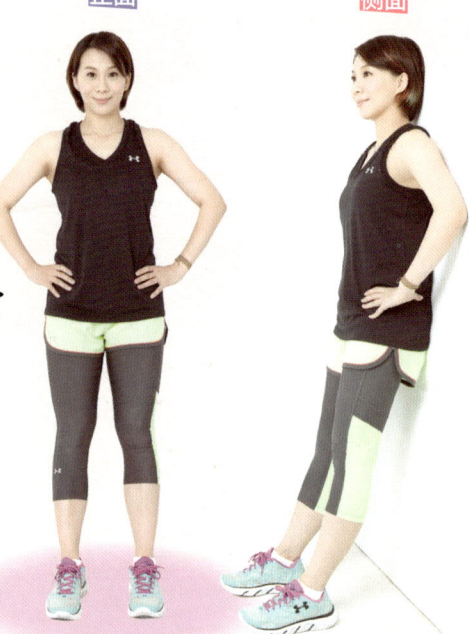

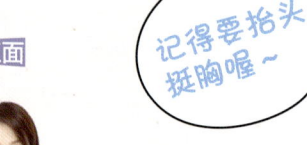

记得要抬头挺胸喔～

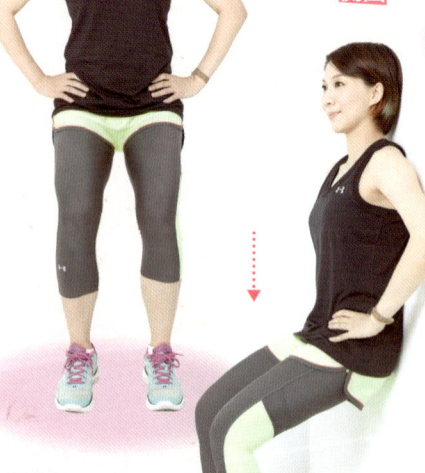

步骤2. 双脚往前弯曲

双脚往前弯曲，注意是往前，不要往外打开双腿或往内缩。身体自然会跟着向下滑一点，但背依然要贴住墙，上半身维持直立的姿态。

步骤3. 重复进行

起立＋蹲下算是做完"一次"，做完 15 次为"一轮"。一天可做 3～5 轮。

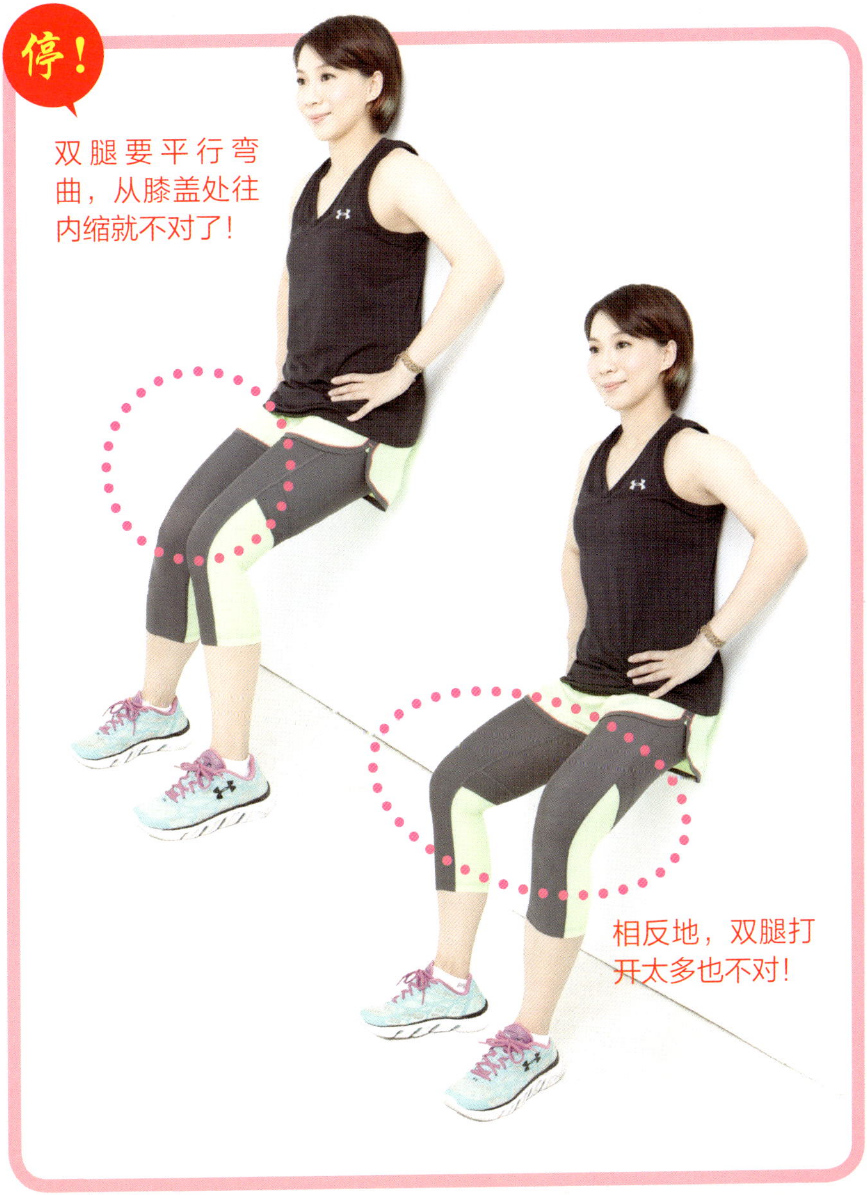

不想当个产后黄脸婆——我要更瘦，更美，更性福！ 第4章

停！

双腿要平行弯曲，从膝盖处往内缩就不对了！

相反地，双腿打开太多也不对！

30天坐月子餐大公开 又顾身体又不发胖，只要营养不要脂肪

1. 生产方式不同，饮食方式也会有不同吗

不管是自然产或剖腹产，饮食都一样要均衡，五大类的食物都要摄取。剖腹产和自然产稍微不一样的地方，就是鸡汤中的酒与麻油会影响伤口的愈合，所以剖腹产的妈妈们刚生完前两周建议尽量不要喝鸡汤，或其他有酒的东西，可以等到第三周后再开始使用。除此之外，自然产和剖腹产的妈妈在饮食方面没什么不一样的地方。

2. 为了产后瘦身，热量超高的补品到底该不该吃

刚生完的妈妈也是正常人，什么都能吃，只是要适当，绝不能集中火力，一次猛吃同一种食物，而且还吃很多。那么热量超高的补品要不要吃呢？其实，产后吃适当补品是需要的，但本来就不需要大量进补高热量的补品，要吃可以，不要吃太多。

3. 坐月子饮食原则

经过10个月的怀孕之后，不管是自然产或是剖腹产，都对妇女的身体是一大耗损。俗称的"坐月子"，也就是我们医学上所说的"产褥期"，是指妇女在产后大约1个月的时间，让身体和生理进行调养和休息的阶段。大家应该常听到老一辈的人说："月子是否做得好，将影响身体未来一辈子的好坏。"我本来在医学教育没学到这个，后来亲身怀孕生子后，才发现确实要利用坐月子的时间充分休息。古代流传下来的习俗一定有部分的道理和根据，充分休息和调养才能走更长远的路。在坐月子这段期间有适当的饮食调理，加上运动保养，可以让产妇身体状况更佳，并且也提供给宝宝最好的营养。

怀孕时，妈妈体内会将多摄取的热量储存成脂肪，当然也会有"多余"的水分保留在身上。生完后1～2周期间，产妇会开始"脱水"，将身上多余的水分以排尿和流汗方式慢慢排出来。也因为这段时间容易流汗，所以更要避免直接吹风、感冒。长辈们说坐月子不能吹风是有道理的！

在此期间剩余的水分，就会开始成为母乳的一部分。喂母乳期间，怀孕时以脂肪形式在身上所储存的多余热量、养分也有些部分会转为乳汁的成分。不过，要提醒的是，妈妈们别为了哺喂母乳而摄取过量的食物，千万要注意热量，不要无止境地补充大量补品。建议可以多摄取汤汤水水的食物，因为乳汁的来源仍以水分为主，水分足够才能提供乳汁。

坐月子餐到底要如何吃得聪明、兼顾营养和热量呢？以下有几点需要注意的地方：

❶ 均衡摄取营养

均衡摄取各类营养素，才能帮助产后快速恢复。如有哺乳需求，更应加强蛋白质的摄取，多食用富含蛋白质的食物，像是鱼、肉、豆、蛋、奶类（含奶酪），能帮助增加乳汁的分泌。

❷ 适量补充水分

过去有坐月子期间不能喝水的禁忌，说会造成大肚子不易消，但其实有很大一部分是由于早期卫生条件不佳，怕产妇喝到不干净的水，才产生这样的说法。产妇在生产过程中会排掉较多水分，因此产后补充水分是有必要的。建议每天应多喝温开水，对于乳汁分泌有相当的帮助！产妇若因不敢喝水，水分摄取过少的话，很可能会导致泌尿系统发生感染或结石。

❸ 谨慎控制盐分，饮食清淡，多吃利尿食物，排出多余水分

孕妇因代谢受到影响，容易累积水分在体内，造成水肿，产后水分会渐渐排出。为了让水分顺利排出、避免水分滞留，应降低盐分的摄取，但也无须严格到"无盐"的地步。此外还可多吃红豆、薏苡仁等利尿食品，加速水分代谢。

❹ 吃柔软、易消化的食物

　　质地柔软的食物，不但好消化，吸收效果倍增，且不会增加肠胃负担，也不会损害牙齿。比如玉米粥、猪瘦肉汤、蒸蛋、红枣薏苡仁粥等，都是产后不错的选择。

❺ 少量多餐，避免胀气便秘

　　在饮食安排上，应该采取"少量多餐"的方式，避免产妇一口气吃太多造成胀气、消化不良的情况。也可多食用含高纤维的蔬果，像葡萄、苹果、苋菜、芥蓝等，都能有效帮助排泄以及肠胃消化。

❻ 适时适量使用麻油、米酒、姜片

　　产后的药食补问题，产妇体质各有不同，坐月子期间的中药调理也各不同。并不是所有人都适合鸡汤，比如体质燥热或营养已经非常充足的妈妈，如果吃太多鸡汤，反而可能摄入更多油脂，造成身体负担。鸡汤理想的食用时间是恶露排除干净、子宫内膜已经开始重建、生产过程所造成的伤口也大多愈合完全后。

　　适时适量地使用麻油、米酒、姜片，可刺激内脏器官功能、促进血液循环、协助体内恶露排出。但有伤口、恶露不止等状况或体质燥热的产妇，则应减少或暂缓，并咨询医师。

不想当个产后黄脸婆——我要更瘦,更美,更性福! 第4章

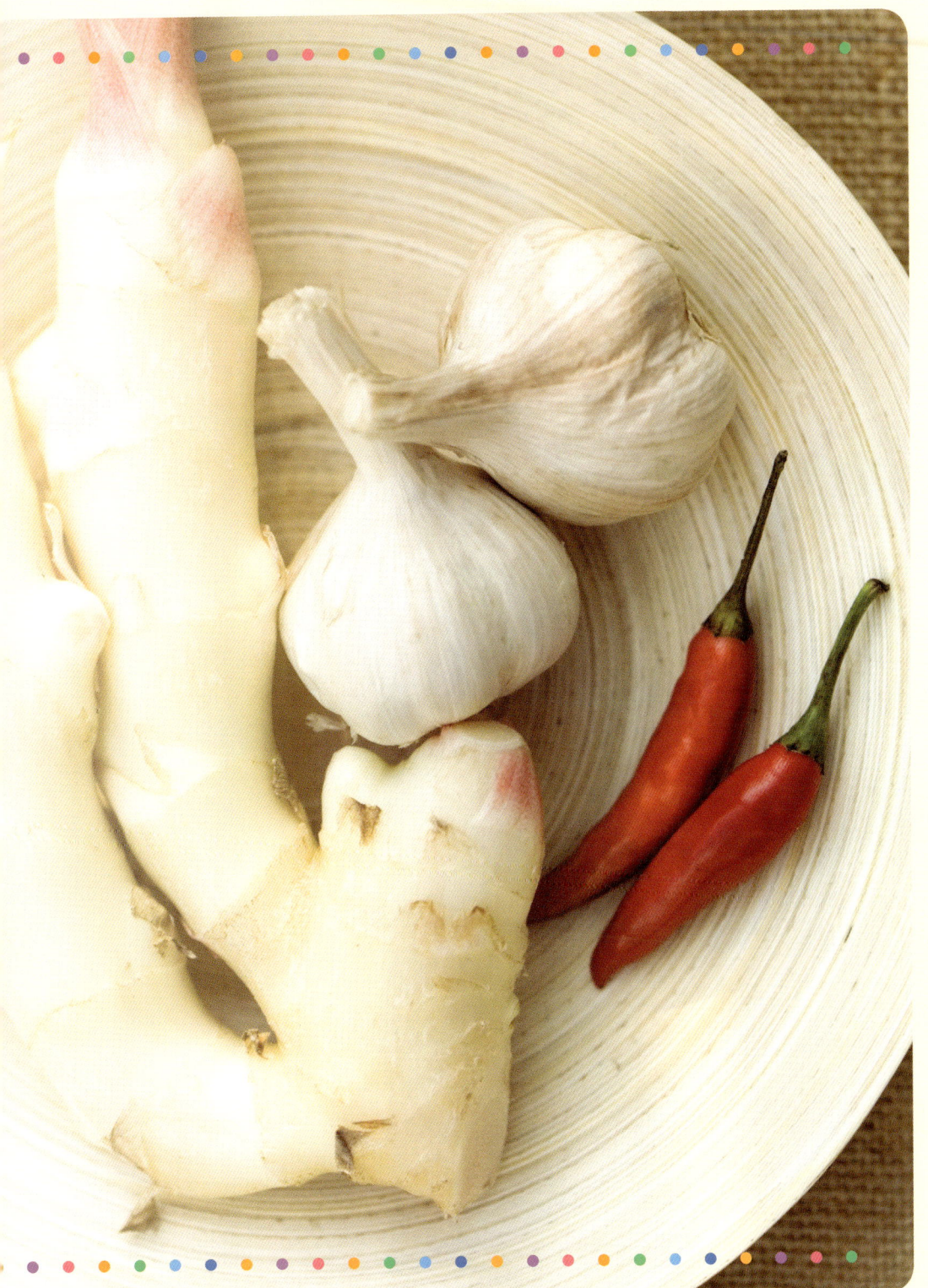

功能 ❶ 补铁

食谱1
猪肝炒菠菜

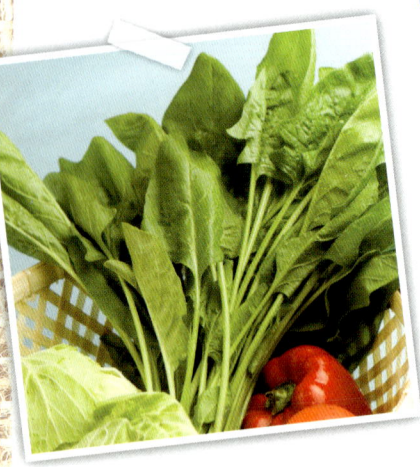

材料 猪肝100克，菠菜50克，姜丝（或姜片）、酱油、淀粉、盐各少许。

做法
▶步骤1： 将猪肝洗干净后切片，用酱油腌15分钟调味，再加入适量淀粉调匀。

▶步骤2： 姜丝（或姜片）先下锅爆香。
▶步骤3： 放入猪肝和些许的盐炒熟，等猪肝变色后就先捞起来。
▶步骤4： 放入菠菜，炒熟后，最后加入猪肝搅拌一下即完成。

小提醒：
★ 猪肝炒太久会硬哦！
★ 猪肝及菠菜皆为良好的铁质来源，非常适合坐月子时用来补血。

✓ 补铁好朋友：维生素C

维生素C有利于铁的吸收，所以若能在餐后搭配富含维生素C的水果（像是芭乐或猕猴桃等）就更好了。

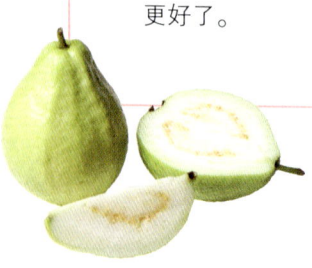
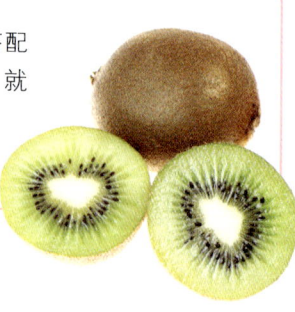

第4章 不想当个产后黄脸婆——我要更瘦，更美，更性福！

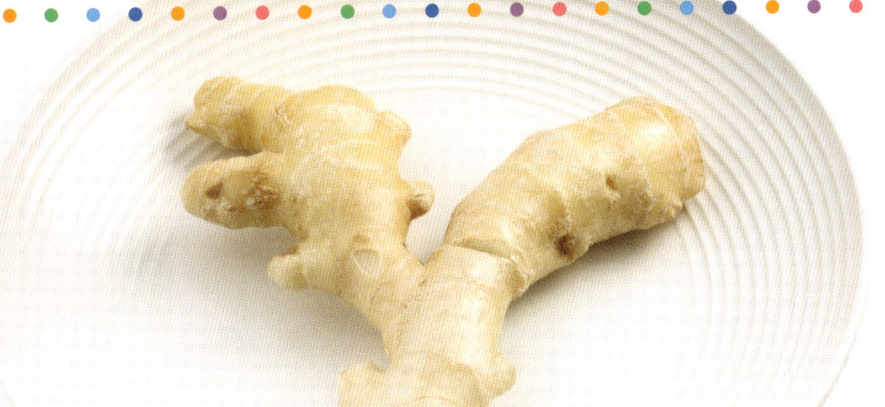

食谱2 **老姜炒紫贝天葵**

材料 紫贝天葵 100 克、姜片 3 片、麻油 1 小匙。

做法 ▶ 步骤 1： 紫贝天葵洗干净后切段，生姜洗干净后切片。
▶ 步骤 2： 先在锅中加入麻油烧热。
▶ 步骤 3： 放入姜片爆香。
▶ 步骤 4： 最后放入紫贝天葵炒熟即完成。

小提醒：
★ 紫贝天葵富含铁及膳食纤维，不但能够补血又能刺激坐月子妈妈肠胃蠕动，预防便秘发生，是很不错的选择。

✗ 补铁坏朋友：**钙、膳食纤维**

钙跟铁质互相抑制、互相竞争，影响人体的吸收程度。像牛肉和红肉也是含铁的食材，不建议餐后补充含钙的食品，像是高钙牛奶等。若是这餐吃了补铁的食材，下一餐（间隔 2 个小时）再喝牛奶，就没问题了。

而太大量的膳食纤维也会影响铁的吸收。像是你如果这餐吃了牛排，再搭配燕麦片或蔬果汁，就会降低人体吸收铁的多寡喔。但如果蔬菜本身（紫贝天葵）同时含有铁和纤维素，人体还是可以吸收到铁喔！

功能 ❷ 补奶

食谱1

青木瓜鲜鱼汤

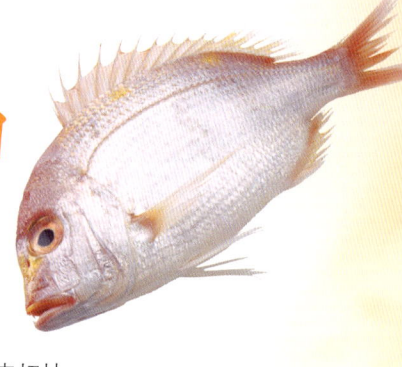

材料 鲷鱼1整只或1块（约70克）、青木瓜25克、米酒1汤匙、姜丝2克、碎葱白2克、盐少许。

做法
▶ 步骤1：将鲷鱼切块，青木瓜洗干净后去皮切块。
▶ 步骤2：汤锅倒入5碗水，煮开。
▶ 步骤3：水沸后加入鲷鱼、青木瓜和米酒炖煮，一般家里的锅熬煮约20分钟。
▶ 步骤4：起锅前加入少许盐（或不加）、姜丝、碎葱白即完成。

小提醒：
★ 青木瓜含有维生素A和丰富的木瓜酶素，不但可以使乳腺畅通、促进泌乳，亦可帮助分解糖类、蛋白质和脂肪，其中的膳食纤维，更可帮助哺乳妈妈肠胃蠕动，预防便秘。
★ 鲷鱼是低脂肪、高蛋白的食物，含有丰富的烟酸，是合成性激素时不可或缺的营养之一，有促进血液循环、消除疲劳和稳定情绪的作用。

 补奶坏朋友：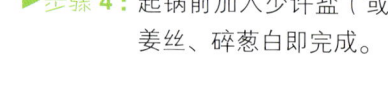**麦芽**

麦芽是传说中的减少奶水的利器，许多产后想减少奶水的妈妈们都会摄取麦芽，可见想要补奶的你，当然就不能随便吃麦芽啦！不过，其实并不是每种麦芽都会有减少奶水的效果，只有"有长出芽"的大麦芽能帮助减少奶水而已（即平常中药行买得到的"炒麦芽"）。也就是说，即使是想要补奶的妈妈们还是可以喝黑麦汁、麦茶，不会因此就没奶。

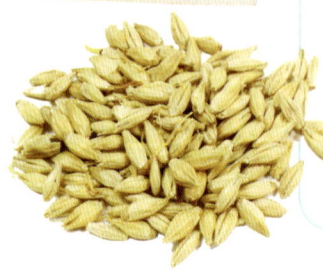

食谱2
山药排骨汤

材料 山药60克、排骨120克、姜片2克、盐少许。

做法
▶步骤1：将山药洗干净后去皮切块，排骨汆烫去血水。

▶步骤2：先将排骨炖煮20分钟，再放山药煮8~10分钟。因为排骨要煮比较久，所以山药不要太早放进去，否则会烂掉。

▶步骤3：加入姜片、适量清水，煮至熟软后，用少许盐（也可不加）调味即完成。

小提醒：
- 山药含有植物激素，可以帮助乳腺分泌，其富含的膳食纤维，能使哺乳妈妈顺利排便，并增进食欲。
- 排骨为优质蛋白质来源，除了增进泌乳量之外，也能提高乳汁中的蛋白质来源，而且也含有脂肪、维生素和大量磷酸钙、胶原蛋白等，亦可增加钙的摄取与吸收。

✓ 补奶好朋友：动物性蛋白质

增进泌乳量的重点，就是要促进蛋白质的合成。蛋白质又分为动物性和植物性，像鱼汤和排骨就是动物性蛋白质。红豆、绿豆和黄豆等就属于植物性蛋白质。要摄取良好的蛋白质，"动物性的蛋白质"扮演更重要的角色。

虽然"绿豆及红豆"等植物性蛋白来源对于"补奶"的帮助相对较少，不过其还是有帮助肠胃道蠕动、促进排便之功能喔！

功能❸ 瘦身

食谱1
苹果瘦肉汤

材料：苹果 4 颗（尽可能挑选无蜡苹果）、猪腱肉（梅花瘦肉也可以）500 克、干海带 1 段、月桂叶 1 片、盐少许。

做法：
▶ 步骤 1：猪腱肉洗干净后，剔除肥肉，放入热水汆烫。
▶ 步骤 2：苹果洗干净，削皮后，每颗对半切开，除去果核。
▶ 步骤 3：将海带泡水，把泥巴和其他杂质清洗干净，切段（约 5 厘米）。
▶ 步骤 4：把猪腱肉、苹果、海带放入快锅中，加入月桂叶及清水，盖上锅盖。
▶ 步骤 5：以中大火煮至发出唧唧声后转小火，计时 15 分钟熄火。稍微闷一下，然后开盖加盐调味。
▶ 步骤 6：起锅后，将肉切片放入汤中即完成。

小提醒：
★ 苹果含有膳食纤维及酶素，可以适时刺激肠胃蠕动，使产后妈妈排便正常，自然达到瘦身效果。
★ 肉类尽量选择瘦肉，可以避免摄取太多饱和脂肪哦。

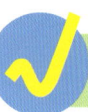

瘦肉怎么选：低脂肉类

肉类要挑脂肪含量少的，绝对不能选梅花猪、培根等超高脂肪类。

食谱2
炒鲜菇

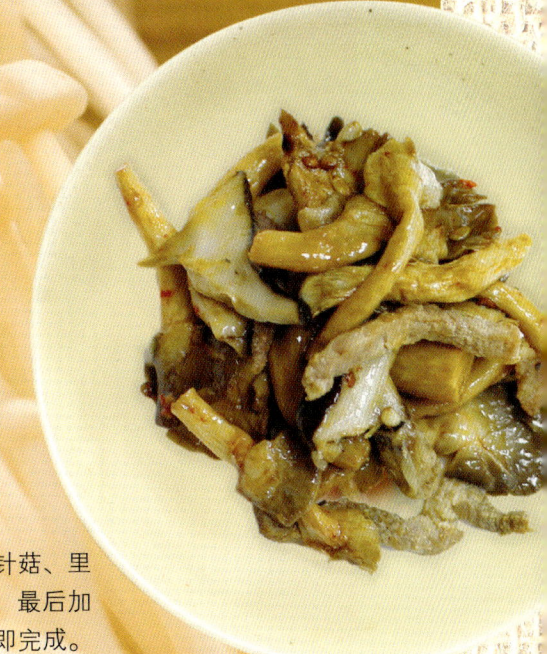

材料 鲜香菇180克,金针菇250克,红萝卜半条,里脊肉丝50克,盐、胡椒粉各少许。

做法
▶步骤1:将鲜香菇洗干净,切薄片。
▶步骤2:红萝卜切丝,可以先过油,才不会有味道。
▶步骤3:将金针菇的根部切除,洗干净。
▶步骤4:将鲜香菇薄片、红萝卜丝、金针菇、里脊肉丝放入锅内,开小火拌炒,最后加入调味料,拌炒至食材都熟透即完成。注意不要另外加水,金针菇会出水哦!

小提醒:

★ 香菇、金针菇及红萝卜都属于蔬菜类,含有膳食纤维,不但能够促进肠胃蠕动,还能增加饱足感。

★ 也可以将菇类改成其他瓜类蔬菜,如苦瓜及冬瓜等,因为瓜类较其他蔬菜类热量更低,更能达到瘦身的效果哦。

✘ 瘦身坏朋友:油梨

油梨,又名鳄梨、牛油果,它的热量其实很高,所以不要以为油梨是水果就拼命猛吃,它可是瘦身的食物陷阱呢!

功能 ❹ 排便

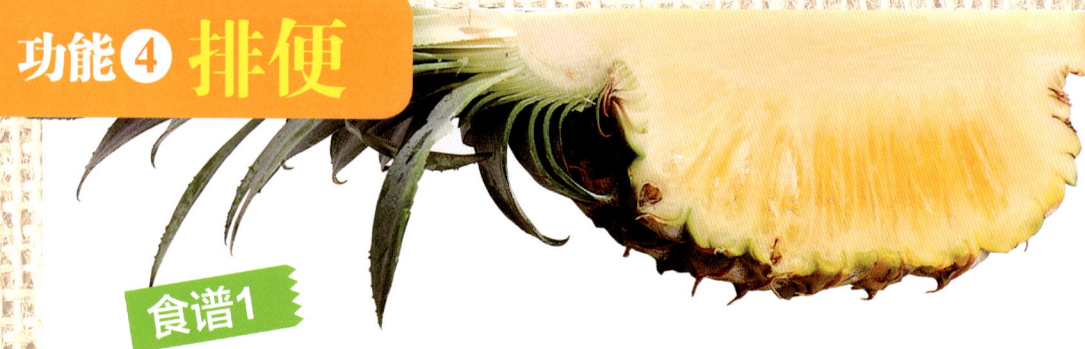

食谱1
菠萝苦瓜汤

材料 咸菠萝、苦瓜、酒、排骨和盐各适量。

做法
▶ 步骤 1：将排骨洗去血水后，加酒 1 大匙及适量清水，煮约 20 分钟。
▶ 步骤 2：接着把苦瓜洗干净后，去籽切块。
▶ 步骤 3：然后将苦瓜及菠萝放入煮好的排骨汤中，再炖煮约 30 分钟，最后加盐调味即完成。

小提醒：
★ 苦瓜和菠萝都有降火的功效，其中丰富的纤维素还能帮助消化，强健肠胃，所以常喝此汤不但能帮助赶走体内的虚火，还能轻松排便哦。

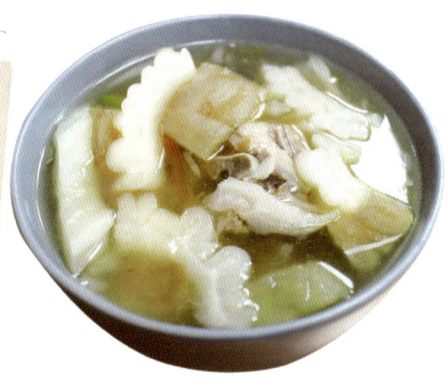

✓ 排便好朋友：**膳食纤维**

膳食纤维不一定要选蔬菜水果，也可以选择膳食纤维含量高的主食，像是黑豆、红豆、绿豆、薏苡仁和紫米，荞麦面及全谷类也可以。

不想当个产后黄脸婆——我要更瘦,更美,更性福! 第**4**章

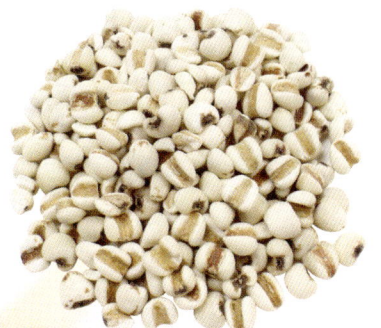

食谱2
薏苡仁黑豆

材料 薏苡仁 120 克、黑豆 100 克、冰糖 120 克、水 1500 毫升。

做法
▶ 步骤 1：先将薏苡仁泡 2 小时以上。
▶ 步骤 2：黑豆较不易煮软,所以建议先将黑豆用电锅烹煮,水量盖过黑豆就好。
▶ 步骤 3：拿出另一个锅子,放入已煮软的黑豆和已经泡过且沥水后的薏苡仁。
▶ 步骤 4：用大火煮沸后,再转成小火焖煮约 20 分钟,最后以冰糖调味即完成。

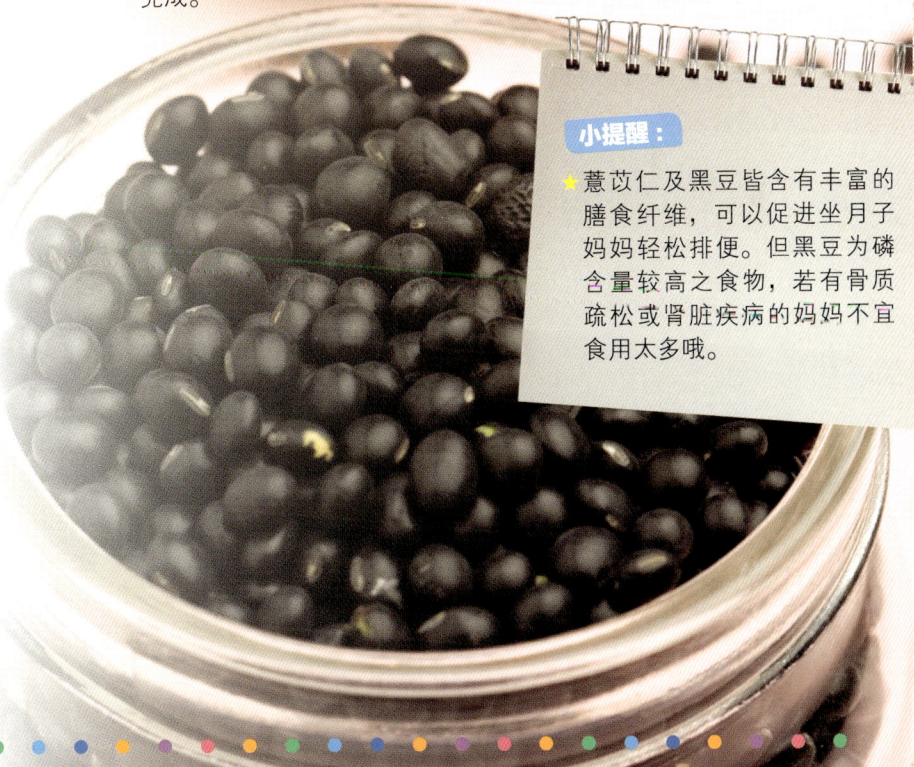

小提醒：

★ 薏苡仁及黑豆皆含有丰富的膳食纤维,可以促进坐月子妈妈轻松排便。但黑豆为磷含量较高之食物,若有骨质疏松或肾脏疾病的妈妈不宜食用太多哦。

功能 ❺ 伤口复原

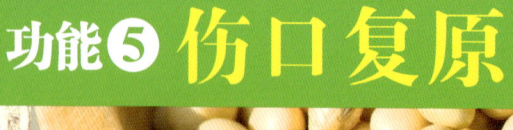

食谱1
黄豆炖猪脚

材料 黄豆250克（挑选新鲜小种黄豆），猪脚两只（约1000克），花生油1小匙，姜片3片，胡椒、盐各适量。

做法

▶ 步骤1：先洗猪脚，一定要洗得特别干净！如果表皮有毛，请拿一般男士们常使用的刮胡刀，将猪毛刮干净，再将猪脚切成3厘米宽的块状。

▶ 步骤2：将黄豆洗干净，再换一次干净的清水浸泡黄豆约30分钟，水面不要超过黄豆。

▶ 步骤3：热锅后，倒入花生油。

▶ 步骤4：开始冒烟时，放入猪脚稍微翻炒1分钟。

▶ 步骤5：加入1500毫升的水和泡好的黄豆，再加入姜片和拍碎的胡椒，大火烧开后，转小火炖两个半小时。

▶ 步骤6：烹煮过程中，不要掀开盖子。完成后再加盐调味，不需要加入味精或鸡精。

小提醒：

★ 猪脚及黄豆皆含有优良的蛋白质，而蛋白质即为人体建造及修补组织所需，所以有助于生产后的伤口愈合。另外猪脚也富含胶原蛋白，也是修复上皮组织的重要成分。

食谱2
鲈鱼汤

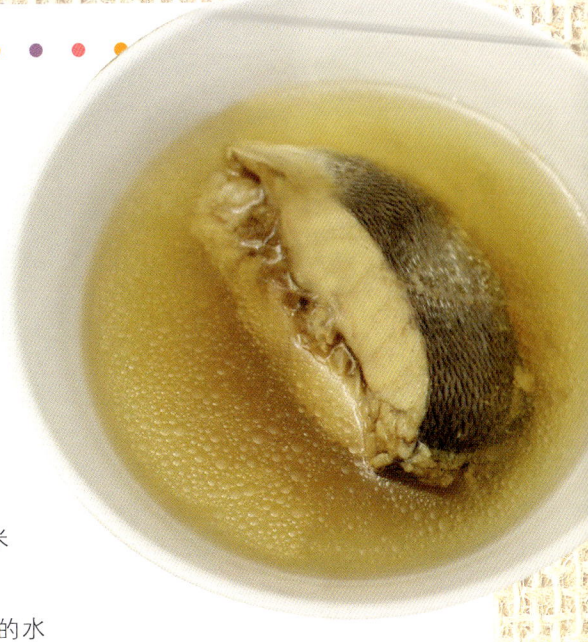

材料 鲈鱼（身上带斑的七星鲈）1尾、生姜7~8片、青葱1把、鲣鱼粉1包装、糖1~2茶匙、盐1~2茶匙、米酒适量、香油3滴。

做法
▶步骤1：将切片后的生姜放入煮沸的水里面，用大火让它一直保持沸腾状态。
▶步骤2：将鲈鱼的内脏清理干净后，下锅。
▶步骤3：加入米酒、鲣鱼粉。记得先捞出锅里浮出的泡泡。
▶步骤4：加入糖和盐。
▶步骤5：等鱼熟了之后，就可以加入青葱、香油。

✓ 伤口复原好朋友：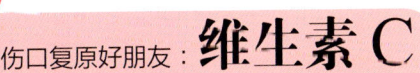**维生素C**

维生素C主要存在于包菜、豆芽菜和花椰菜等食物中，会和胶原蛋白一起发挥作用（猪脚、鸡爪），加快伤口复原的速度。不过妈妈们要注意，富含胶原蛋白的同时，也伴随着饱和脂肪酸和胆固醇，绝对不能放纵地猛吃！

小提醒：
★ 鲈鱼等海鲜类亦是优良蛋白质的来源，另外鱼肉较细致，煮成鱼汤后氨基酸较容易游离，让产后的妈妈更容易吸收，加快伤口复原。

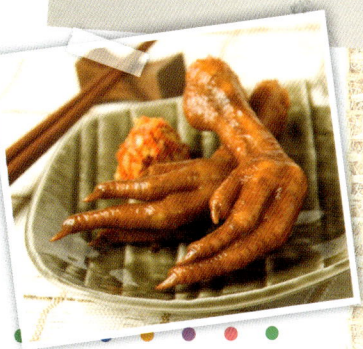

富含胶原蛋白的鸡爪可以加快伤口复原

功能 ❻ 消水肿

食谱1 红豆薏苡仁汤

小提醒：

★ 红豆及薏苡仁皆具有消除水肿及利尿的功能，对坐月子妇女来说是很不错的选择，但红豆及薏苡仁在营养学上都属于五谷根茎类，所以当天有吃红豆薏苡仁汤就记得要减少米饭的摄入量。

★ 对于想要减重的坐月子妈妈而言，也可以不加冰糖以减少热量摄取哦！

材料 红豆50克、薏苡仁100克、水500毫升、冰糖少许。

做法
▶ 步骤1：将红豆和薏苡仁洗干净后泡软。
▶ 步骤2：先把薏苡仁放入水中熬煮，待水沸后转小火，继续焖煮20分钟。
▶ 步骤3：再放入红豆，煮约30分钟，待红豆及薏苡仁皆熟透后，加入一些冰糖即完成。

✓ **消水肿好朋友：利尿食品**

像是薏苡仁、红豆和地瓜等食物，不但能刺激胃肠道蠕动，也会促进电解质平衡。而咖啡和茶，虽然也属于加速利尿的饮品，但对于宝宝的健康可能有一定影响，妈妈们可不要喝喔！

不想当个产后黄脸婆——我要更瘦，更美，更性福！ 第4章

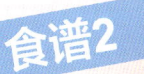

地瓜粥

材料 大米 60 克、地瓜 100 克、水 1000 毫升。

做法 ▶ 步骤 1：先将大米洗干净，加水浸泡约 30 分钟。
▶ 步骤 2：地瓜洗干净后，去皮、切小块。
▶ 步骤 3：将大米加入水煮成粥状，最后加入地瓜，等到地瓜熟透即完成。

小提醒：

★ 地瓜富含钾离子，有利于体内电解质的平衡，并有助于水分排出。除此之外地瓜亦富含膳食纤维，可以促进坐月子妈妈胃肠道蠕动、预防便秘。

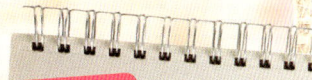 **消水肿坏朋友：盐分含量高的食品**

现在市面上常见的调味料、酱料，其中的钠含量普遍偏高。另外，许多含盐分较多的休闲食品，像是薯片等都是消水肿的克星！

135

四 除了瘦以外，我也想更漂亮

以下内容特别感谢黄千耀医师的协助与审稿。

黄千耀医师简介：

现任 • 黄祯宪皮肤科诊所 执行秘书
• 万芳医学中心皮肤科暨激光美容中心 主治医师
• 台湾教育行政机构 讲师
• 阳明大学医学系 讲师
• 台湾皮肤科医学会美容皮肤科专科训练认证
• 台湾美容师考试合格

经历 • 台北荣民总医院皮肤部 主治医师

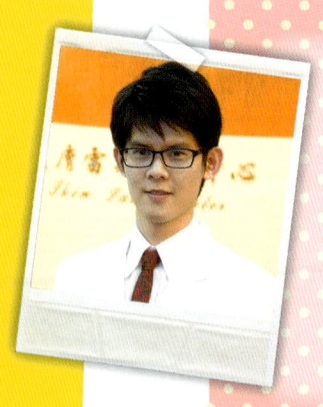

1. 黑色素沉淀的问题

问题1. 为什么生完小孩以后，身体很多地方都会变得暗沉？例如：嘴唇、脖子、腋下

回答： 皮肤上的各种颜色（当然也包括暗沉），都是由黑色素细胞所制造的色素形成的。怀孕期间因为性激素的变化，黑色素细胞被大量活化，使得乳头、胯下、腋下、颈部等部位形成色素沉淀，很多孕妇甚至在下腹部中央会出现一条黑色的条纹，脸部更容易出现大片棕黑色的黑斑（孕斑，又称肝斑）。这些都是可恶的黑色素造成的！我每次都对老公进行心理暗示：灯关暗点，眼镜摘掉就没事了。

问题2. 如果把暗沉的部位放着不管，暗沉的斑是否会自己慢慢淡掉？如果会，需要多少时间？

回答： 身体上（乳头、胯下、腋下、颈部等）的暗沉其实并不需要太担心，大部分的颜色都会在半年至一年之间渐渐淡去。脸上的孕斑比较棘手，虽然在产后有机会淡化一些，但并不容易完全消退。

不想当个产后黄脸婆——我要更瘦，更美，更性福！ 第4章

问题3. 我等不及暗沉的斑自己淡掉，有没有什么方法可以快速解决暗沉问题？

回答： 无论是脸部或身体的暗沉，处理方式都是类似的。首先可以使用含美白成分的保养品，常见的成分有熊果素（arbutin）、维生素C（ascorbic acid）、曲酸（kojic acid）等。这些保养品在使用上都相对安全，没有什么副作用。

有些需医师处方的外用药也有淡化色素的效果，如维A酸（retinoid acid）、对苯二酚（hydroquinone）及杜鹃花酸（azelaic acid），但务必在医师的指示下使用。除此之外，也可以考虑接受激光治疗。但是激光很容易让脸上的孕斑越治疗越黑，请务必先与医师沟通，并了解其风险性。另外，饮食上可以多补充富含维生素C的食物如柑橘类、芭乐，并少吃香菜等含感光物质的食物。

2. 产后妈妈应该怎么防晒才正确

问题1. 我知道防晒很重要，但是，UVA？UVB？那是什么？通通看不懂……到底该怎么挑选适合产后妈妈的防晒乳？

回答： 阳光中对皮肤影响最大的就是紫外线（ultraviolet，一般简称UV）。紫外线又根据光线波长会分成长波紫外线（UVA）、中波紫外线（UVB）以及短波紫外线（UVC）。在这三者之中，长波紫外线是造成皮肤老化、暗沉、黑斑的主因，而中波紫外线则是会让我们晒伤以及产生皮肤癌的元凶。

因此，在选择防晒品时，就更要选择对这两项都有作用的产品：

❶ **中波紫外线的保护：** 要看的是SPF（sun protection factor）这个标示，也就是所谓的防晒系数，表示对于中波紫外线的防护力。一般至少需要大于30才足够，像是SPF50的产品就很推荐。

❷ **长波紫外线的保护：** 这部分的标示较多样化，有的国家以"星号"表示、有的国家则以"PA及加号"表示，通常要三个星号（★★★）以上或PA+++以上才足够。防晒乳在涂抹后两三个小时就会失去效力，记得要随时补充。

问题2. 有没有什么成分是产后妈妈特别要注意并避免的？

回答： 一般来说，防晒产品的成分对哺乳是不会有影响的，只要擦起来舒适，原则上怀孕前正常使用的产品都可以继续使用。若是比较敏感性肤质的妈妈，可选用以物理性防晒成分（氧化锌zinc oxide或二氧化钛titanium dioxide）为主的防晒产品，比较不会引起过敏。有些产品还会添加一些抗氧化成分，如烟酸、维生素E等，除了可以防晒以外，更能避免皮肤老化。

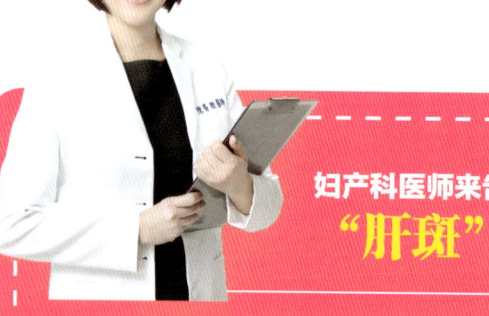

妇产科医师来告诉你：
"肝斑"与"孕斑"

常有人问："肝斑"和"孕斑"，有差吗？其实怀孕后才得到的"肝斑"，就叫做"孕斑"，所以其实并没有差别，只是看什么时候得到而已。肝斑发生的原因不明，并非是肝脏不好，是因为颜色像肝脏而得名。目前认为日光、性激素（怀孕或避孕药）、情绪、药物，甚至空气污染皆有关系。得到肝斑后的处理预防及药物皆要非常谨慎小心，尤其防晒绝对不可少，最好使用能同时防UVA及UVB的防晒乳液，做到滴水不漏，才能谈到治疗。

不想当个产后黄脸婆——我要更瘦，更美，更性福！ 第**4**章

3. 妊娠纹会自己消失或是淡化吗

问题1. 为什么生完小孩以后，身体很多地方都会变得松垮？

回答： 怀孕期间由于胎儿成长以及水肿，皮肤会被撑开。当撑开的速度太快，皮肤真皮层中的胶原蛋白就会断裂，形成一道一道紫红色的纹路，这就是所谓的妊娠纹。这些紫红色的纹路在几个月后会渐渐退去颜色，变成银白色的痕迹，就像气球一样，如果充气充得太饱，泄气以后暂时就会看起来松松的。

问题2. 有哪些方法能快速有效地解决松垮问题？

回答： 妊娠纹主要是预防胜于治疗。为了预防，在怀孕期间就要避免体重增加得太快，也要做好肚皮的保湿及按摩，这些都能让皮肤延展性改善，并稍微减低一些妊娠纹发生的机会。这边我就可以很自豪地说，我自己没有一点妊娠纹都归功于"持续每天涂油、规律运动、体重控制"这三宝。

肚皮松弛通常在半年左右会恢复到一定的程度。想要稍微让恢复的速度加快一点点的话，除了适度的腹部按摩之外，可以加强腹部运动提高腹肌的强度，甚至配合束腹带一起使用。此外，也要搭配规律的运动、并注重健康饮食。

最严重的肚皮松弛需要靠外科拉皮手术来治疗，对于不想接受手术或松弛没有那么严重的妈妈而言，目前有许多非侵入性或低侵入性的方式可以选择，比如说超声波（ultrasound）提拉、电波（radiofrequency）提拉、微针电波（microneedle）提拉、埋线（thread lift）提拉等等。

4. 静脉曲张怎么办

问题 产后腿部会有一些静脉曲张，该怎么办？需要弹力袜之类的工具辅助吗？该如何挑选呢？

回答：正常情况下，血液流到腿部之后，会经由血管本身的弹性、血管里面的瓣膜以及腿部肌肉的收缩，将血液推送回心脏。当以上功能有所缺失，就会使得血液淤积在腿部，进而使血管扩张膨大，形成静脉曲张。

怀孕期本来就会由于性激素的变化造成血管松弛，而胎儿又会压迫到血管，这些都会造成血液回流不顺，从而引起静脉曲张。除了腿部，有的孕妇在会阴、肛门处也都会有类似的症状。轻微的静脉曲张看起来只是一些比较粗的青筋，严重一点会突起像一条条的蚯蚓一样，甚至还会疼痛。

孕期有静脉曲张的妇女，在产后还别急着穿高跟鞋！尽量选择平底、柔软的鞋款，以减轻足部的负担；有空可以躺在床上抬抬腿、促进血液回流，也舒缓腿部的不适。

不管是预防或治疗静脉曲张，很重要的一项功课就是穿弹力袜。医疗上会以毫米汞柱（1毫米汞柱等于0.133千帕）做为弹力袜的强度单位，最理想的弹力袜还会按照腿部曲线调整，由足部到大腿压力逐步递减。如果要预防或改善轻微的静脉曲张，可以先穿第一级（10～20 毫米汞柱）的弹力袜，稍微严重一点的可以尝试第二级（20～40 毫米汞柱），购买前最好先询问专业医疗人员，因为穿着不适合的弹力袜反而会影响血液循环。

不想当个产后黄脸婆——我要更瘦,更美,更性福! 第**4**章

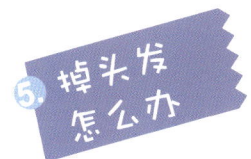

问题1. 为什么我产后开始掉头发了?会一直无限制地掉下去吗?还是过一段时间后自然会停止?要等多久?

回答: 头发原本就是不断在掉落,也同时不断在再生。每一根头发都是从毛囊里面长出来的,而每个毛囊都会经历以下三个阶段:

❶ 生长期:大部分的毛囊都处于这个阶段。这段时间内头发会变长、变粗,这个阶段会持续3～5年。

❷ 衰退期:毛囊渐渐停止生长。

❸ 休止期:毛发从毛囊中脱落,经过一段时间后准备进入下一个生长期的阶段。

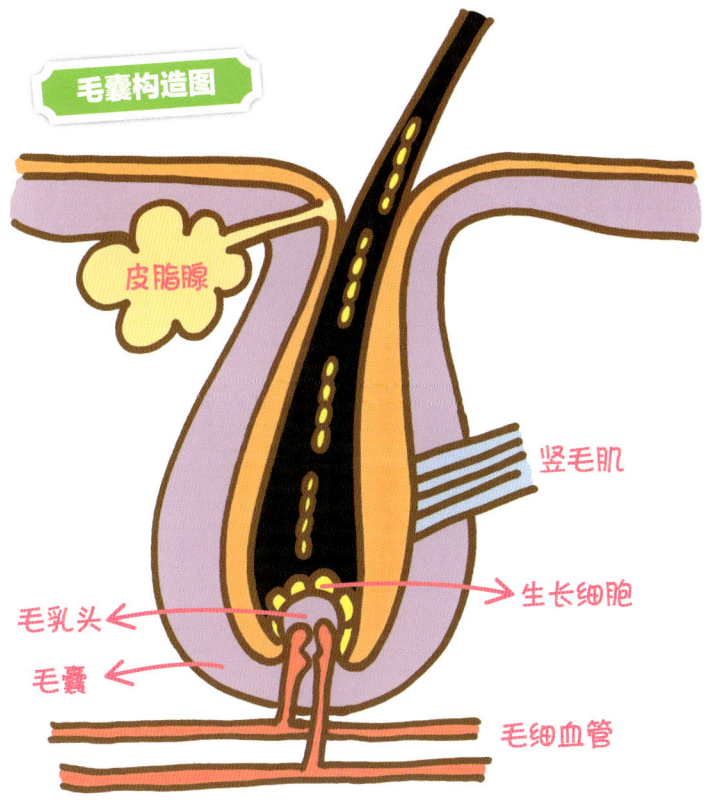

毛囊构造图

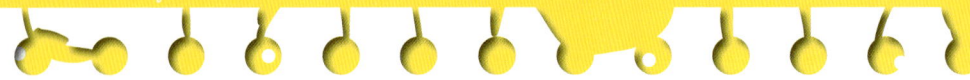

即使在一般状况下,头发也一直在进行新陈代谢,每个毛囊大约会经历20个上述的循环。

虽然头发对于现代人来说,影响造型及自信心甚巨,但在身体各项功能的维持上,重要性还是比不上其他的器官。因此当身体遭受外界强大刺激时(比如说心理压力、感冒发热、饮食不均衡,或是生产),人体会自动调节营养及能量去供应其他重要器官,而牺牲相对没那么重要的头发。

产后由于体内雌激素(estrogen)下降以及上述生产时的压力,会造成大量的毛囊进入休止期,部分的产妇在产后2~3个月会开始掉头发。像我生完后头发也变得有点稀薄,就得请设计师剪或烫出比较丰盈蓬松的感觉,配合美发产品的使用,感觉稍微安慰一点。幸好这个掉发的过程大概持续3~6个月,大多数的妇女在1年内会恢复产前的发量。

问题2. 有没有什么办法可以快速停止产后掉发?

回答: 面对产后落发首先有两点要了解:

❶ 产后落发过一段时间一定会恢复正常,但需要耐心等待。

❷ 虽然有一段时间发量会变少,但绝大部分的人都不会掉光所有头发。

这段时间要放轻松,避免过度的造型(染、烫、编发等),饮食上除了均衡营养之外,首重蛋白质的补充,比如说牛奶、蛋、豆类、瘦肉,此外可以多摄取含铁的食物,比如说肉类、菠菜。

不想当个产后黄脸婆——我要更瘦，更美，更性福！ 第**4**章

6. 剖腹产伤口又麻又痒，变得好丑怎么办

问题1. 剖腹产产后，伤口为什么会麻麻的？

回答： 其实不管是不是剖腹产，其他手术也是一样，伤口和伤口附近的区域在手术后数个月或是1年后都有可能感到麻麻的。那是因为切开的过程中，神经和组织受到了牵拉损伤的原因。有些人比较敏感，甚至触摸会觉得痛，这些不舒服的感觉是会随着时间逐渐恢复的。

问题2. 如果剖腹产的伤口变成了肥厚性疤痕或是蟹足肿，还有救吗？该如何预防呢？

回答： 有些人剖腹完之后伤口几乎看不出有开过刀，却有人伤口变得很厚、突出来，或是变成张牙舞爪的蟹足肿，非常不美观。不管是原本伤口增厚变红、变硬，并且会感到痒及疼痛的肥厚性疤痕，或是不断增生、不规则隆起、超出原本伤口的蟹足肿，都跟个人的体质、基因还有伤口愈合过程有关。

预防胜于日后的懊悔，在照顾伤口的过程中，一定要避免感染，出院前医师会详细地指导伤口照顾和换药。另外，使用硅胶片、硅胶药膏、无缝胶布必须持之以恒，一般建议用到产后6个月。

如果不幸伤口开始"长歪"，也有一些治疗的方式，比如施打类固醇、激光治疗、冷冻治疗等等。我自己就是很懒得照顾伤口，到伤口开始增厚时，我才火烧屁股地找皮肤科医师的弟弟求救，激光加上类固醇双管齐下，才让我松了一口气！

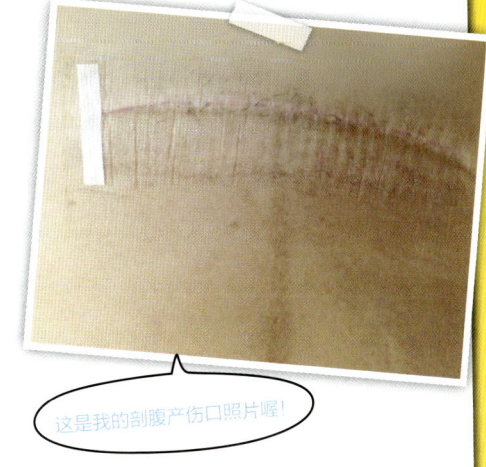

这是我的剖腹产伤口照片喔！

以下内容特别感谢王伟医师提供。

王伟医师简介：

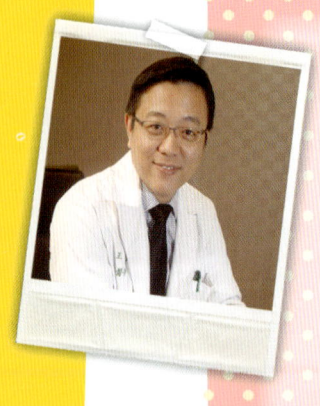

现任
- 2006 - 至今 台北医学大学附设医院外科部主治医师
- 2008 - 至今 台北医学大学附设医院体重管理中心主任
- 2014 - 至今 台北医学大学医学系／外科学科副教授

经历
- 1995 - 1997 新光医院外科部住院医师
- 1997 - 2001 台大医院外科部住院医师
- 2001 - 2005 恩主公医院一般外科主治医师
- 2005 - 2006 敏盛医院一般外科主任
- 2008 - 2011 台北医学大学医学系／外科学科讲师
- 2011 - 2014 台北医学大学医学系／外科学科助理教授

专长
1. 消化系统手术
2. 微创手术
3. 减重手术

7. 腹部囤积很多脂肪，可以抽脂、溶脂吗

问题1. 为什么产后肥胖感觉特别难瘦下来？

回答： 怀孕前体重在正常范围的女性，整个怀孕期会增加 9～13 千克的体重，其中光是胎儿、胎盘与脐带等加起来就大约有9千克，所以生产时把这些都排掉后，体重会先下降一部分，剩下的为母体制造乳汁所用。如果怀孕时增加体重过多，可能表示你当时摄取的热量太多、胃口增加或是活动量变少。这些过多的脂肪容易囤积在腹部及臀部，产后一时难以调整，因此产后肥胖感觉特别难瘦下来。

不想当个产后黄脸婆——我要更瘦，更美，更性福！ 第4章

问题2. 产后腹部囤积很多脂肪，适合抽脂、溶脂吗？

回答： 抽脂和溶脂两种方式都可帮助减少体内脂肪。"抽脂"为侵入性，"溶脂"为非侵入性，建议你的脂肪层需有达到一定的厚度，才能选用这些方式，且同时仍需搭配饮食控制，才能达到塑身的效果。

问题3. 我是个不爱运动的"懒妈妈"，有没有什么"不必开刀、不必吃药"就能瘦的好方法？

回答： 减重方式五花八门，大家的选择也越来越多样化。举例来说，最近有种标靶震波溶脂，是用聚焦型的超声波破坏、瓦解脂肪细胞。脂肪细胞含有三酰甘油（TG），瓦解后TG会游移至血液中，被当作能量使用。此种方式非立即减重，还是需要搭配控制饮食才能达到雕塑身型的效果。如同抽脂和溶脂，虽然能帮助减重，但如果要达到真正完美的体重控制，到头来还是要靠毅力！希望各位妈妈们给自己一个目标，努力朝目标迈进！

问题4. 如果我想进行塑身等手术，请问有没有什么该注意的地方呢？

回答：
- 一般塑身手术由于属于侵入性，术前会检查身体状况。如果您有心血管疾病、伤口，记得跟您的医师说明。
- 由于塑身手术有许多诊所及医院在操作，建议寻找合格的医师，仪器要经过有关部门认证、符合适应症使用范围。
- 女性产后建议在6周内避免此类治疗，而剖腹产的女性朋友，腹部则建议在半年后再考虑治疗。

非侵入塑型疗程比较表

	标靶震波溶脂 Non-thermal Selective Focused Ultrasound
作用机制	运用非热能的机械波,以隔山打牛的方式震碎脂肪细胞
适应证	在不伤害血管、神经与结缔组织的情况下,以非侵入方式破坏脂肪细胞膜
3D脂肪定位追踪系统	有,精准针对脂肪细胞破坏达到治疗效果
作用能量与频率	200千赫兹
长期性效果	有,临床统计效果可持续3年
减少脂肪细胞数量	有
疗程术后反应	无任何发炎反应
达到最佳治疗成效所需次数	3次
疗程周期后所达到的治疗成效(体围减少平均数)	3.5~6.3厘米

低能量超声波塑形 Thermal Ultrasound	低阶电波拉皮与远红外线塑形 RF / Red light	冷冻脂肪 Cyro-Induced Cooling
以热能式探头在表皮来回移动刺激胶原蛋白增生	以热能式探头在表皮来回移动刺激胶原蛋白增生	以长时间低温造成脂肪细胞凋亡
短暂改善橘皮组织	短暂改善橘皮组织	实验室表皮冷却设备
无	无	无
60 千赫兹	30瓦	无
无,只能持续1~2周	无,只能持续1~2周	目前无长期性数据
无,仅作用于表皮层,无法破坏脂肪细胞	无,仅作用于表皮层,无法破坏脂肪细胞	微量(挫伤、疼痛、局部冻僵麻木)
术后表皮组织容易红肿疼痛	术后表皮组织容易红肿疼痛	术后容易产生组织发炎反应
多次	多次	多次
没有相关医学临床数据	没有相关医学临床数据	1.5~1.9厘米

记得有一次去坐月子中心查房，一对夫妻在我面前当场吵架。先生希望能在月子中心进行性行为，但是太太不太愿意，先生大怒地吼："我已经等很久了，你还要我等多久？"太太则是一脸委屈，哭得梨花带泪。性是一个生理、心理都需要充分沟通，才能达到愉悦的产物。有任何一方没有准备好，带来的就是压力和痛苦。当下经过我充分的解说，先生才得以了解太太可能没有性冲动的原因，以及可以取代的其他性接触。遇到性的问题，如果不能对最亲密的伴侣互相坦诚，世界上还有谁能坦诚，不是吗？

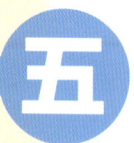

五 亲爱的，我们还要继续"性"福下去

1. 生完宝宝前、后的骨盆变化

子宫位于骨盆腔里面，随着怀孕，也会越来越大。怀孕初期子宫仍在骨盆腔内部，可能稍微感到压迫。怀孕中期胎儿渐大，子宫就会开始突出到骨盆腔外。怀孕期间，身体会分泌一种物质，这种物质的量在怀孕中后期达到最高，一直到娩出胎盘后才停止制造。这种物质会改变胶原蛋白的结构、增加延展幅度，使得韧带、关节、肌肉、结缔组织变得松弛而柔软。怀孕末期胎儿已经成熟，除了重量增加，往上挤压到上腹部、肋骨、膈膜，往下则会压迫到膀胱和骨盆底肌。因此，骨盆腔关节变松，韧带弹性增加，可以使得胎儿有更大的成长空间，使产道开口变大，帮助妈妈顺产。

除了怀孕，生产的过程会使得关节更加延展，而如发生胎儿过重、生产过程用力不当、产程过长、多次生产，更会使韧带无法回复原有的强度，因此产后一定要好好照护，让关节韧带可以复原如初。剖腹产的妈妈常误以为自己的骨盆腔不会因为阴道生产伤口受到影响，但其实这种物质在怀孕的过程中一直在持续分泌，胎儿也长时间压迫到骨盆，所以或多或少还是会有一点改变。

因此，建议所有妈妈们产后伤口不痛后，就可以进行凯格尔运动。产后运动头几个月要让骨盆腔恢复原有的稳定性，先避免高冲击性的运动，比如跑步、搏击等，除非妈妈本身就是经验丰富的马拉松专家，否则不懂跑步技巧者，容易让关节承受更大压力。

2. 产后多久可以恢复性生活

产后恢复性生活的时间的确是男女不同步。大部分的医生会告诉产妇，大约在产后6周经过医师做产后检查，可以开始恢复性生活。听到"6周"，先生是开心地在倒数，但太太则是又期待又怕受伤害。统计起来，并不是所有人都开开心心地在6周后开始性生活，有十分之一的妈妈甚至到生完6个月以上才重拾性生活。性是很个人化的，不要因为6周这个数字而有压力，赶着恢复性生活，等到双方都准备好再开始！

那么剖腹产跟自然产后开始性生活的时间，是否有不同呢？其实无论剖腹产跟自然产都一样，都是等到产后42天（6周），经过医师的诊视之后，再开始有性生活。不管生产方式为何，医师都需要确认伤口愈合良好，而且恶露已经停止。假使在还有恶露的时候恢复性生活，可能会引发感染。

3. 没有性欲怎么办

没有性欲是产后性生活可能遇到的最大障碍和阻力。为什么产后会"性趣低落"呢？归纳出一些常见的原因如下：

1. 疲劳

家里多了新成员，从早忙到晚，每隔几小时就得喂奶，长期睡眠不足、精神不佳，一有空当然想睡觉，怎么会有性欲？更何况有些妈妈会为了方便直接把宝宝放在大床与爸妈同床或同房，那宝宝就成了超大电灯泡了。

2. 对自己的身体已经没有自信

怀孕生产本来就会让女性的身材发生很大的变化。我自己跟老公常常开玩笑：生完怎么往下看有一种经历过泥石流的感觉，电视上的女星却是一个一个都好像偷偷找代理孕母一样，生完没几天就爆乳在走红地毯。说真的，先生必须接受这个改变，太太也不能自我放弃，要赶快展开产后运动，尽早恢复魔鬼身材。

3. 乳房持续有乳汁分泌

哺喂母乳的妈妈，泌乳激素上升，阴道会比较干涩、性欲也会降低，没有怀孕前性交那么顺利。此外，性行为前可以把乳汁排空，以免过程中压迫到胀奶疼痛，受刺激流出乳汁造成尴尬。此外，把宝宝喂饱也可以避免他哭闹而中断美好的两人时间。

那么，对于没有性欲的妈妈们，有哪些技巧能帮助你重拾性生活呢？以下列出一些比较好用的方式，和一些可以用来辅助的工具。

1. 阴道干涩的话，可以用润滑液作为辅助。先生前戏要做足，多给予爱抚和亲吻，让太太的阴道增加充血湿润。可以先用手指头扩张或刺激阴道，顺利的话再使用阴茎。

2. 让太太选择她舒服的体位，先不要太过用力或深入。

3. 有了小孩之后，可不能连床上时间都谈着育儿经。尽量抽空和先生"预约"独处的时间，先生也要给予更多的爱抚和鼓励。

4. 看一些性爱教学片助兴，或是换个场地，这些都是可行的。

4. 要是性交疼痛怎么办

产后第一次性生活的问题，来自生理伤口疼痛也有，但大部分是心理层面，怕伤口裂开等等。有的妈妈会硬忍过去，没想到下一次感觉更糟糕、更不舒服，一定要在产后的复诊让医师好好诊查并且咨询喔！

5. 我能为伴侣做些什么

伴侣可以做些什么？或是我能为伴侣做什么？每一对伴侣的性都存在彼此之间才懂的默契，当然是希望能彼此体谅。有些产妇会希望在正式有性行为之前，也能给另一半一些抚慰，毕竟怀胎这几个月先生也已经忍蛮久了。其实除了阴道性交之外，还有其他形式的性行为或是亲密接触，只要不影响压迫到伤口，都是安全的。

先生则应该要放慢节奏，循序渐进，多关心太太的感受，表现得更加体贴。生产后的第一次很关键，让太太克服焦虑，有好的印象，之后才能有更多的下一次。

6. 才刚生完，我不想那么快再度怀孕

大多数产后妇女都会想说自己还在哺乳，不会立刻恢复生育能力，所以发生性行为时不用做好太多"防护工作"。但意外总发生在意想不到的时候，除非已经准备好再迎接下一胎，否则就算你还在哺乳，还是要注意避孕。要记得，虽然产后好几个月内可能都不会来月经，但其实女性的身体往往在经期恢复之前就已经开始排卵了。我身边就有许多好友不得不在短短的时间内再喜迎下一胎！

假使还没有心理或是生理准备好再"造"一个小宝宝的话，最好是在产后6周复诊时，跟医师讨论出一个最适合自己的避孕方案喔！以下我简单介绍一些常见的产后避孕方式：

1. 体外射精法

这是最古老的避孕方法之一。男方必须在射精前将阴茎从女性的阴道抽出，避免让精子留在阴道里。此方法极需男方的自我控制和坚强的意志力，在干柴烈火、性欲高涨、色急攻心的状况下非常难，所以这个方法是很不可靠的。在男方射精之前，精子还是有可能随着黏液外泄在阴道内。

2. 保险套

简单方便，随手可得，也没有任何的副作用，是新婚或是正在哺乳、短期内还不想再生一胎时，最适用的避孕方法。然而，在避孕的功能上，保险套并非十分可靠，而且有些男生不爱使用这种"隔靴搔痒"的方法。使用上一定要注意：

① 要全程使用（不论有无射精，只要进入女方体内就要戴上，因为当男方兴奋勃起时，龟头部位少许的分泌物中就有精子）。

② 先看清楚正反面才戴（有时戴错面却已沾到阴茎上的分泌物，兴奋时分泌的分泌物有少量精子，翻面后反而把精子带进女性体内）。

③ 把保险套封闭一端（似奶嘴状处）里的空气挤掉。

④ 勿将保险套放置于高温或阳光直射处。

⑤ 射精后切勿将套着保险套的阴茎留在女方身体内温存，务必马上拔出，否则阴茎变小后保险套跟着松脱，精液就会渗出来了。在射精后男性就应该马上以手指捏住保险套罩住的阴茎根部，退出女性体外。

3. 子宫内避孕器

　　子宫内避孕器的原理，是抑制精子的速度或是伤害卵子细胞，在不影响卵巢周期性排卵的状况下，降低精卵结合的概率，并且制造着床的障碍。子宫内避孕器需要在门诊由妇产科医师置入及取出，适合已生育过而且短时间内都没有生育计划的妇女。中国人受到传统观念影响，总觉得结扎或是装置避孕器都会使女人发胖，但其实这两个避孕方式皆不影响体重。从文献上统计来看，装避孕器并不会比较容易发炎，也不会增加异位妊娠的概率。装置避孕器之后的感染，是因为原本子宫腔内就有细菌感染，如装入后1个月内发炎，应请医生尽快把避孕器取出，改用其他的方式避孕。

4. 阴道避孕环

　　阴道避孕环含有性激素，哺乳期的妇女不可以使用。对于习惯用卫生棉条的女生，阴道避孕环是个不错的选择。不习惯用棉条的女生，有些会惧怕把手指伸进阴道内，这需要反复练习才能达成。

　　避孕环的作用原理是将1个月份的避孕药物做在1个硅胶的环状结构里，这个硅胶状的环可以塞在阴道里面，在1个月中缓慢释放避孕药，而达到避孕的效果。而且1个月只要置入、取出1次即可，即不用天天使用或注意它，放在阴道里面的硅胶环当事人是没有感觉的，即便是有性生活或使用棉条，也都不会有感觉。

缺点是，阴道避孕环有2%自行掉出阴道的概率，熟悉放置方式后概率会减少。如果真的掉出来，可用清水或加上不具刺激性的肥皂清洁后擦干，3小时内放回阴道内，仍有相同之避孕效果，所以性行为中就算避孕环掉出来了，也不必暂停。

5. 避孕药

哺乳期产妇是不能使用避孕药的！不过，近年来也出现了为哺乳妇女设计的避孕药，有成分上的改变（以黄体酮为主），使哺乳妇女有更多选择。

避孕药至今已经发展50多年。口服避孕药包含了两种性激素：一种是雌激素，另一种是黄体酮，这两种性激素和女性卵巢所制造的天然性激素相似。脑下垂体无法分辨口服避孕药里的性激素及由卵巢所分泌的性激素二者间的不同，因此，它会诱使卵巢停止分泌天然的性激素，进而影响卵子的生长和释放。这个性激素回馈的作用，就和怀孕期间卵巢内其余卵子的活动都会中断的原理相同。此外，也使子宫颈黏液层变稠，让精子、病原菌不易进入。最后，干扰子宫内膜分泌，抑制受精卵着床。

刚开始发明避孕药的时候，有些副作用很难被女性接受。比如发胖、水肿、恶心、呕吐、胸部胀痛、头痛等等，但随着各个药厂研究团队的努力，致力于把性激素的剂量降到最低，目前已经有所发展，没有以往的副作用，但还是维持可靠的避孕效果。

以下回答一些关于避孕药常见的问题。

问题1. 新型口服避孕药的额外好处有哪些？

回答：
- ★ 能够抗雄性化、抑制皮脂出油、有利于改善粉刺，甚至对中度痤疮和多毛都有效果。
- ★ 能够改善经前不适症状，对各种经前不适症状有正向帮助。
- ★ 使经期变短、变规则、变清爽，缓解痛经，改善经血量过多、贫血问题。

★ 还能帮助治疗轻度或中度的子宫内膜异位导致的痛经，以及子宫肌瘤导致的经血量多。

问题2. 口服避孕药是否会造成癌症？

回答： 不会！反而还会降低约40%的子宫内膜癌风险、降低卵巢癌罹患率40%，对乳腺癌则没有影响，和未使用口服避孕药的人风险相同。

问题3. 使用口服避孕药是否会造成不孕？

回答： 大部分女性停止服用避孕药后会迅速恢复服用前的生育能力。那为什么会有人说避孕药会造成不孕呢？那是因为生育能力会受年龄的影响，许多女性在较年轻时服用避孕药作为避孕工具，等到决定停药时，她们的年龄已降低了她们怀孕的概率，因此造成避孕药会影响生育能力的误解。

服用口服避孕药期间的长短与否并没有任何不利于怀孕的缺点；相反地，高达七成的口服避孕药使用者，可成功地在停药后的6个月内成功受孕！而且，准备受孕前，无需等停药超过2~3个月。

问题4. 避孕药需要吃一阵子、停一阵子吗？

回答： "吃一阵子，停一阵子"这个说法起源于早期对口服避孕药长期使用的影响及安全性不清楚。迄今口服避孕药已被人类使用超过40年，是少数几种被研究最透彻的药品种类之一，任意停用反倒增加意外怀孕风险（研究显示，1/4的女性会在"刻意进行"的停药期"意外受孕"）。刻意进行停药对身体并无特殊好处，规律性地服完一包避孕药后的停用期（约每3周停一次）或是安慰剂，其实已给身体足够的"休息"。

问题5. 避孕药对停药后的怀孕胎儿会有不良影响吗？

回答： 不会。流行病学研究显示在怀孕前使用口服避孕药并不会增加流产或生产缺陷的发生，口服避孕药也不会增加男胎女婴化或女胎男婴化的概率。

问题6. 不适合使用口服避孕药的人有哪些？

回答： 有以下这些问题者，不建议使用口服避孕药：

★ BMI（身体质量指数）> 39
★ 自身或家族有血栓疾病病史
★ 出现或曾有中风或心肌梗死的征兆
★ 并发血管问题的糖尿病
★ 肝功能异常及肝功能指数不正常
★ 胸部或生殖器官的癌症
★ 现有或曾有肝脏肿瘤（良性或恶性）
★ 已怀孕、准备怀孕、需要母乳喂养（避孕药会影响乳汁分泌）
★ 35岁以上的吸烟者
★ 不明原因的阴道出血（应该先请医师检查出血的原因）

6.终极做法：结扎手术

有关结扎后遗症的研究相当多，近年来一些比较严谨的研究发现结扎前后差别并不明显，结扎后的女性在月经的间隔及月经与月经间的不规则出血现象并不多。

到目前为止，研究的结果没有明确的结论，不过大部分的学者认为就算真的有结扎后遗症，也只是少数人受到影响而已。其实结扎也有一些附带的好处，有愈来愈多的研究显示它或许可以减少卵巢癌发生的机会，可能是因为手术改变了局部的性激素状态，或是血流的阻断减少卵巢接触致癌基因的机会。

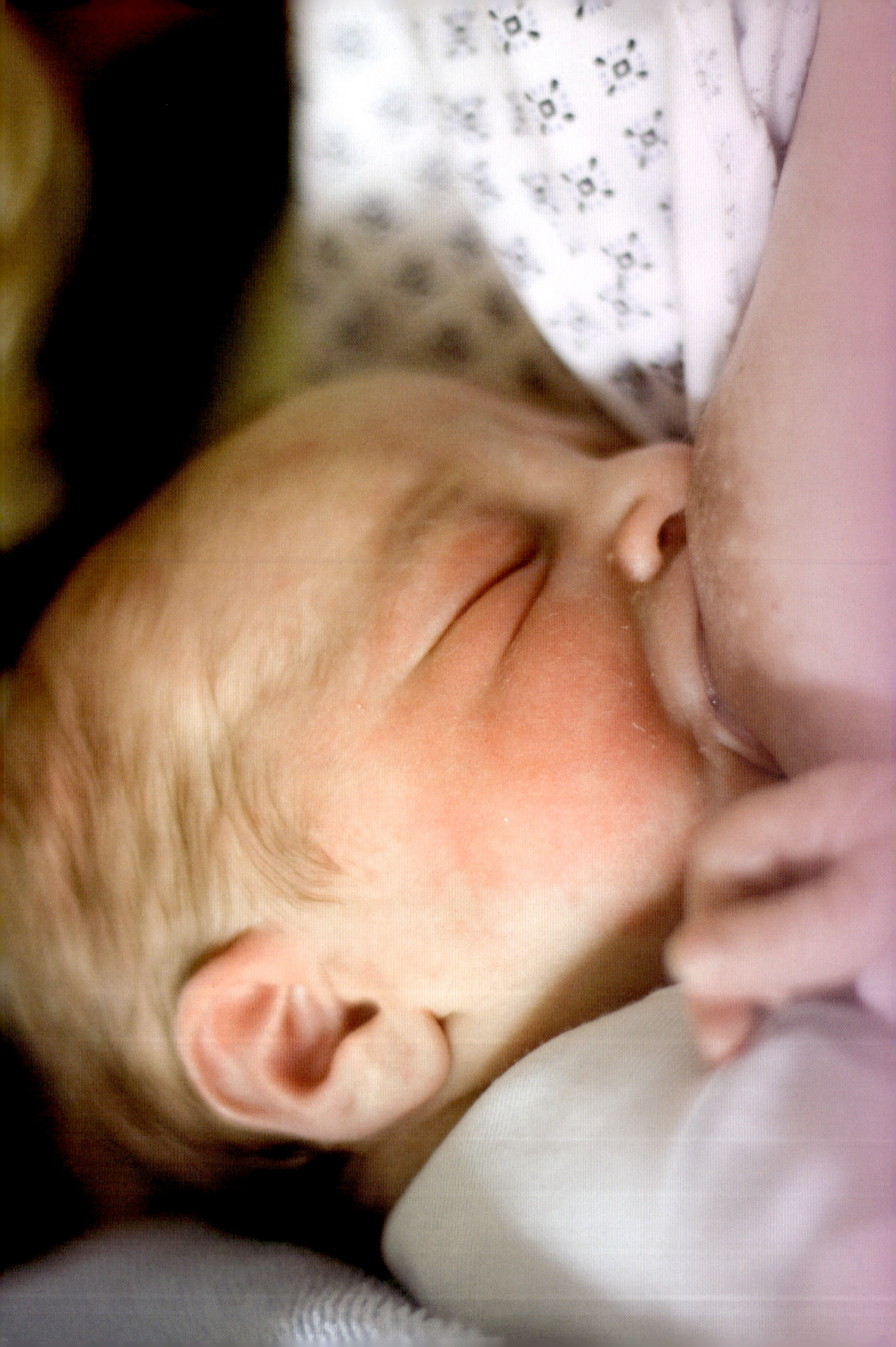

第5章

给宝宝的好礼物——喂母乳

喂母乳是每个妈妈都会碰到的问题，也是很大的压力来源。身边的家人一定要好好支持喂奶的母亲，她们是非常辛苦的。在喂母乳的过程中可能遇到的挫折远比你想象中的多！以下回答一些与母乳相关的常见疑问。

一 母乳真的那么万能

为什么许多人会那么提倡喝母乳呢？难道喝配方的奶粉不够好吗？我在这里就将喝母乳的好处分成对宝宝、对妈妈、对母子双方的好处3个方面来看。

1. 对宝宝的益处

❶ 母乳营养均衡且充足，含有丰富的维生素、蛋白质和脂肪，最符合婴儿的需求，其中的许多营养成分都是市面上奶粉化学的配方所没有的。

❷ 与配方奶比较，母乳较易消化，吸收率及利用率也比较高。

❸ 母乳中含有各种天然抗体，可降低宝宝呼吸道感染及罹患流行性感冒的概率。

❹ 能够降低胃肠道感染及腹泻、呕吐等不适症状。

❺ 减少宝宝发生中耳炎及尿道感染的概率。

❻ 降低宝宝变应性疾病的罹患率，如湿疹、气喘、变应性鼻炎等。

❼ 母乳中富含生长因子及生长激素，能帮助婴儿脑部、中枢神经系统、视力、肠道、呼吸道的成熟与发展。

❽ 能够减少早产儿罹患坏死性肠炎的概率。

❾ 喝母乳的婴儿长大后，血压及血胆固醇水平多数正常。

❿ 可减少罹患某些儿童期癌症（如淋巴癌、白血病及霍奇金疾病）的概率。

⓫ 吸吮乳房的动作，能帮助宝宝口腔及脸颊部位肌肉的发展，以及耳咽管的开闭调节。

⑫ 减少蛀牙以及口腔变形、牙齿不整齐的机会。

⑬ 有增进孩子语言发展的可能性。

⑭ 能满足宝宝吸吮的本能,有助日后控制食欲,减少肥胖的风险。

2. 对母亲的益处

❶ 哺乳时会分泌催产素,促进母亲产后子宫收缩。

❷ 降低更年期停经前罹患乳腺癌、卵巢癌的概率。

❸ 降低母亲患高血压、高脂血症、糖尿病、心血管疾病的概率。

❹ 降低母亲在65岁以后患上骨质疏松以及髋部骨折的概率。

❺ 体重会降得比较快,让妈妈可以更快恢复产前体重。

❻ 对于没有想要那么快再怀孕的妈妈,喂母乳有抑制排卵的效果,可以帮助避免快速再度怀孕。

❼ 以奶瓶喂奶需要的道具比较多,而喂母乳如果已经喂得熟练,出门时就不必携带大包小包、瓶瓶罐罐,也不需担心卫生及消毒的问题,方便又环保。

3. 对亲子之间的益处

❶ 帮助母子之间形成一个亲密、充满爱意的亲子关系。

❷ 宝宝在母亲怀抱中得到温暖与满足,心智发展会较迅速,并奠定成长后与人互信和互爱的基础。

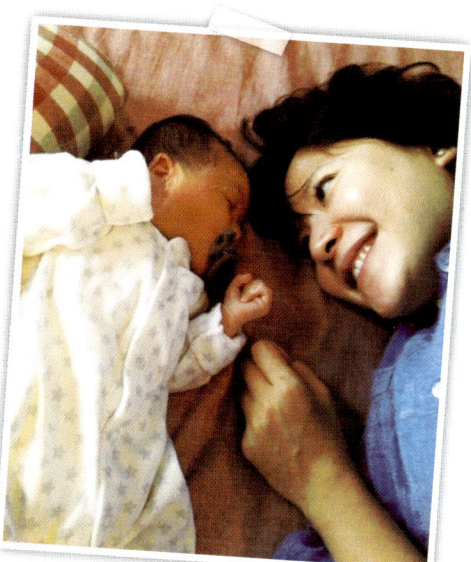

我决定要喂母乳

1. 什么状况下，不适合亲自喂母乳

虽然喂母乳好处多多，但也不必勉强自己一定要喂母乳，尽力而为就好。如果宝宝有严重的黄疸、脱水状况，或妈妈有严重的乳房受损，如溃烂、破皮、开过刀等等，都不适合亲自喂母乳，可先挤出来替代。

2. 喂母乳该准备哪些东西

下定决心喂母乳的话，需要准备的东西如下。准备好的就打个钩吧！

- [ ] 乳房的清洁棉
- [ ] 溢乳垫：为了保持乳房清洁、干净，有湿就要换
- [ ] 哺乳胸罩：选择方便掀开的
- [ ] 哺乳衣：选择方便掀开的
- [ ] 哺乳枕：可用来调整舒服的姿势
- [ ] 电动吸奶器：非必要，视个人需求而定
- [ ] 保存母乳用的设备，例如母乳袋等，以及冷藏母乳的设备（有的"奶牛"妈妈奶量惊人，最后需买冷冻柜存放）
- [ ] 冷热敷袋：应对产后胀奶的问题

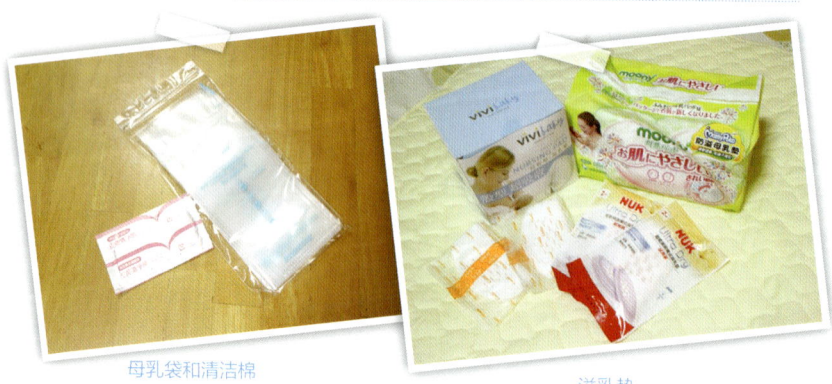

母乳袋和清洁棉　　　　　溢乳垫

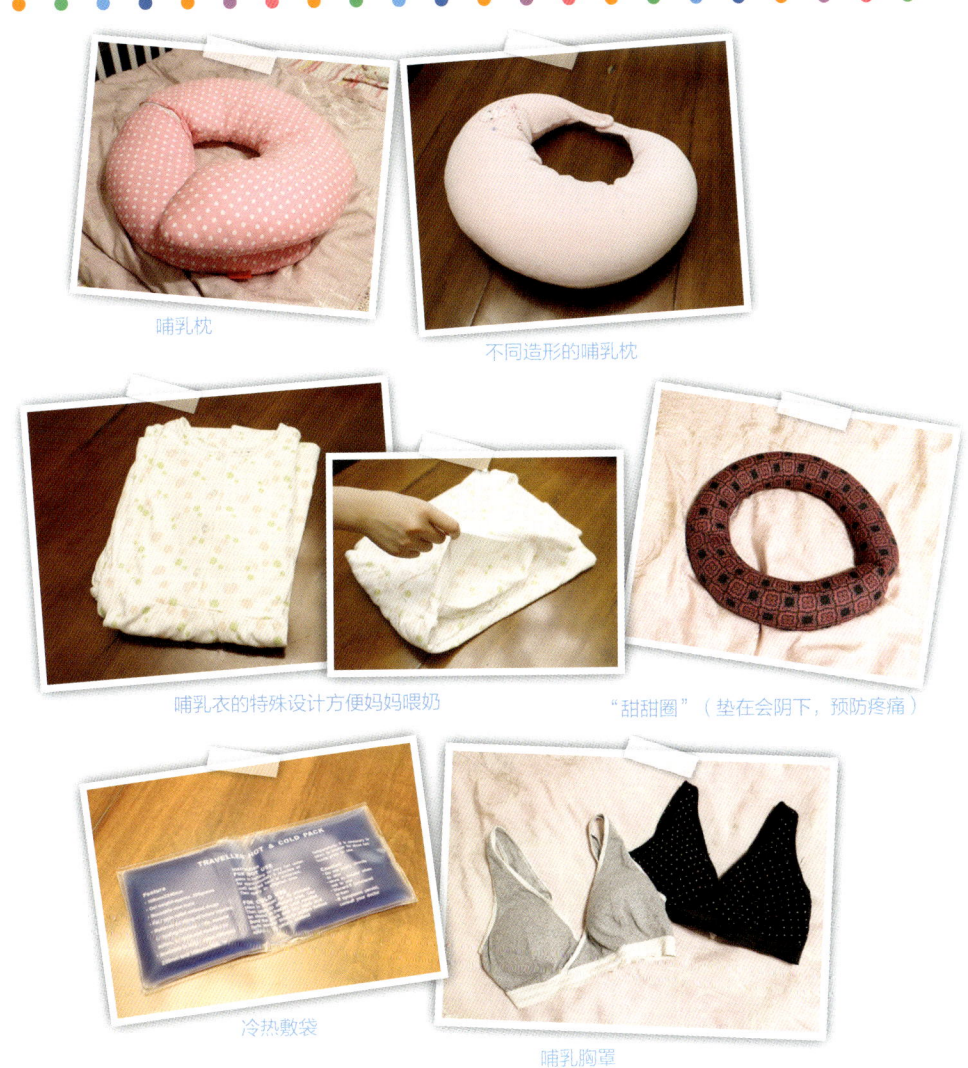

哺乳枕

不同造形的哺乳枕

哺乳衣的特殊设计方便妈妈喂奶

"甜甜圈"（垫在会阴下，预防疼痛）

冷热敷袋

哺乳胸罩

3. 胀奶好痛怎么办

一般而言，胀奶应该不至于到"很痛"的程度。如果你遇到了很痛的情形，表示你的母乳没有适当地"移除"出来，卡在里面，所以无论你有没有亲自喂母乳，都要用手或电动吸奶器把母乳挤出来。此外，也可以用适当的冷敷来帮助缓解胀痛的问题。冷敷时除了用冰凉的毛巾，还有一个小窍门：用冰凉的卷心菜叶，冷藏后从冰箱拿出来即可，大小刚好可以覆盖乳房、舒缓肿胀。

4. 怎么教小孩吸奶

正确的吸奶除了常常练习、让妈妈与宝宝双方都习惯以外别无他法。在之后的内容（第170页）中，会更详细地解释帮宝宝喂奶的姿势，可搭配着图片练习。

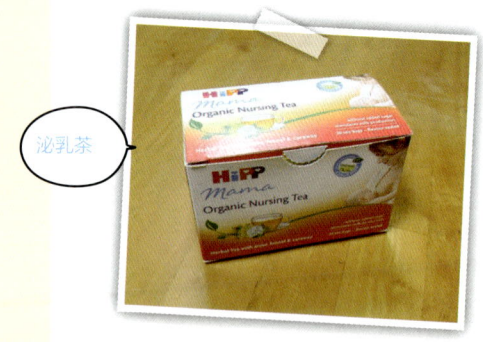

泌乳茶

5. 我怎么突然没奶了？怎么分辨是真的没奶还是方法不对

要是忽然发现挤不出奶了，首先就需要评估胸部是否有胀痛、硬块，看是否因为乳腺炎、乳腺阻塞，才造成有奶挤不出。遇到这种情况，必须先将卡在乳腺管的硬块挤出，乳汁才得以排出。可以先将胸部按软比较好挤，挤出来的东西会类似奶块的形状。亲喂母乳的妈妈可以试试让宝宝的下巴对准感到有硬块的地方吸奶，可帮助缓解乳腺阻塞。

如果排除并非乳腺炎或胸部胀痛、硬块，那就有可能是真的没有奶水了。为什么会比你想象中更早没有奶水了呢？如果一直都有正确地采取亲自喂奶的方式，且胸部一直都没有特别胀痛，那么有可能是妈妈太忙着照顾小孩或工作，没有空定时挤奶，替自己的乳房带来刺激。我们的乳房就是要有频繁的刺激才会有乳汁，如果没有定时去挤奶，身体就会慢慢觉得"你不需要那么多奶"，自己做出调整，以致奶水的量减少。

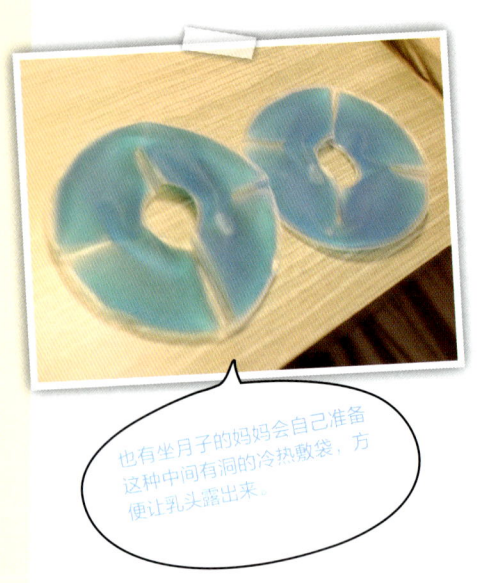

也有坐月子的妈妈会自己准备这种中间有洞的冷热敷袋，方便让乳头漏出来。

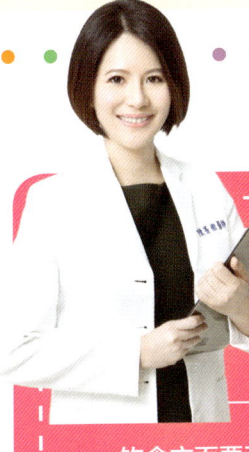

妇产科医师来告诉你：

给哺乳妈妈的饮食建议：
吃对营养，确保乳汁质量

饮食方面要五大类食物都均衡摄取，不可挑食，孕期的维生素也可以继续吃。不需要吃得特别好、特别贵，只要营养够丰富就行，尤其蛋白质、铁、钙非常重要。另外，亲自喂奶会造成妈妈轻微脱水，所以一定要适当补充水分，无论养生茶、中药汤饮或普通热水都行，一天至少要喝到2000毫升以上的水才够！如果上厕所时观察到尿液是深黄色，就表示摄取的水分不够了。

含有丰富蛋白质、铁、钙的食物如下：

蛋白质： 奶、蛋、鱼、肉、豆类。

钙： 奶、豆腐、小鱼、深绿蔬菜、海带、黑芝麻、坚果。

铁： 猪肝、红肉、菠菜、红豆、红苋菜、黑木耳。

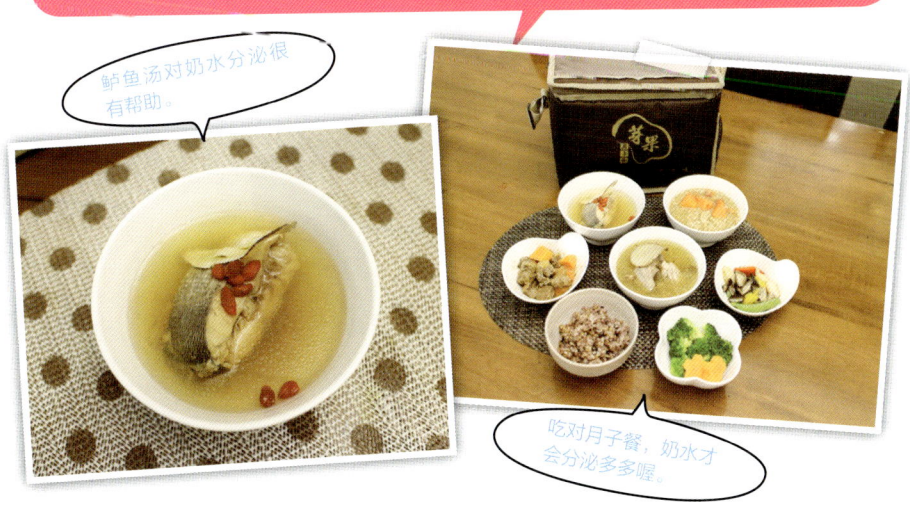

鲈鱼汤对奶水分泌很有帮助。

吃对月子餐，奶水才会分泌多多喔。

6. 要用奶瓶喂好还是亲自喂好

在刚生完初期，建议用亲自喂的方式比较好，可以刺激妈妈的奶水量变多，所以只要妈妈身体状况可以配合，应尽量亲自喂。不过，如果因为工作等等理由实在没办法亲自喂，也可以适当地用奶瓶喂。现在很多奶瓶都是做成"母乳式"的奶嘴，是很好的替代方式。

有些妈妈会想知道：如果宝宝习惯被亲自喂，那以后要调整为奶瓶喂奶，不会很困难吗？的确，喂奶的方式都是长期下来会习惯的，而亲自喂和奶瓶喂时，宝宝吸吮的方式是不一样的，所以要调整喂奶方式一定需要花一段时间慢慢来。罗马不是一天建成的，宝宝用奶瓶喝奶也不是一天就能学会，建议想要改变喂奶方式的妈妈们，可以从"一天两到三次用奶瓶喂"开始做起，慢慢帮宝宝调整习惯。

7. 怎么知道宝宝有没有吃饱

哺乳的妈妈们最常问的问题，就是如何知道宝宝到底有没有吃到足够的奶水。毕竟母乳哺喂不像用奶瓶喂，光用看的，根本看不出来宝宝到底从乳房吃下多少毫升的乳汁。但这没有关系！我们本来就不需要知道宝宝"吃到多少奶水"，而是应该了解宝宝"是否吃到足够奶水"。长时间来看，体重的增加是判断宝宝是否吃到足够奶水的最好指标，但瓶喂宝宝体重增加的情况可能和亲自喂母乳的宝宝又不太相同。该怎么判断呢？建议可以用以下的方式观察。

怎样才能确定宝宝真的有吃到奶水

宝宝吸奶时，一开始下巴动得短而快，能够刺激奶水分泌，接着下巴的动作变得稳定，较慢而深，约1秒一次。当宝宝吞咽时，下巴动作会暂停，有时会恢复成短暂的快速吸吮，接着又是较深而稳定的吸吮。

若宝宝只吸住乳头、下巴和乳房分开、嘴巴看起来像是闭着、露出太多乳晕，则非正确的吸奶方式。

给宝宝的好礼物——喂母乳 第5章

妇产科医师来告诉你：
奶瓶要这样清洁、消毒！

1. 事先准备好6～8支奶瓶、奶瓶刷1支、夹子1支、专用消毒锅1个。
2. 所有用具先用清水刷洗（视情况使用奶瓶清洁剂），尤其奶嘴及奶栓需分开才能彻底清洗干净。
3. 可选择奶瓶专用消毒锅，依照指示进行消毒、烘干，待冷却后，再以夹子取出、组装。
4. 担心塑化剂的人可避开塑胶奶瓶，买玻璃奶瓶。

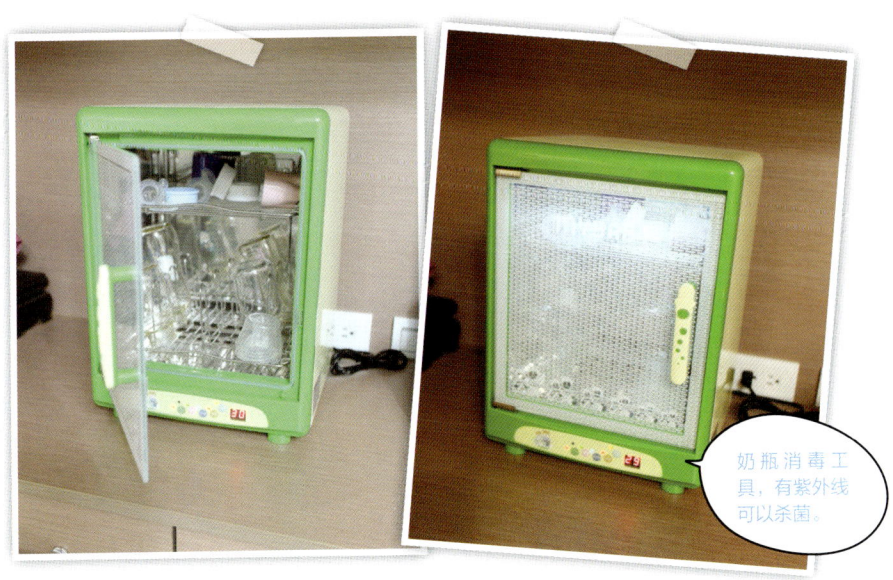

奶瓶消毒工具，有紫外线可以杀菌。

165

吃到足够奶水的宝宝应该要有这些特征

1. 出生后前几天体重减轻不超过7%~10%。
2. 于2周内回到出生体重。
3. 前4个月，1周增加150~210克。
4. 4到6月，1周增加120~150克。
5. 6个月后，1周增加60~120克。
6. 通常5~6月体重为出生体重的2倍，一岁时体重为出生体重的3倍。
7. 观察尿量，会发现有吃饱的宝宝一天要尿4~6片重重的尿布（现在的尿布都有尿湿显示，尿湿显示超过约一半到三分之二的程度，就可以算是"重重的尿布"）。
8. 一天喂奶的标准，新生儿大概3小时一次，满月的宝宝大概4小时一次。

没吃饱的宝宝应该要有这些特征

1. 体重增加迟缓。
   - 新生儿第一周体重下降超过7%~20%。
   - 2周后体重仍较出生体重轻。
   - 之后1个月体重增加少于500克。
2. 尿量少：一天少于6次，尿呈深黄色且味道重。
3. 新生儿第一周大便次数少、量少且干。

下页提供新生儿正常的哺乳状况与排泄情形表格供参考。若宝宝体重一直没有增加、久久不愿意放开乳头，且情绪不稳、无法熟睡，则可咨询小儿科医师，考虑加入配方奶。喂母乳应该是轻松愉快的，有快乐的妈妈才有健康的小孩。哺乳妈妈不需要给自己太大的压力，以自己轻松、方便的方式喂养宝贝即可。不需以追求全母乳为唯一目标。

【新生儿哺乳与排泄参考表】

婴儿的年纪	头一周						两周	三周
	一天	两天	三天	四天	五天	六天		
平均一天要喂母乳几次	至少一天8次，每1~3小时一次。婴儿的吸吮强、深而慢							
宝宝胃的大小	龙眼大小				荔枝大小		桃子大小	
湿尿布	至少1片湿尿布	至少2片湿尿布	至少3片湿尿布	至少4片湿尿布	至少6片湿尿片，尿布非常湿，且尿液澄清或呈淡黄色。			
有大便的尿布量	至少1片至2片黑色或墨绿色			至少3片墨绿色或黄色		至少3次大量黄色软便		

8. 要挤奶是用手挤就好还是要用吸奶器

刚生完初期，乳汁比较浓稠，所以一开始建议妈妈们可以先用手挤。到挤得比较顺利，甚至开始会喷出奶柱的时候，才改用吸奶器。要是初期太早开始使用吸奶器，反而可能造成堵塞或破裂，引起后来奶塞的情形。还有，建议妈妈们不要过度依赖吸奶器，因为吸奶器挤的位置都是较前面的一圈，如果后面有硬块就挤不到，还是要搭配手挤奶使用。

以下介绍用手挤和用吸奶器挤奶的技巧：

用手挤奶的技巧

以手挤奶是最方便且最有效果的挤奶方式，不需要任何器械，可以在任何时间、地点执行。步骤如下：

1. 先彻底把手洗干净。
2. 以一个你觉得舒服的姿势，将容器靠近乳房。
3. 手呈C状，大拇指及食指放在乳晕上，其他手指托住乳房，往胸壁方向内压。

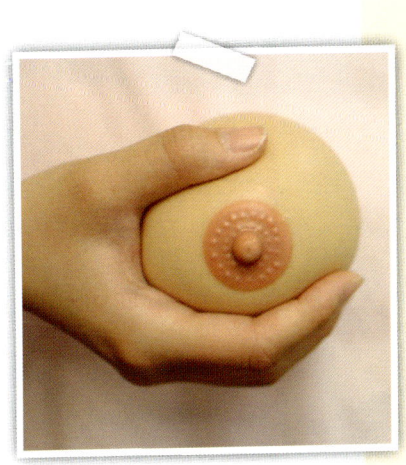

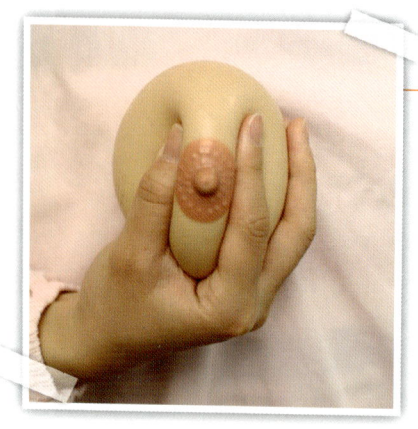

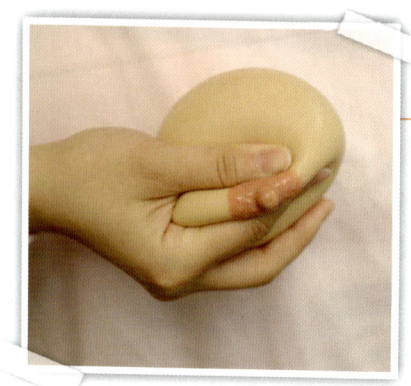

❹ 大拇指和食指相对，轻压乳头及乳晕后方，必须挤压到乳晕下的输乳窦，并且反复挤压及放松（如左图）。

❺ 刚开始挤压时可能还没有奶水流出，但挤压几次后，奶水会开始从乳头滴出。以相同方式从各个方向挤压乳晕，以确定各个乳叶的奶水皆流出。单边乳房至少挤3～5分钟，直到奶的流速变慢，然后再挤另一侧。如此反复数次直到乳汁再也不流出为止，约需20～30分钟，才能充分地把乳汁排出。

❻ 将挤出的乳汁放入有盖的清洁容器或母乳收集袋中，预留一些空间密封好，让乳汁冷冻后有膨胀空间。

吸奶器使用法

❶ 第一次使用吸奶器时，需先将吸奶器、罩杯等相关配件清洗后，放入奶消锅中消毒。

❷ 将消毒过的吸奶器喇叭罩部分覆盖在乳晕上。

❸ 开启开关，即可抽吸乳汁。

❹ 一侧抽吸5～10分钟，直到乳汁流出速度变慢、整个乳房觉得松软为止，再换另一侧。

❺ 吸完后将母乳由吸奶器倒入收集器。

❻ 吸奶器每次使用完毕后需彻底洗净消毒，避免细菌滋生，且要保持清洁干燥，以备随时取用。

还有一种挤奶方式：抽吸（牵引）法

❶ 将空针圆滑端密合地盖住乳头，反拉活塞，对乳头产生吸引力。

❷ 维持反拉状态数十秒，因为处在真空状态，阻塞在乳头及开口端的乳块会被吸出来。

❸ 如果觉得痛的话，将活塞推回一些，以减轻吸力。

❹ 移除针筒时，应用小拇指破坏真空状态后再移开。

❺ 在母亲喂奶前重复空针抽吸动作多次，可移出部分乳汁，以软化乳晕张力，同时让凹陷的乳头凸出。

❻ 使用空针靠近乳头，将已流出的乳汁吸入空针内收集。

❼ 继续做按摩及手挤奶的动作，并将活塞往后拉持续收集。

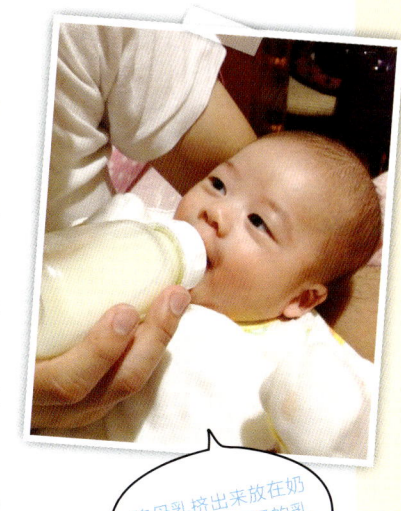

将母乳挤出来放在奶瓶喂小孩，妈妈的乳头也可以得到休息。

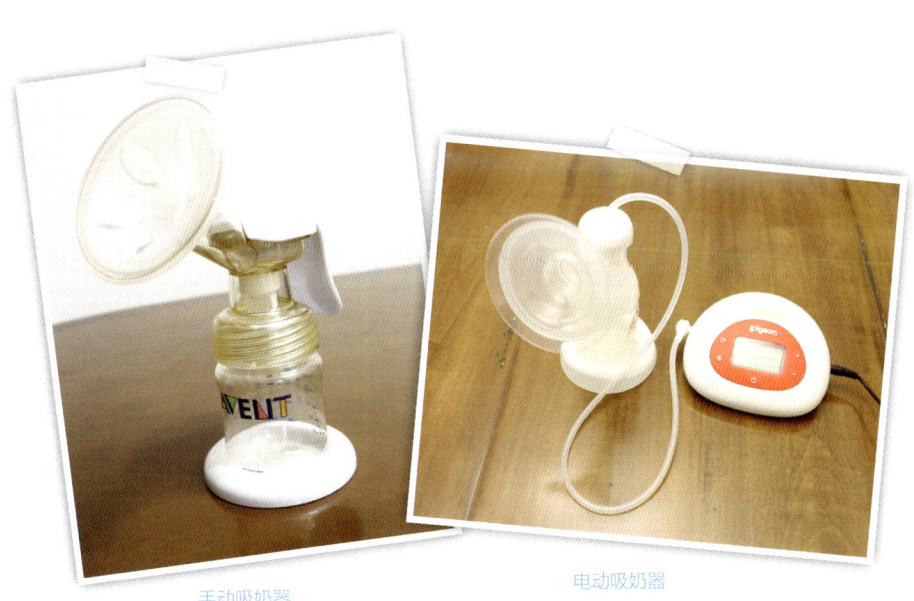

手动吸奶器　　　　电动吸奶器

跟妈妈们分享：
轻松喂奶的正确姿势与技巧

亲自哺喂母乳的姿势

亲自哺喂母乳的重点有：

① 婴儿口部与妈妈乳房成同一水平，头、身体、肩膀应该成一直线，婴儿的脸面对着母亲的乳房，婴儿的上唇正对着母亲的乳头。

② 以乳头刺激婴儿的嘴唇，等到婴儿的嘴张得很大时（似打哈欠），才可含住母亲的乳房。婴儿的嘴应正对着乳房且含住乳晕，由下往上含住一大口乳房（整个乳头及部分乳晕）。哺喂母乳前，妈妈应调整到最舒服的姿势，以避免乳头酸痛或破皮。

③ 母亲与婴儿的身体应非常接近，婴儿的身体紧贴着母亲的身体。

④ 刚出生的婴儿，母亲应不只托着头和肩膀，也要支撑臀部。

⑤ 当婴儿正确含乳时，他的下唇会外翻，下巴接触到乳房，两颊圆鼓，可听到或看到慢而深的吸奶及吞咽。

⑥ 当婴儿吸奶发出滋滋声或乳头持续疼痛，可能是婴儿含得不好，此时，可用手轻压婴儿的嘴角，将乳头抽出，不可硬拉，以免乳头裂伤。

以下列举几种常见的哺喂姿势。

⭐ **1 坐姿哺喂：**

选择有椅背及手把且让背部舒服的椅子，让宝宝的头枕于肘臂上，并于腿上放置枕头支托抱宝宝的手及身体，方便宝宝贴近乳房。脚放置板凳上，让您喂奶时更为轻松。

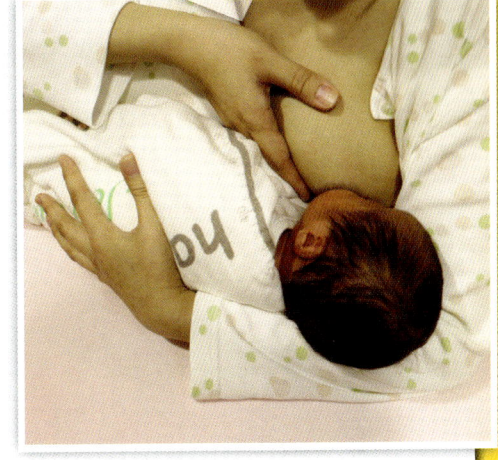

注意

膝盖上的枕头不用垫太高，否则宝宝的头会比乳房来得高，不良坐姿会造成母亲背部的不适。

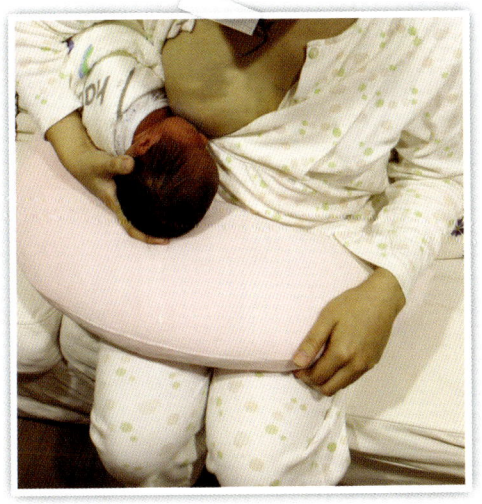

⭐ **2 橄榄球哺喂：**

选择有椅背及手把且让背部舒服的椅子，让手支托宝宝的头颈，肘臂夹托宝宝的身体，使宝宝呈现头在妈妈胸前、脚在妈妈背后的姿势。并于腿上放置枕头支托抱宝宝的手及身体，使宝宝头部接近乳房，让您喂奶时更为轻松。

注意

此方式是利用妈妈手臂支撑宝宝身体，或是以手臂及手肘轻轻地把婴儿夹在腋下。要特别小心不可在宝宝后脑勺施压。

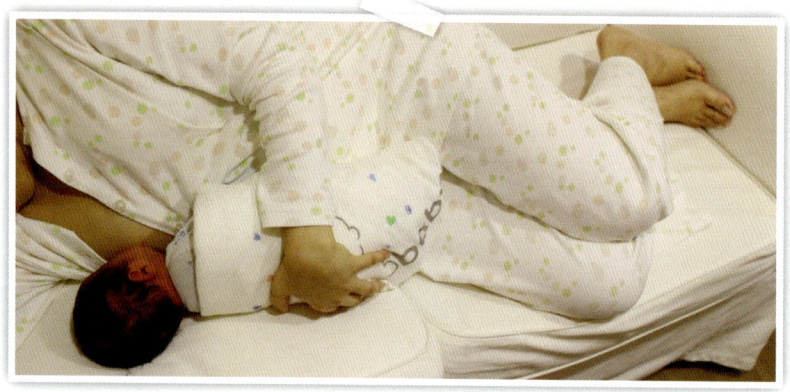

⭐ 3 卧躺式哺喂：

妈妈可以将枕头垫于背部及头部，侧躺，同侧的手枕于头下，另一只手搂抱于宝宝头部及背部，使宝宝贴近乳房，宝宝身体下可用被单抬高。先喂侧躺边的乳房，如要换另一侧的乳房，可稍微调整身体使另一侧乳房靠近宝宝，或与宝宝一同翻身后再喂食，让您喂奶时更轻松。

注意
宝宝的嘴巴位置太高或太低的话都无法正确含住妈妈的乳房，妈妈需要调整自己的高度，宝宝的背部也需要以毯子或小枕头来支持。

⭐ 4 摇篮抱式哺喂：

手肘当作婴儿的枕头，手前臂支持婴儿身体，将婴儿一只手绕至妈妈背后，使婴儿肚皮紧贴妈妈腹部。

注意
此方法适用于健康足月的宝宝或是双胞胎。

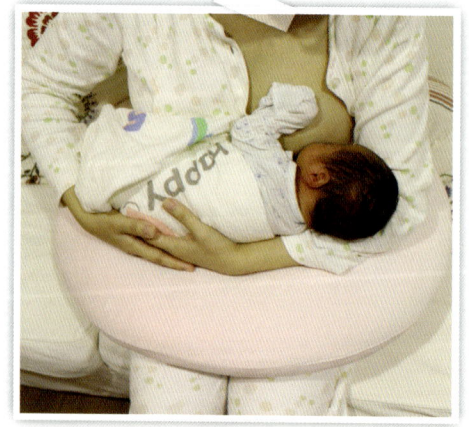

给宝宝的好礼物——喂母乳 第**5**章

以奶瓶喂食的姿势

以奶瓶喂食的姿势重点如下：

① 彻底将手用肥皂清洗干净，再将婴儿抱起。

② 喂奶时宝宝的头部需抬高45度。

③ 将奶瓶倾斜，排气孔朝上，使奶嘴充满奶水，以免吸进空气、导致腹胀。

④ 喂食完，让宝宝坐着或斜放于肩上，手呈杯状轻拍或摩擦其背部。如果宝宝一直没有打嗝，可将宝宝放回床上，将其头部抬高，采用右侧卧姿势，避免吐奶时造成吸入性肺炎。

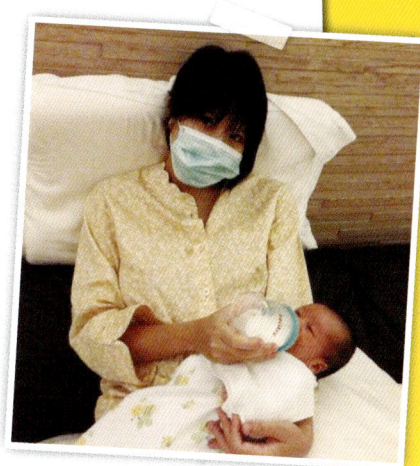

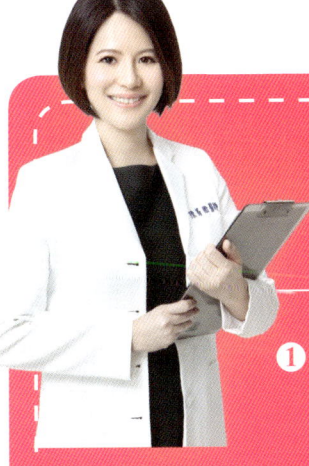

妇产科医师来告诉你：
另一个方法：**用杯子喂奶**

① 让婴儿张口后，喂杯（杯喂专用奶杯）微微倾斜放置于新生儿下嘴唇上方，使奶水充满整个倾斜的杯缘，然后再慢慢喂食。

② 婴儿开始啜食是缓慢有规律感的，如果停止吸吮，要将宝宝调整成排气姿势（参考第174页）轻轻拍背，帮助排气。过程中需密切观察有无呛奶、是否嘴唇或脸部肤色发红、是否有呼吸不畅的情形。若有需立即停止，轻拍背部观察，必要时须立即就医。

9. 宝宝喝奶后的排气

哺喂母乳不需特别拍背排气。但如果你的宝宝容易胀气或溢、吐奶，就可以在每次喂食中、或喂完奶的数分钟后，帮宝宝拍背以排出吸入胃部的空气。拍背时可采用下列姿势，用手轻拍宝宝的背部或抚摸。

以下感谢禾馨贺果产后护理之家的护士长亲自示范。

1. 直立式

将宝宝靠近妈妈的身体，使宝宝的头部靠在肩膀处，一只手支托婴儿，一只手轻拍背部或抚摸其背部，使胃部气体排出。

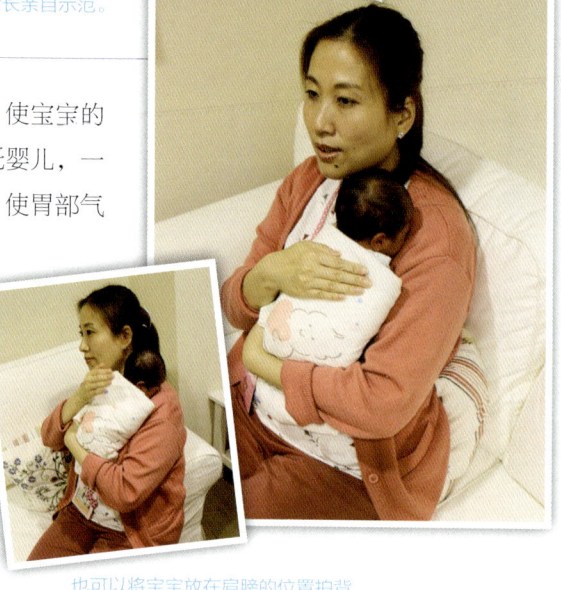

也可以将宝宝放在肩膀的位置拍背

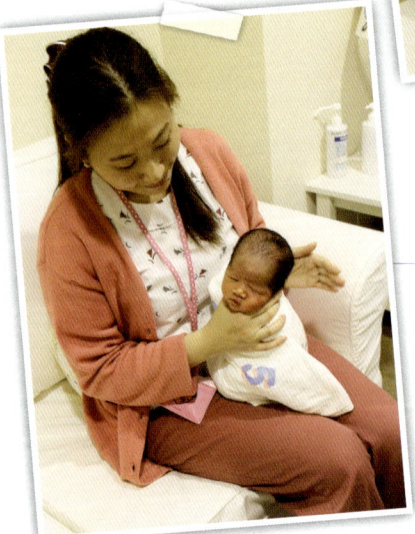

2. 坐在膝盖上

让宝宝坐在妈妈的脚上，一只手轻托婴儿肩膀或腋下，一只手轻拍背部或抚摸其背部。

给宝宝的好礼物——喂母乳 第5章

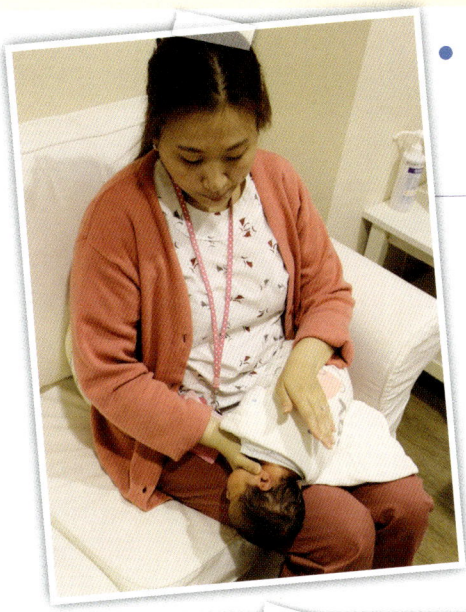

3. 趴在膝盖上

将一个枕头置放于妈妈膝上，使婴儿趴在膝盖上，一只手支托婴儿头部，一只手轻拍背部或抚摸其背部。

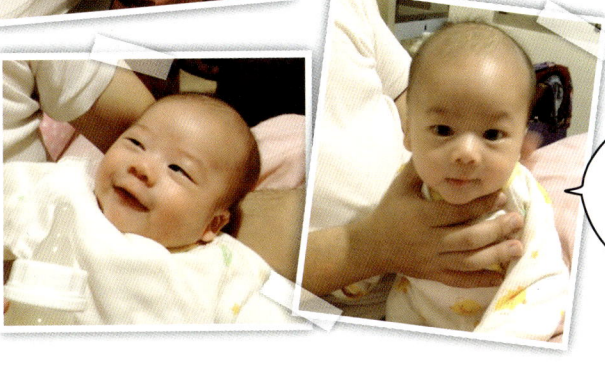

每次喂奶后都要拍背打嗝，宝宝才不会溢奶。

10. 温母乳、解冻母乳、储存母乳的方式及注意事项

母乳的储存方式

❶ 母乳比起其他奶类制品，虽然比较不易滋生细菌，但仍应用清洁的哺乳器具。

❷ 挤出乳汁后，应直接存放入有盖容器或母乳袋密封好，并预留一点容器空间以便乳汁冷冻后膨胀。

❸ 挤一次奶以一个容器为原则，并于容器外贴上挤奶的日期与时间。

❹ 母乳在室温（25℃）可放置3小时，冰箱的冷藏室（4℃）中可存放3天，双门冷冻室则可存放3个月。

❺ 在冷藏室解冻的母乳可放置24小时，但不可以再拿回去冰冻。

❻ 婴儿已经吃过的那一瓶奶水，应该在那一餐吃完，没有吃完的话，可在室温下放置1小时，超时应丢掉。

❼ 母乳的保存步骤：挤出乳汁→倒入清洁容器，在明显的地方标上挤奶的年份、日期、时间、容量→置入冰箱冷藏或冷冻。

【母乳保存时间表】

温度／种类	刚挤出的奶水	冷藏室内解冻的奶水	在冰箱外以温水解冻的奶水
室温（25℃以下）	3小时	2~4小时	当餐使用
冷藏室（0~4℃）	3天	24小时	4小时
独立冷冻室	6个月	不可再冷冻	不可再冷冻
双门冷冻库	3个月	不可再冷冻	不可再冷冻

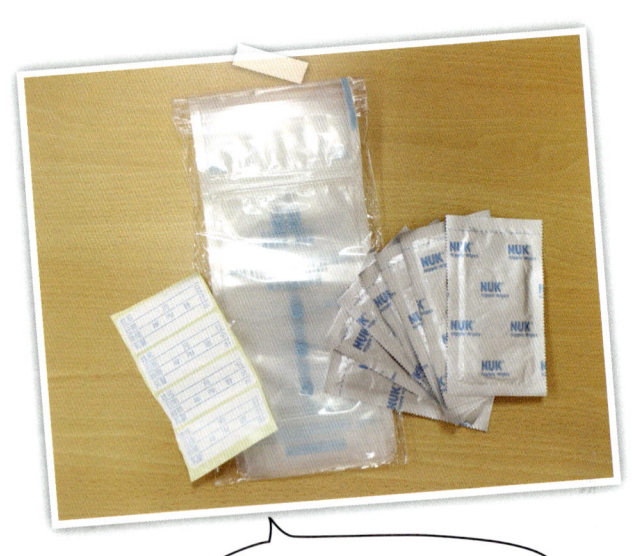

母乳袋和清洁棉，旁边的日期贴纸方便挤母乳的妈妈做记录。

加温母乳的方式

同一瓶母乳，回温后尽快在室温1小时内吃完，不建议再放回去冷藏，更绝不能再冷冻保存。这是因为把吃剩的奶回温，就像把剩菜拿来热一样，腐败的速度会加快。母乳的回温，不能够直接以微波炉或烹煮方式加热（会造成营养流失），要隔水温热，若觉得隔水加热较麻烦也可使用加热器。温热的水以手摸不会感觉烫手的水温（约45℃以下）为准，超过50℃的水温会破坏母乳中的一些活菌及酶。

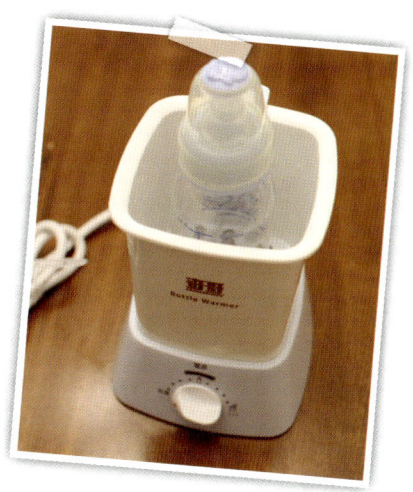

此外，母乳经过冰冻会分层而不均匀，故取出解冻后，需轻轻摇匀，再将容器置于温水中隔水加热。不要放在火炉或微波炉上直接加热，以免过热破坏母乳中的营养成分。

解冻母乳的方式

可以用流动式或非流动式的冷水退冰，也可以放于冷藏室自然退冰（约需12小时）。解冻过后但未加热的母乳，放在冷藏室可存放24小时，切记不可再放回去冰冻。

11. 因为工作没办法继续喂母乳怎么办

需要上班的母亲在回到职场以后，压力会比较大，母乳也自然会慢慢减少。因为工作关系无法定时挤奶的情况下，母乳的量就会慢慢变少了。有些妈妈因为工作关系不可能有时间继续挤奶，而会希望以药物协助的方式"退奶"，建议这些妈妈可以找有资质的医师帮忙开退奶的药方。不过也别给自己太大的压力！像我，返回职场后，门诊或手术时间太长，也没有时间挤奶，用之前冷冻的母乳或配方奶也一样能带给宝宝必要的营养。

那如果你即使工作忙碌还是想要继续喂母乳怎么办呢？建议可以参照以下这个"持续泌乳计划"：

❶ 在坐月子期间尽可能完全哺喂母乳，于产假结束前2周开始收集母乳，准备冷藏或冷冻起来，好让宝宝之后能有"囤粮"。可直接放入有盖的清洁玻璃瓶或母乳袋中，密封好并预留一些空间（因母乳冷冻会膨胀），贴上挤乳日期及时间，放冰箱保存。注意储存母乳时不要放在冰箱门边，应放在冰箱的内部，以免开关门而影响温度。

❷ 把收集好的母乳交由家人或保姆保管，让他们随时能够把母乳回温后拿来喂宝宝。

❸ 上班时选择合适衣服并携带用得较熟练的吸奶器，并与上司沟通，在公司内选择合适的挤奶场所。

❹ 寻找支持母乳哺育的家人或保姆照顾宝宝。

❺ 每天早上5～6点起来，上班前要放松，心情不慌忙，亲自喂宝宝第一餐。喂完后，让宝宝继续睡觉。

❻ 梳妆完毕，约清晨7点吃完早餐将宝宝交由家人或保姆照顾，有时间再直接喂他一次，或请家人或保姆喂食。

❼ 上班期间抽空挤奶。规划自己的工作流程，抽空于上午10点时挤奶约20分钟，将母乳置于冰箱或冰桶中。

❽ 与家人或保姆沟通好，中午12点到1点这段时间如果宝宝醒来，请他喂母乳。

❾ 下午3点半再挤一次奶。

❿ 下午5点到6点之间回家，如果宝宝饿就直接喂奶，或稍等会儿再喂。

⓫ 持续哺喂母乳至少到6个月。

12. 母乳可以喂到几岁

从宝宝6个月大开始，就不能单喂母乳，要用别的东西补充营养成分。但不代表到了6个月大就不能再喂母乳了，只要有搭配补充其他的营养成分，母乳可以一直喂到宝宝2岁都没问题。

13. 喂母乳的时候不会来月经吗

生完后子宫、卵巢的复原需要4～6周，所以性激素也要在产后4～6周才会达到平衡。到了那个时候，才会来月经。那么喂奶会不会影响这个时间呢？其实，如果喂奶的次数频繁、固定，身体会逐渐习惯这个节奏，达到一个平衡的状态，在这段时间内就不排卵。但一旦发生了一点点的不舒服、不规律或情绪上的不稳定，这个平衡就会被破坏，而月经可能就会跟着来了。因此，喂母乳的妈妈在生完4～6周至3个月来产后第一次的月经都是有可能的。一般而言，一天哺喂的母乳量在500毫升以上的妈妈，通常就还不会来月经喔！

14. 喂母乳后乳房、乳头会下垂和变形吗？乳晕变色怎么办

在生产完后，的确是有许多妈妈会出现乳房下垂的情形，不过是胀奶加上地心引力造成的，不算是喂母乳造成的。如果加上喂母乳的姿势不对或挤奶方式不正确等等，确实可能会明显看出乳房下垂。

至于变形方面，哺乳确实或多或少会影响到乳头的颜色及形状。首先宝宝的吸吮就有可能造成乳头拉长，其次吸吮过程中的摩擦、口水的刺激等等，也容易造成乳头的刺激，进而使得色素沉淀，让乳头色泽看起来比较暗沉。

那么如果乳头变形、变色了，该怎么挽救呢？其实乳头和身体其他的地方一样，可以使用美白产品，但因为乳头的皮肤较敏感，选择产品上尽可能避免有酸类或去角质的产品。刚开始可先涂抹一点做为测试，若经过一两天都没有刺激、敏感等不适，再涂抹整个区域。另外，乳头也一样可以接受激光或脉冲光（intense pulsed light）等治疗。别忘了，这些治疗的动作都要停止喂乳后才能进行！

15. 运动前、运动后哺乳有差别吗

建议可以在运动前就先哺乳，因为宝宝吃饱了比较好睡，不会打扰到你运动，而且也能减轻一点乳房的重量，运动时稍微少一点点负担。此外，运动后的母乳因为乳酸堆积，少数宝宝有可能吃了会排斥，这也是建议在运动前先哺乳的理由。

哺乳阶段的妈妈如果要运动，必须注意：因为还在胀奶，运动时乳汁有可能会流出来，做一些动作时也有可能会摩擦到、擦破乳房，造成后续乳房保养上的问题。建议妈妈们选择适当的运动内衣支托胀奶中的乳房，以免一边运动一边漏奶，并选择比较不会压迫到乳房的运动。

16. 喝完酒、咖啡可以哺乳吗

摄取的咖啡因一天尽量控制在300毫克以下，就可以哺乳没关系。但如果喝了酒，要隔2个小时后再喂奶，或是把乳汁排空倒掉。

17. 哺乳可以消耗多少热量？会瘦得很快吗

一般来说，乳汁的分泌的确可以消耗热量。但想要单靠喂奶瘦身的话必须注意：制造1毫升的乳汁，母体大约会消耗0.67大卡（1卡路里=4.1868焦耳），也就是说如果你制造了1000毫升的乳汁，便会消耗670大卡。掐指一算，一天至少要挤出600毫升的母乳，像一瓶矿泉水一样这么多，才能消耗400大卡以上的热量，所以不是有喂就会瘦喔！要是你一天才挤100多毫升的奶，可别天真地觉得有挤就有瘦而因此大吃大喝，还是要搭配多喂奶、适当的饮食控制，不然还是一样瘦不了的。

18. 宝宝除了喝奶也需要喝水吗

如果是纯亲喂母乳、并未摄取辅食的宝宝，可以不用特别再给他喝水，因为母乳的成分大部分都是水分，宝宝的水量是足够的。但如果宝宝是喝奶粉泡的配

方奶为主，在宝宝约3个月大后就可以适当地让他喝水。量不需多，在两餐之间喝两三口就好，建议不要在正餐时或正餐前喝，因为宝宝的胃还很小，水会占据宝宝胃的容量，让他喝的奶量变少，让他摄取不到应得的营养。

给宝宝喝水的方式就和喝奶差不多，把水放在奶瓶里给他喝，直到宝宝约八九个月大以后，则可以改试试看喝水用的学习杯。宝宝喝的水，水温大概和奶的温度一样，不要太凉（宝宝的胃会不舒服），也不要太热（会烫伤），40～50℃即可。喂食前可以先滴几滴水在手臂上，看看会不会太烫。

感谢禾馨贺果产后护理之家陈盈琴护士长热心提供相关资讯与照片。

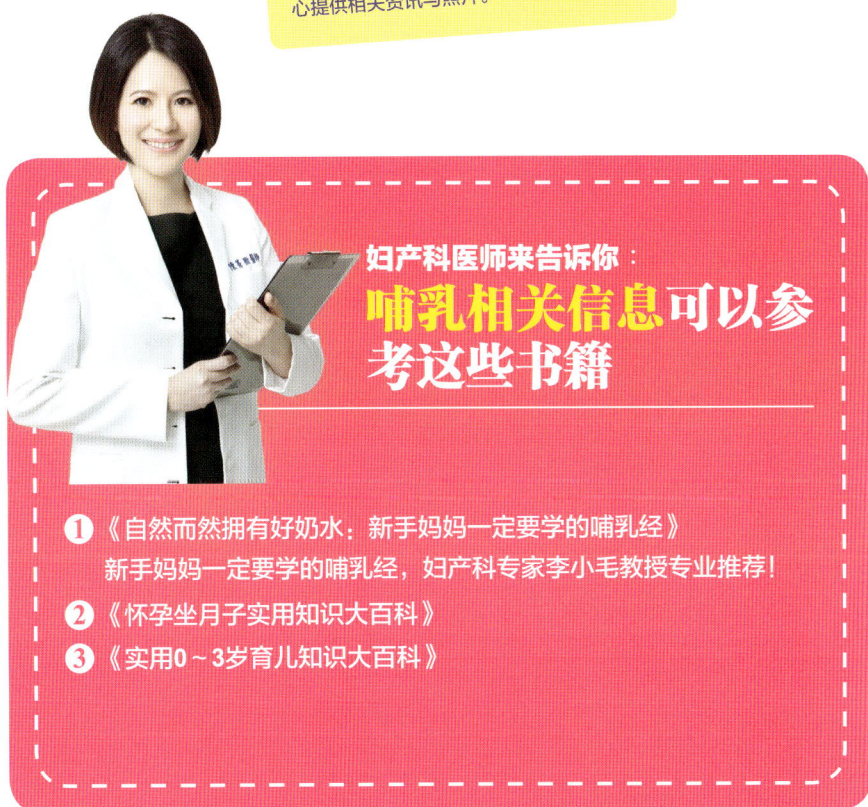

妇产科医师来告诉你：
哺乳相关信息可以参考这些书籍

❶ 《自然而然拥有好奶水：新手妈妈一定要学的哺乳经》
新手妈妈一定要学的哺乳经，妇产科专家李小毛教授专业推荐！
❷ 《怀孕坐月子实用知识大百科》
❸ 《实用0～3岁育儿知识大百科》

跟妈妈们分享："追奶"秘籍

这里提供我胸大无奶、"胸部大"却是"无奶人"的闺密的追奶血泪史。

这位好友从第一集怀孕日记陪伴我到第二集坐月子日记,她自己竟然也不知不觉地怀上第三胎。经过了前两胎的特训,她一向是虚有其表,空有奶而不见黄河之水天上来,为了把孩儿养大,她也是到处试了各种绝招。特别在这里提供她血泪斑斑的追奶史,希望对"同是天涯无奶人"的妈妈有帮助。以下是她经过亲身试验后发现的两个追奶必胖武器:

1. 疏乳棒

喂奶或挤奶前可以先用疏乳棒疏通。疏乳棒的使用方法如下:

步骤1 拇指按在上面一颗一颗的T型止滑处,手握住疏乳棒的棒身。

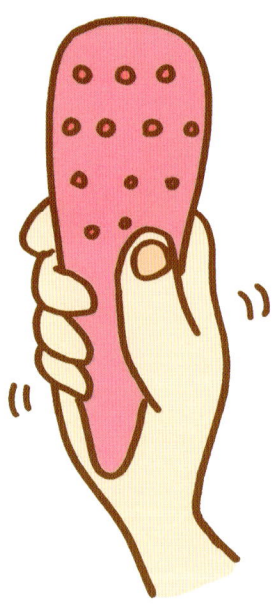

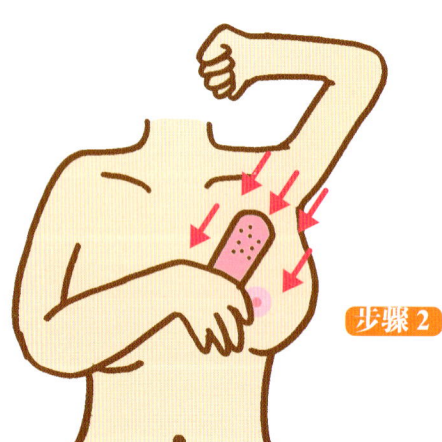

步骤2 手举高,从腋下副乳腺的地方向乳晕方向稍稍用力"疏"过去,到乳晕前停止。

给宝宝的好礼物——喂母乳 第5章

步骤3 一只手轻轻托起乳房，另一只手拿着疏乳棒由乳房基底部位轻轻向乳晕方向"疏"过去，到乳晕前停止。

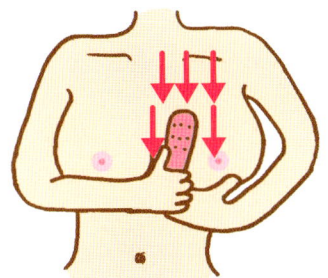 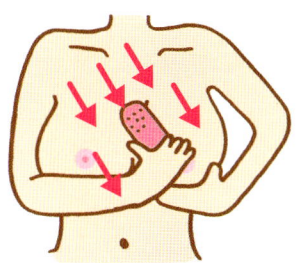 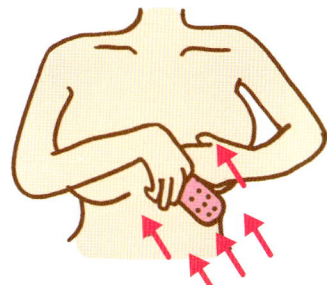

2.按摩器

原本做为肩颈按摩用的按摩器，用在通奶却意外地好用！"塞奶"时、乳房有硬块时，把按摩器压在硬块上按摩，会比较容易把硬块弄散。

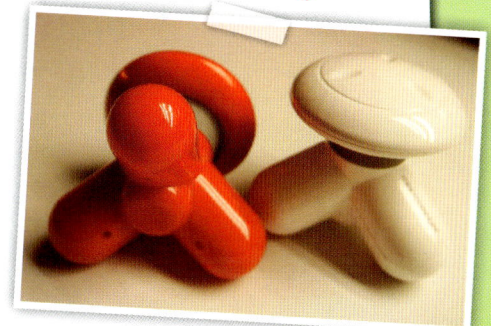

按摩器的特殊设计可以将乳房的硬块弄散喔

月子期间尽量亲自喂奶，"宝宝牌挤奶器"绝对是最佳的追奶利器！虽然一开始可能会因为乳头不习惯被频繁的吸吮或是宝宝用错误的方式吸奶，而造成乳头破皮疼痛，但是大概一两周之后就会练就"铁奶头"啰！

因为夜间泌乳激素分泌最旺盛，所以夜间哺乳尽可能不要省略，可以请护理人员教导躺喂的技巧，让自己跟宝宝都在舒适的状态下持续喂奶。当年我的闺密乳头被宝宝吸到破皮，痛到冷汗直流，半夜爬起来喂奶的时候看着旁边睡到打呼噜的老公，心中的怨气只有贞子可以比拟。所以如果有任何爱妻的人夫也看这本书的话，请务必疼惜愿意亲喂母乳的好太太喔！

除了母乳，你也可以有其他选择

1. 奶粉的选择与冲泡

为了确保奶粉新鲜，建议购买小罐分装奶粉，并需注意奶粉使用期限：奶粉开封后，1个月内即需使用完毕。

配方奶粉的冲泡步骤

1. 冲泡时须先将双手洗净，依序将约70℃热开水倒入消毒好的奶瓶，再加入正确比例的奶粉量（不同的奶粉量也略有不同，请依奶粉罐上使用说明加入）。

2. 将奶嘴、奶栓盖上奶盖，左右轻轻摇晃（勿上下摇晃），避免产生气泡。

3. 用一容器装冷水，将泡好的奶瓶放入隔水降温，以降低温度至婴儿可食用的状态。

4. 在哺喂之前，先滴几滴奶水在手腕内侧，确认温度以舒适为原则。

5. 奶粉冲泡若是比例不当，浓度太高易导致宝宝腹泻，太淡会造成营养不均衡或易导致便秘，如果仍不明了，应请教医护人员。

6. 婴儿有时喝多些，有时喝少些，不必勉强。喝不完的牛奶超过60分钟要丢弃，勿重复温后喂食。

7. 切勿让宝宝平躺着自己喝奶，以免呛到。

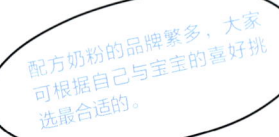

配方奶粉的品牌繁多，大家可根据自己与宝宝的喜好挑选最合适的。

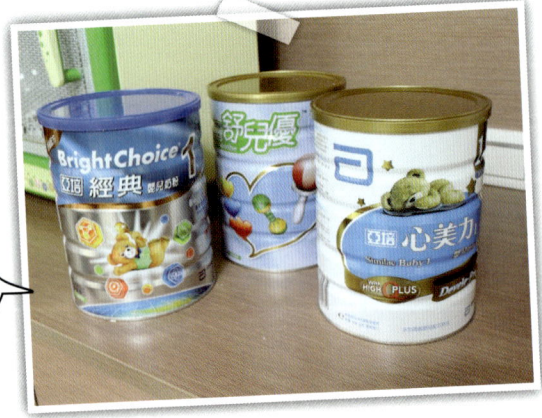

2. 宝宝不爱喝，该怎么换奶粉

如果选的奶粉宝宝不爱喝，决定要更换奶粉，注意不可一次直接换掉，需要以逐量比例更换。

【依比例换奶粉方式与注意事项表】

换奶粉的原则		调整比例的方式	
		新品牌：旧品牌（比例与顺序）	喝比例配方奶粉的天数
一般奶粉换水解奶粉	直接更换	直接更换，不需调比例	直接更换，不需调比例
一般奶粉换一般奶粉	需依比例调整奶粉	1：2	每个新比例之配方奶粉需测试1～2天，一个循环需花费3～6天，视个别性，测试天数会有差异。
水解奶粉换一般奶粉	需依比例调整奶粉	1：1	

注 如喝母乳者想换成奶粉时，可直接换成新品牌的配方奶。

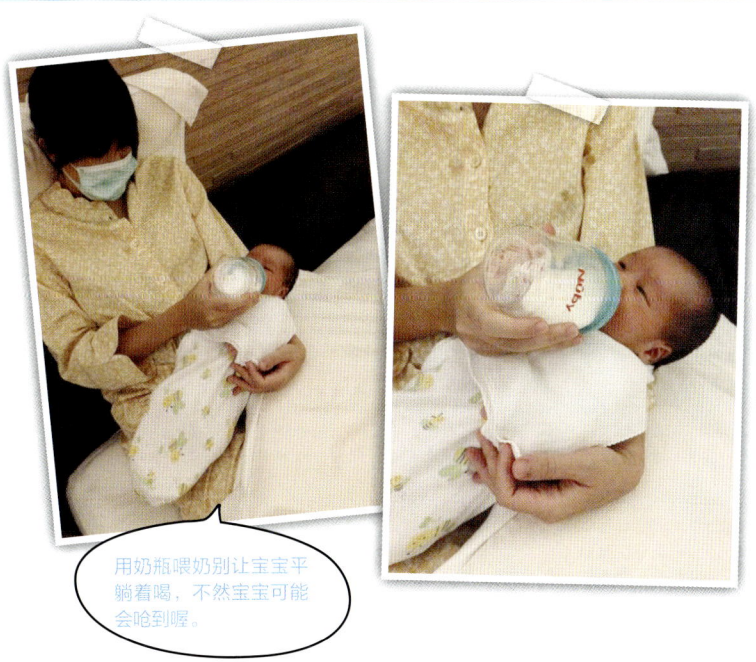

用奶瓶喂奶别让宝宝平躺着喝，不然宝宝可能会呛到喔。

产后乳房保养很重要

1. 乳房保养

喂奶阶段常必须挤奶、按摩等，妈妈如果在这个阶段过度摩擦或吸奶器使用不当，乳头处、乳房就容易有脱皮问题，所以平时保持清洁和干燥、舒爽就显得更为重要。喂奶阶段容易溢奶，因此妈妈们常会搭配溢乳垫。然而有些妈妈会有错误的观念，觉得溢乳垫一片用一整天也没有问题，但这其实是不好的！溢乳垫要勤换，因为乳房有开口、乳汁又很营养，如果让溢出来的奶一直待在那里，会很容易孳生细菌。

此外，喂奶阶段的胸部因为胀奶的关系会非常的大、非常的挺，要选择适合的内衣适当地支托。否则，因为长期下来地心引力的影响，就算胀奶的时候胸部雄伟挺拔，一旦退奶了还是一样会"掉下去"变成布袋奶。所以千万别觉得胀奶时内衣压胸很痛，就不爱穿内衣，为了未来胸部的美观还是要牺牲一下的。

2. 乳头裂伤

宝宝不正确地含乳、吸奶器使用不当等原因，都有可能造成乳头拉扯受伤、破皮结痂。如果出现了乳头裂伤、破皮、流血的状况，首要的一点就是保持乳头的滋润。妈妈们可以将乳汁、羊脂膏（含有维生素配方成分），甚至麻油涂抹在乳头，修复皮肤组织。这些物质都是可以食用的，成分天然，不过为了卫生起见，喂食宝宝前还是用清洁棉清洁乳头后再喂。

若裂伤状况不严重，还是可以继续喂食宝宝，只要注意不让伤口感染、喂完奶立即清

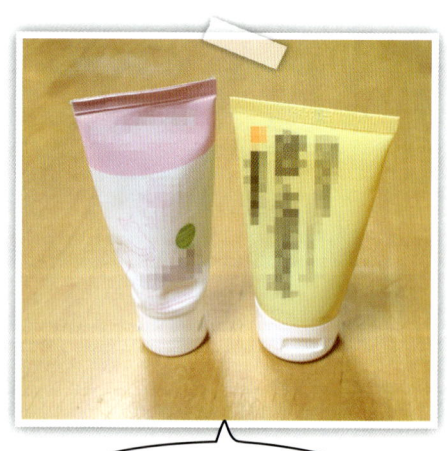

羊脂膏可以帮助喂母乳的妈妈修复乳头。

理照护即可。但如果乳头真的裂伤、破皮太严重，可以让乳头休息一下，先以奶瓶喂或使用配方奶粉等其他方式，等到一两天过去，乳头不适感消退了，再开始亲自喂奶。同时，也要注意是不是喂奶姿势不对或者宝宝刚长牙还在磨合期，并搭配做一些调整，以免好不容易伤口愈合，接下来又再度裂伤。也可请专业人士教你如何正确使用吸奶器，以免错误的挤奶方式造成更严重的伤。

那么乳头破皮时的奶，宝宝可以喝吗？完全没有问题！宝宝可能会吃到你的血，但其实母乳本来就是"母血"，宝宝本来就可以喝。像许多妈妈用吸乳器收集出来的乳汁，就有可能变成粉红色"草莓奶"的模样。这种"草莓奶"因为有混有血液，比较容易感染细菌，所以建议24小时内就要喝完，不可以跟一般的奶一样放3天。

3. 乳腺炎

乳腺炎的症状是乳房的某个部位红、肿、热、痛，也可能蔓延到整个乳房，同时合并发热。如果乳房发生胀痛且出现硬块，也可判断可能是乳腺炎或乳腺管阻塞，多是因为没有规律排空乳房造成，因此预防关键在于避免乳汁淤积、防止乳头受伤、保持乳头的清洁。另外，也建议哺喂母乳的产妇可多请教护理人员正确哺乳及按摩的技巧，降低乳腺炎或乳腺管阻塞的概率，提高哺喂母乳成功率。

如果得了乳腺炎，可先靠着喂奶、挤奶和按摩来缓解，但若这些动作都无效且高热不退，就必须尽快就医。要是继续放着恶化下去，变成乳房脓疡，可能就需要用针头将脓抽出来，或是切开引流。

另外，就算发生乳腺炎，还是可以继续喂奶或挤奶，不用担心宝宝吃到细菌，因为乳腺炎的细菌通常也存在于宝宝的口腔中，不会伤害宝宝。就医后拿到治疗乳腺炎的药物也可以放心吃，不会影响哺乳。

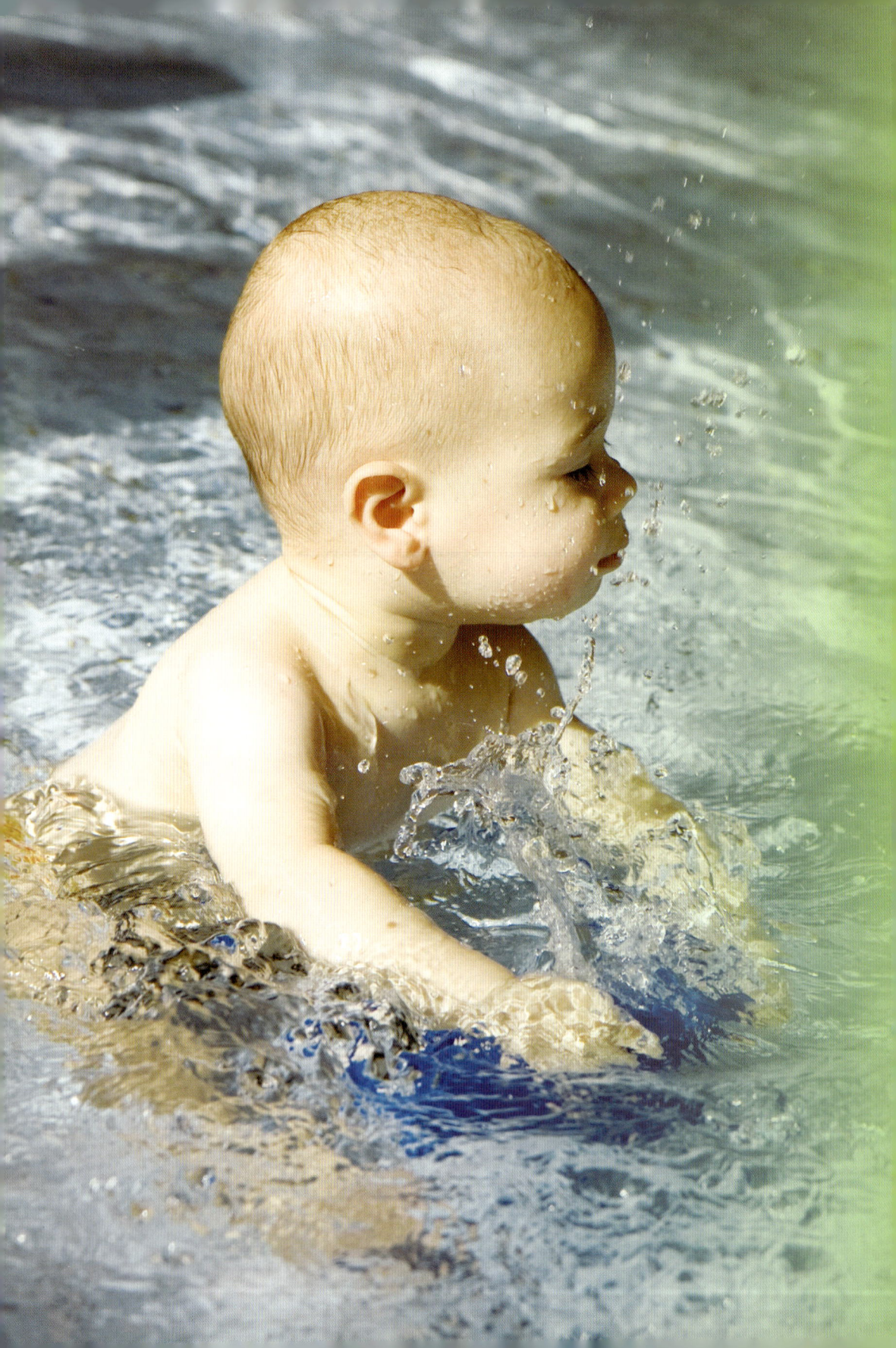

第6章

新手妈妈和宝宝也能开心一觉到天亮

照料宝贝初体验

1. 宝宝除了母乳或奶粉，需要吃额外的营养品吗

母乳就是营养成分最充足、最天然的食品，所以除非是生病的宝宝或早产儿，在哺乳阶段宝宝并不需要补充额外的营养品。即使宝宝吃的是配方奶粉，营养也算是非常充足，因为现在的配方奶粉都设计得很好，能够提供宝宝在这个阶段所需的营养。

一般而言，会建议宝宝4~6个月大以后再开始添加辅食，不过宝宝的习性不一样，每个宝宝从喝奶转换到接受辅食的速度都不一样，最慢1岁前一定要让宝宝开始接触辅食，否则光靠喝奶会造成营养不够喔！可从流质食物如粥、稀释的果汁、果菜汁等天然的食物开始喂起，也有妈妈们会喂米精和麦精。像是肉、蛋这一类的食物可以等大一点再开始，而人工的保养品如八宝粉等，则不建议特别去喂食。宝宝还很小，这个阶段还是天然的最好！

2. 听说让宝宝趴着睡，脸形才会漂亮？——睡姿比较

趴着睡

关于宝宝究竟应该"怎么睡才对"一直众说纷纭，有人认为趴着睡会让宝宝拥有一张可爱的瓜子脸，但已有文献指出"趴着睡与婴儿猝死有关联性"，甚至美国某州的医院婴儿室在改施行仰睡后，猝死率即有明显的降低，而美国小儿科医学会也不建议让宝宝趴着睡。

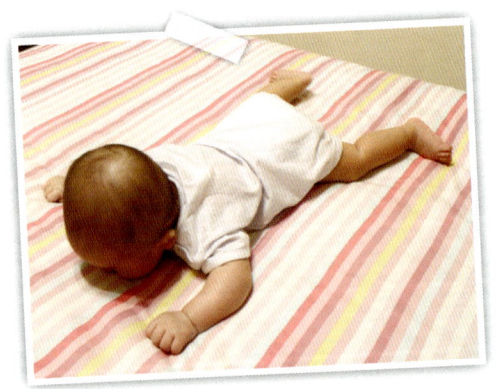

宝宝趴睡时，爸爸妈妈一定要在旁边注意宝宝喔

但趴着睡的宝宝真的脸会比较漂亮吗？其实即使是趴着睡的宝宝，仍应不时将头换边躺，以免头型睡扁。那趴着睡真的有这么危险、真的会造成猝死吗？其实，趴着睡并非是造成猝死的绝对因素。一般来说，出生未满月的宝宝还无法"转头"，若枕头或床垫太软，易使宝宝鼻子陷下去，影响呼吸。所以，如果爸爸妈妈让孩子趴着睡，要注意使用稍微硬一点的床垫或枕头，或可用浴巾垫底。要时常观察宝宝呼吸是否顺畅，且孩子生病时尽量不要让他趴着睡。不要让宝宝穿着前面有扣子的衣服，趴着睡时压住会很难受。

许多妈妈难免会有一些来自长辈的压力，要顾到"头型"，所以常会让宝宝趴着睡。但建议大家让宝宝趴着睡时尽量都要有人在旁边，像我自己的宝宝趴着睡时，旁边一定要有清醒的成人看顾。

【宝宝是否适合趴着睡对照表】

可尝试趴着睡的宝宝	不适合趴着睡的宝宝
·较欠缺安全感的宝宝（较难哄睡的宝宝，趴着睡熟后记得把他翻过身） ·皮尔罗宾氏症候群的宝宝（特征为下巴小、舌头很大、吞咽及呼吸困难） ·喉头软化症（趴着睡或侧睡）	·心肺功能不佳者 ·先天性心脏病者 ·先天性喘鸣者 ·有肺炎、咳嗽痰多者 ·扁桃体肿大、发炎者

侧睡

侧睡的优点：

❶ 侧睡可以减轻睡觉时呼吸的不顺畅及打鼾状况。

❷ 宝宝不容易在溢奶或呕吐时呛到，口腔内的秽物可由较低的嘴角流出，不滞留在气管开口部位，大大降低吸入性肺炎的发生率。

❸ 当孩子有口鼻分泌物（如鼻涕、痰）时，让他侧睡，因为重力的关系，分泌物会集中在下面的鼻腔流出来，上面的鼻腔仍能保持呼吸畅通，呼吸道不会完全阻塞。例如右侧睡时，右边鼻孔虽然塞住，左边却能保持畅通。

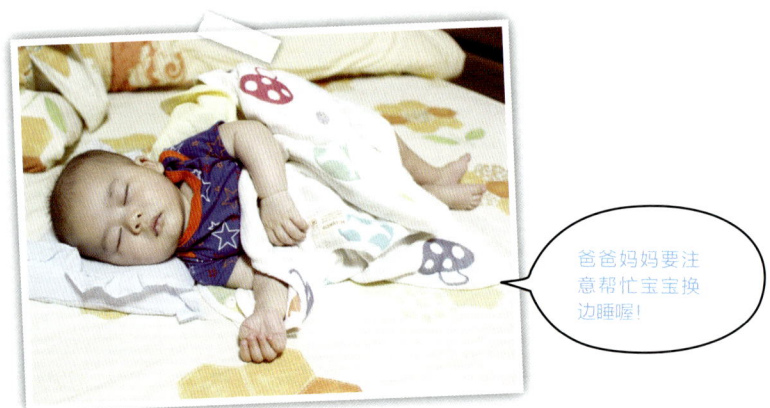

爸爸妈妈要注意帮忙宝宝换边睡喔!

侧睡的缺点：

❶ 如同趴着睡一样，如果没有经常翻身，还是会有头型不对称的问题发生，因此若宝宝还不会翻身，爸爸妈妈就要经常协助他变换姿势。

❷ 侧睡姿势对小宝宝来说不容易维持，爸爸妈妈需经常留心，否则宝宝很容易渐渐自己翻成仰睡或趴着睡。

❸ 很多感冒的孩子，侧睡一边太久，分泌物就跑进了耳咽管，造成中耳炎，所以有些孩子半夜会醒来哭喊耳朵痛，就是这个缘故。

宝宝睡姿小叮咛

❶ **感冒时，头颈部垫高一点**

预防口鼻分泌物跑进耳咽管，最好的方式就是将头颈部垫高一点，让分泌物可以往口鼻的方向向下流，就不容易进入耳咽管造成中耳炎，或滞留于呼吸道内，阻碍呼吸顺畅了。

❷ **利用喂奶翻身**

侧睡的宝宝最好2个钟头就帮他翻身一次，但如果是在半夜，大家都熟睡的情况下，也不需要特别起床帮孩子翻身。其实最好的翻身时机是喂完奶之后，妈咪假如半夜有起床喂奶，宝宝吃饱之后就可以帮他换个姿势入睡。

❸ 用大小枕头固定睡姿

太小的宝宝还无法长时间维持侧睡的姿势，爸爸妈妈可以准备一个大枕头垫在宝宝的背部，再准备一个小枕头放置于宝宝的头部后方让他靠着，枕头的作用就好比有个人在后面撑住一样，帮助宝宝固定睡姿。

❹ 睡姿调整别强求

虽然最理想的状态还是可以让宝宝经常变换各种睡姿，这样一来宝宝的头型既不会太扁，脸型也不会太尖，然而在实际照顾孩子的情况下，通常比较难做到。即使爸爸妈妈希望孩子每天都用不同的姿势睡觉，但孩子虽然年纪小，还是会逐渐形成自己的睡眠习惯，渐渐地会开始决定自己想要怎么睡。爸爸妈妈能做的，只是在适当的时机（例如喂奶后、孩子醒过来时）帮他换个姿势，千万不要在孩子正熟睡时吵醒他，只为了换姿势，这样反而造成孩子睡眠不足。此外，在安全无虞的情况下，也不要硬性勉强孩子睡某一睡姿，否则也容易让孩子因为不习惯而睡不安稳，影响正常发育。

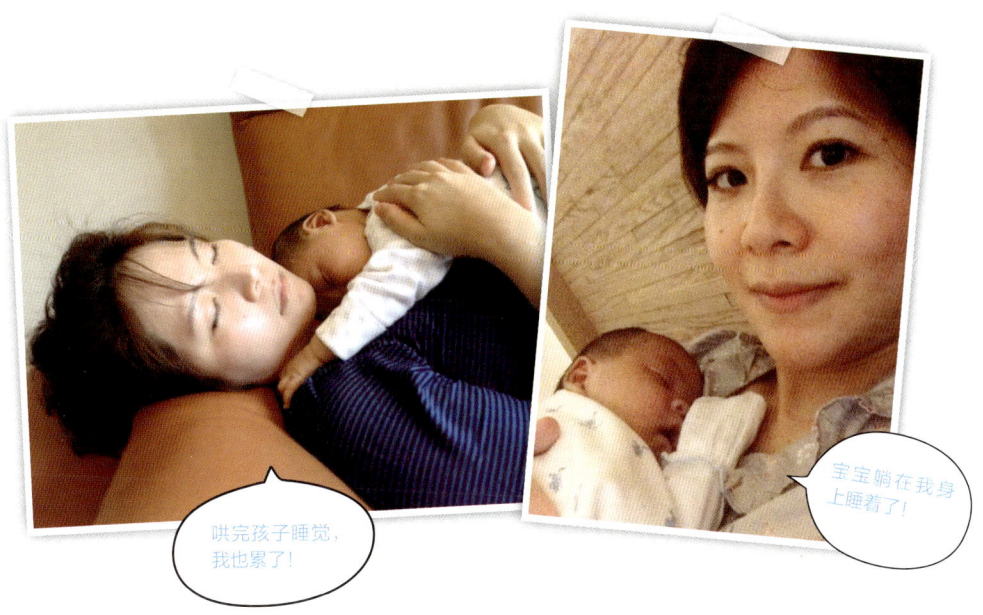

哄完孩子睡觉，我也累了！

宝宝躺在我身上睡着了！

3. 为什么会黄疸？黄疸观察及照顾方式

什么是新生儿黄疸

人体血中的红细胞老化后经代谢产生一些废物，其中一种称为"胆红素"的废物，正常情况下会经由肝脏排出体外。新生儿因肝脏功能尚未成熟，红细胞破坏后代谢较慢，如果这种废物产生过多或无法排出（如因肝胆系统疾病造成排出异常），就会累积在体内，引起皮肤、眼白泛黄，也就是所谓的"黄疸"。所以说黄疸的定义是：因许多不同的原因，造成胆红素堆积在体内而形成的临床表现。

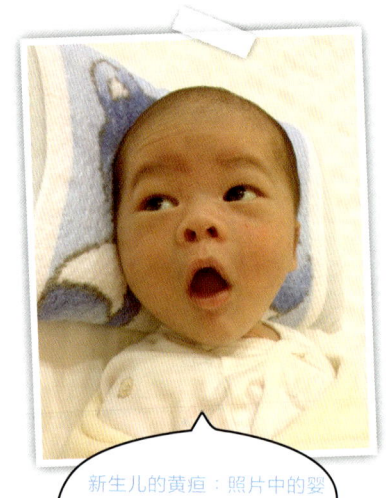

新生儿的黄疸：照片中的婴儿黄疸指数为188.1umol/L，还不需要去照光。

新生儿的黄疸在未接受照光治疗前，可由其皮肤泛黄的程度估计其胆红素指数高低。不过要观察皮肤颜色的话，最好需要在日光下观察，以免灯光的颜色影响宝宝皮肤颜色的呈现。

大略判断胆红素指数的指标如下：

表征	胆红素指数
以手指按压或轻捏宝宝鼻头、脸、腹部等皮肤，发现只有脸部及结膜泛黄	约85微摩尔每升
除了脸部与结膜，胸部及肚脐周围皮肤也泛黄	约171微摩尔每升
脸部、结膜、胸部、肚脐周围及大腿皮肤均泛黄	约257微摩尔每升，建议给予照光治疗（各家医疗机构的标准可能不同）
除上述部位，手掌背及脚掌底也泛黄	超过342微摩尔每升，建议给予照光治疗（各家医疗机构的标准可能不同）

生理性黄疸

生理性黄疸通常在出生后2～3天出现，第4～6天到达高峰，7～10天待肝脏功能成熟，便会恢复正常、开始消退。此类黄疸属生理性的，对婴儿无害，早产儿及哺喂母乳者会多持续数天。若有头血肿情形，黄疸可能会延长，待血肿消退后，黄疸的情形则会好转。

生理性黄疸的照顾方式如下：

1. 多补充奶量。3个月前宝宝的水分来源为母乳或牛奶，可由尿湿的尿布来判断是否摄取足够。一天需更换4～6片以上的尿布，每片尿布的尿湿显示超过1/3～1/2以上。
2. 随时观察宝宝皮肤颜色。
3. 若发现宝宝皮肤越来越黄，或出现以下症状请立即至医院就诊：
   a. 如黄疸测定仪测量发现指数大于或等于257微摩尔每升，建议就医。
   b. 宝宝活动力较差、贪睡，很容易疲倦的样子。
   c. 宝宝食欲不好。
   d. 大便颜色变成淡黄色或灰白色。
   e. 小便有结晶尿情形（尿液中有粉红色结晶体）。

病理性黄疸

病理性黄疸的定义为：出生后24小时内出现黄疸、总胆红素每天增加超过85微摩尔每升，或足月儿超过257微摩尔每升、早产儿超过222微摩尔每升。此外，直接胆红素超过26微摩尔每升、足月儿黄疸超过1周、早产儿黄疸超过2周，都是病理性黄疸的指标。最常发生在早产、与母亲血型不合、蚕豆病、体重过轻及细菌感染的婴儿身上。伴随着黄疸还可能会出现发热、肝脾肿大、食欲不振、哭闹不安等症状。

由医师诊断出病理性黄疸后，应予行照光治疗、输液治疗，必要时予以换血治疗等。刻意地抱宝宝去晒太阳用处不大，反而不小心可能晒伤皮肤或眼睛。

4. 换尿布的时机与技巧

婴儿解大小便时，马上可以换尿布了。换尿布时可使用温水洗净屁股，再以棉巾轻轻拭干。第一次给宝宝换尿布算是真正开始护理宝宝的一个象征，不管用的是纸尿布还是传统的布尿布都一样。以下为一些换尿布时要注意的重点：

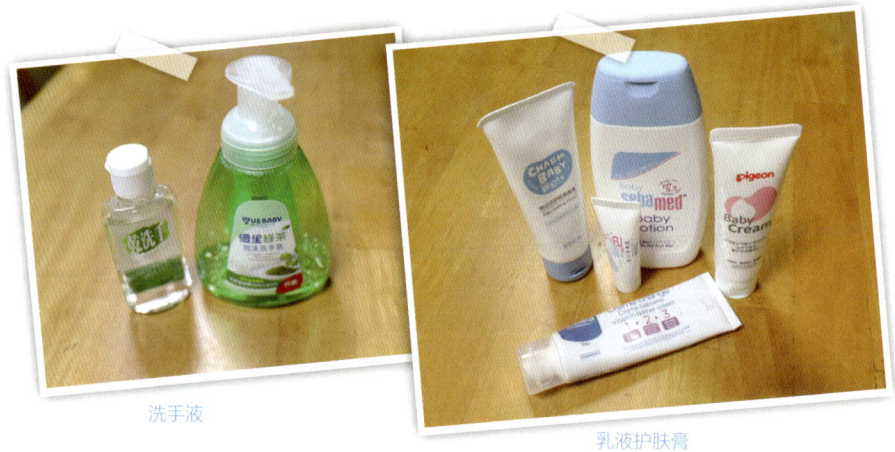

洗手液

乳液护肤膏

❶ **选择尿布种类**：提前决定到底给宝宝用布尿布还是纸尿裤，或是两者都用，然后根据不同的情况购买用品。

❷ **系列用品准备**：除了尿布，还要准备好装脏尿布的容器、纸巾、护臀霜、洗手液等物品。冬天怕宝宝冷，还可以选择使用湿纸巾加温器。

❸ **擦屁股**：如果是男孩，擦的时候让宝宝的阴茎朝下，防止他突然撒尿。如果是女孩，每次都要从前往后擦，以防感染。

❹ **安全第一**：如果是在比较高的地方给宝宝换尿布，一定要用一只手始终扶着宝宝，以防摔下来。我自己会在床的正中央铺一块防水垫换，或是直接在地垫上换，预防宝宝摔落。

❺ **分散注意力**：给宝宝换尿布时，给他（她）几个小玩具或在头上挂一个床铃来分散注意力，防止宝宝在换尿布时不老实或哭闹。

❻ **充分利用换尿布的时间**：抓住这个机会跟宝宝建立亲子感情。对他（她）唱歌、跟他（她）说话、亲吻他（她）、用眼神与他（她）交流等都行。

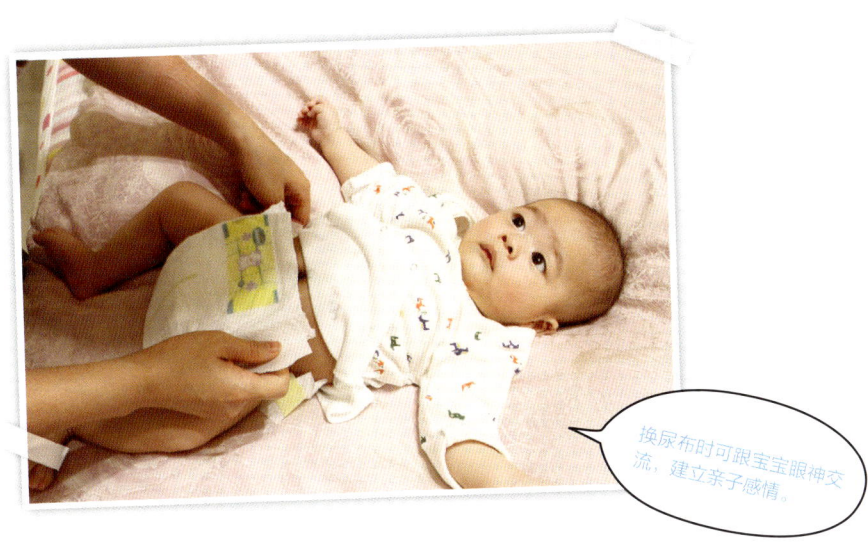

换尿布时可跟宝宝眼神交流，建立亲子感情。

5. 每天都要帮宝宝清理舌苔吗

专业的月子中心每天都会用可以喝的水蘸湿棉花棒，替宝宝清舌苔。尤其喝配方奶的宝宝更需要，因为奶粉不是天然的食品，分子比较大，宝宝容易含在口腔不马上吞下，久了以后就会发酵、变成奶块，粘在舌头形成舌苔，所以喝配方奶为主的宝宝舌苔通常都会比较厚，更必须清理。若是一直不清舌苔，累积一久，宝宝的味觉会变淡、影响食欲，也间接影响到营养的吸收。

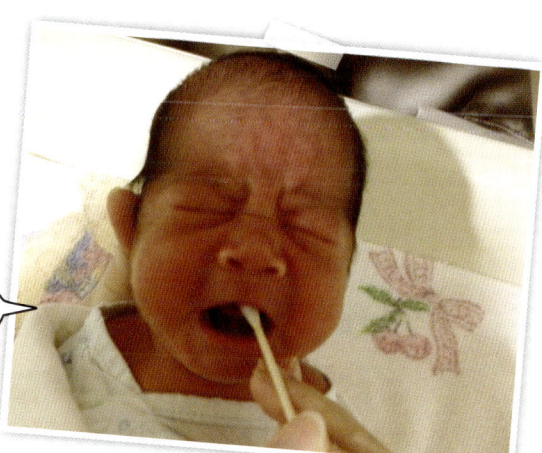

用可以喝的水蘸湿棉花棒，替宝宝清舌苔。

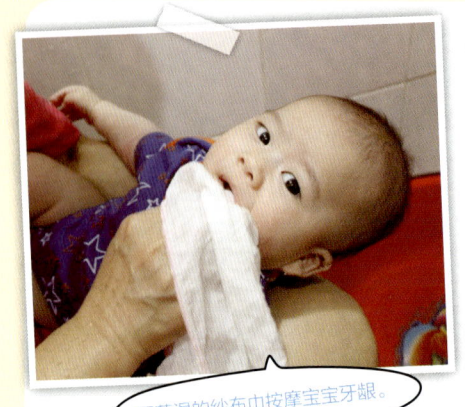

用蘸湿的纱布巾按摩宝宝牙龈。

妈妈自己在家里也是一样的方式。在宝宝喝完奶后可帮助宝宝漱口，或先将手洗干净，用纱布巾包住手指头卷起，沾一些可以喝的水，从内到外把舌苔刷出来，并适当地按摩一下宝宝的牙龈。如果发现擦拭或喝水后舌苔不易脱落，要怀疑是"鹅口疮"。这是一种念珠菌感染，要赶快带去给医生看喔！

6. 宝贝的大便、小便长什么样才是正常

大便

❶ 初生婴儿的大便：

婴儿在出生24～36小时内，会排出出生前就已经在肠内的胎便，呈墨绿色黏状。之后会随着婴儿进食的状况、消化系统的成熟与适应，形状、量与性质都会改变。

❷ 喝母乳婴儿的大便：

大便呈稀、糊状。颜色多为金黄色，慢慢会变成淡黄色，有时会混杂一些奶凝块，并带有一些酸味，但不会太臭。喝母乳的宝宝大便次数范围很大，有时每次餐后都会有，次数频繁者可能一天6～10次，甚至超过；相反地也有可能多天一次，且随着年纪增加，大便次数会逐渐减少。只要宝宝有活力、进食正常、肚子不胀痛，一天多次到多天一次都是可以接受的范围。

❸ 喝配方奶粉婴儿的大便：

大便较硬呈软糊状，次数也较少，一天2～3次，但每个婴儿会有差异。有些配方奶粉的铁含量较高，所以婴儿大便颜色会较偏绿色，而且较容易有臭味。

❹ 吃辅食后婴儿的大便：

一天1～2次，比较规律。

新手妈妈和宝宝也能开心一觉到天亮 第6章

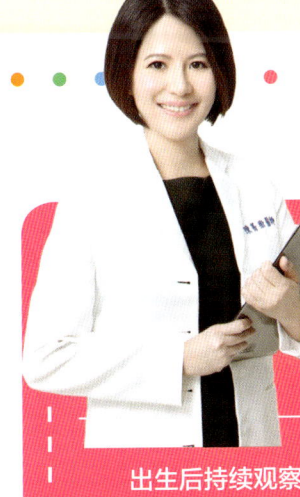

妇产科医师来告诉你：
观察宝宝大便的注意事项

出生后持续观察大便颜色30～60天，可提早发现婴儿是否罹患肝胆疾病。胆道闭锁的婴儿可能会出现淡黄、灰白色的大便，将婴儿的大便与以下的大便颜色卡对照，发现颜色与1～6号相似时，请您带着婴儿到医院就诊。

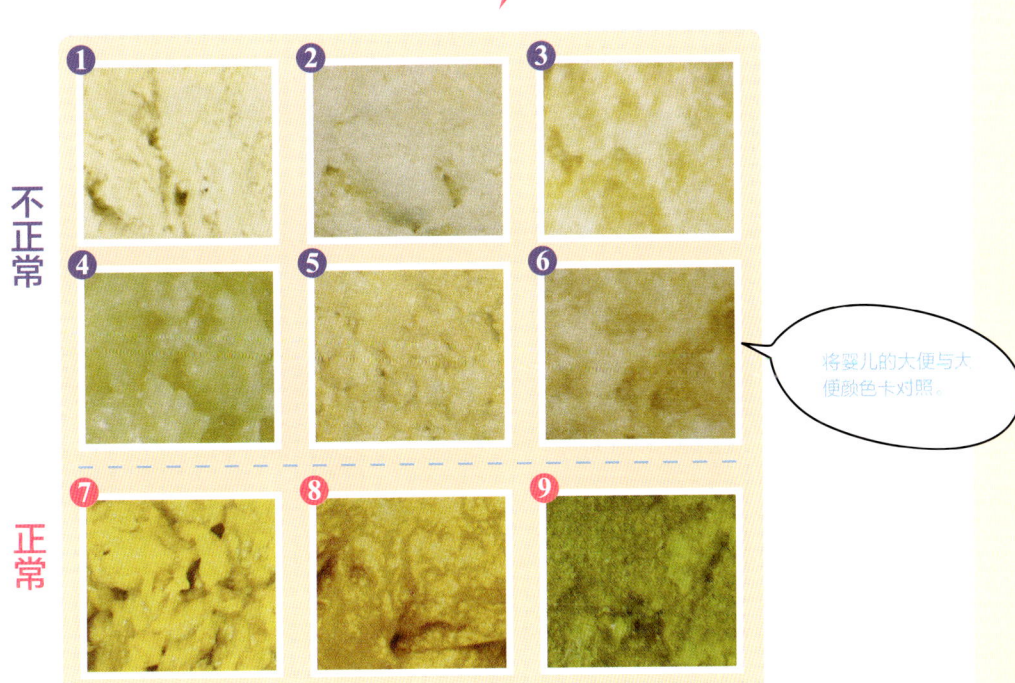

将婴儿的大便与大便颜色卡对照。

199

小便

❶ 颜色呈淡黄、清澈、无异味。

❷ 刚出生的第一周，有的女婴会因为内分泌的关系有假性月经，这是正常的现象，会渐渐消失。

❸ 一个喂食足量的婴儿，一天解尿次数会大于4～6次（约尿布的尿湿显示的1/3～1/2）。

❹ 黄疸指数偏高或喂食奶量不足的婴儿，尿量会变少，颜色变成深褐色，甚至会有结晶尿的情形（尿液中有粉红色结晶体）。妈妈要加强哺喂母乳的次数，适量添加配方奶粉的使用，若仍未改善，需到医院进一步就诊。

7. 测量体温方式及体温异常处理方式

测量宝宝体温的常见方式有以下几种：

肛温

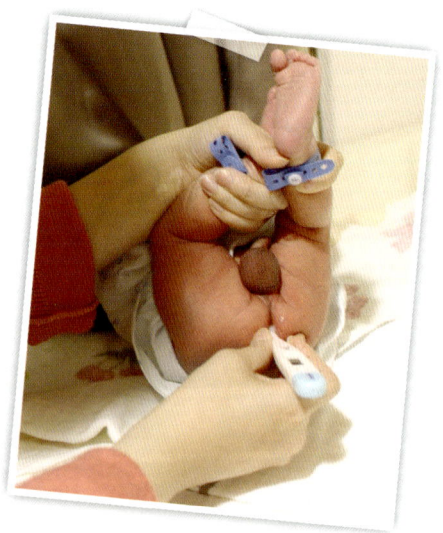

❶ 拿出用来测量肛温的体温计，水银式甩至35℃以下，电子式先归零。

❷ 使用凡士林或婴儿油，润滑体温计前端2～3厘米。

❸ 一手抓住婴儿双脚，另一手拿肛表测量。水银式：测量1～3分钟后，取出看水银柱上升的位置；电子式：等计时器响时拿出。

❹ 用湿纸巾将肛门表面擦拭干净并以酒精棉片消毒。

▶ 正常肛温应为37~38℃。

背温、腋温

① 拿出体温计，水银式甩至35℃以下，电子式先归零。

② 将体温计前端接触婴儿背部或腋下之皮肤，3～5分钟。

▶正常背温、腋温应为36.5~37.5℃。

耳温

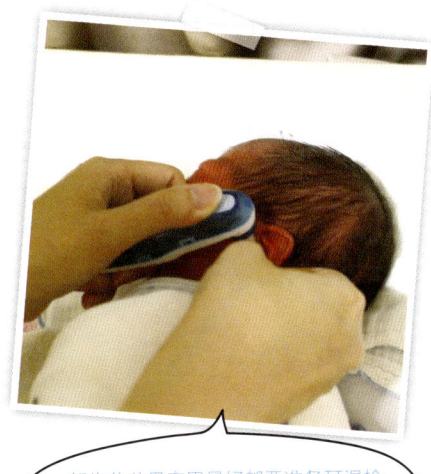

新生儿父母家里最好都要准备耳温枪，以便随时注意宝宝体温。

① 确认耳温枪功能正常，套上胶膜后置入外耳道测量体温。3岁以下耳朵往下往后拉，3岁以上耳朵往上往后拉，使耳道成一直线。

② 测量后取出胶膜，读取显示屏上的数据并记录。

③ 若有过多耳垢应先清除，以免造成误差。

▶正常耳温应为36.5~37.5℃。

若宝宝体温过高，需用以下的方式处理

① 如测量耳温大于或等于37.5℃，先看看是否衣服穿太多、婴儿哭泣厉害或衣物、棉被盖太多，窗户是否密不通风（一般室温以25～26℃最为恰当）。

② 半小时后再测量一次耳温，若仍高于37.5℃，则测量肛温。如肛温在38℃以下，则持续观察。

③ 若测量耳温高于38℃，则再测量一次肛温，并建议立即就医。

若宝宝体温过低，则用以下的方式处理

① 若体温低于36.5℃，可加衣物或增被盖保暖，并调整室内温度（如冷

气、窗户关小一些）。

❷ 半小时后再测量一次体温，若仍未改善，则应该立即就医。若有改善，则需持续观察，并注意保暖。

8. 溢奶、吐奶、呛奶的处理方式

"溢奶"指的是婴儿喝完奶后经过一段时间，奶水与唾液混合成乳白色的液体，再由口中少量流出。这是正常现象，宝宝3个月后就会改善。

"吐奶"指的是喂奶后或喂奶中，婴儿吐出较多的奶块。可能是因为喝得太快、太多，或没有间隔休息、未排气。有时甚至会以喷射状吐出，可能是因为病理性问题，例如幽门狭窄、食道闭锁等。

溢奶或吐奶的处理方法及注意事项如下：

❶ 喂奶中或后为婴儿排气。

❷ 移动婴儿时，动作要轻、慢、温柔。

❸ 奶水温度要适宜，切勿重复冷却、加温多次。

❹ 勿强迫婴儿喝得太多，喂奶不可太快。

❺ 选择奶孔适当的奶嘴，一般小圆洞较适当。

❻ 婴儿衣着应舒适。

❼ 喂奶后最好不要让宝宝趴着睡，也不要与宝宝逗玩或摇晃。如有口鼻呛奶的情形应给予口鼻清洁，观察有无呼吸道阻塞。

❽ 经妥善处理后，婴儿仍有大口吐奶的状况出现，或有喷射状呕吐的情形，伴随着痛苦表情、呼吸异常征兆时，应立即就医。

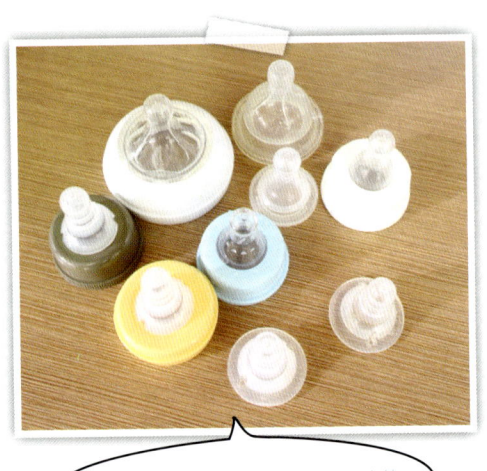

注意圆孔大小，太大容易让刚出生的宝宝喝太快而呛到。

9. 宝宝红屁股的预防、观察与处理

出现在宝宝臀部皮肤的红色丘疹样突起，主要是因为皮肤潮湿、粪便污染，以及尿液和粪便混合等数种原因所造成。常见的可能诊断有：湿疹、霉菌或细菌感染、毛囊发炎等，必须由医师诊断。常发生的对象是18个月以下，尚未接受如厕训练的婴幼儿，而常发生的部位是与尿布接触的双侧腹股沟、生殖器、大腿、肛门口及臀部。

尿布疹的护理方式如下：

❶ 定时更换尿布，建议平均每2～3小时，喝奶前后更换尿布。

❷ 每次排便后使用温水清洁，并使用干的纱布巾轻轻拍干，保持臀部干燥，避免粪便残留皮肤。

❸ 平时不须以香皂清洁皮肤，因为香皂会使宝宝皮肤酸碱度增加，从而刺激宝宝的自然油脂。可选用较温和的婴儿沐浴乳。

❹ 每次清洁完皮肤可涂抹薄薄一层凡士林或护肤膏，或经医生处方开出的药膏保护皮肤。

❺ 选择透气、质地细致且尺寸合宜的尿布。

❻ 避免使用具刺激性、酒精性的湿纸巾。

❼ 若红臀情况未改善，且出现脓包或刺痛不适，应立即就医。

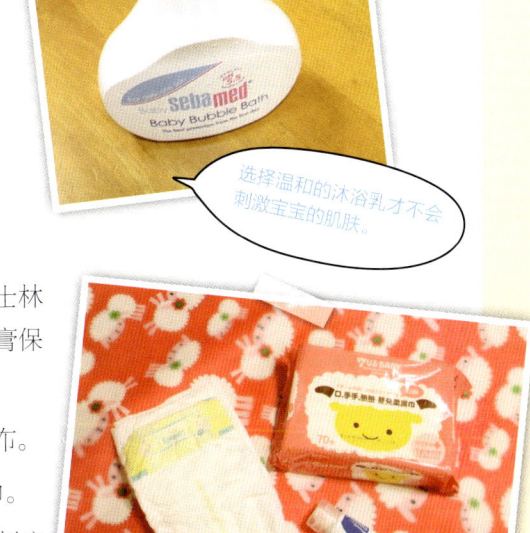

选择温和的沐浴乳才不会刺激宝宝的肌肤。

预防红屁股，就要帮宝宝正确地洗屁屁。接下来说明一下男宝宝与女宝宝以温水洗臀的方式：

男宝宝洗臀

❶ 洗臀前准备工作

给孩子清洗前，妈妈首先要把自己的手洗干净，以免把细菌传到宝宝身上。然后准备一盆干净的温水，温度与体温相近为宜，水中不要加任何添加剂。

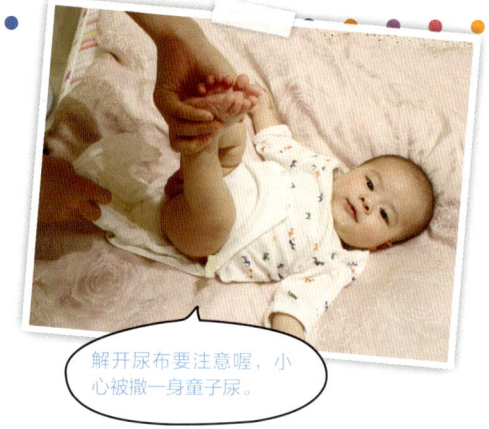

解开尿布要注意喔，小心被撒一身童子尿。

❷ 解开纸尿裤

让宝宝平躺在床上，解开纸尿裤。男宝宝常常在此时开始撒尿，因此解开纸尿裤后仍将尿布的前半片停留在阴茎处几秒钟，等他尿完。利用尿布的吸水性，兜住尿液，以免弄湿和污染床单、床垫。

❸ 擦拭

妈妈站在宝宝身体的一侧，先用一手抓住他的两只脚踝向上拉起，一只手指夹在宝宝两踝之间，以免因两腿挤压得过紧造成宝宝疼痛不适。再用一手翻开纸尿裤，用相对洁净的纸尿裤内面，擦去肛门周围残余的粪便，将纸尿裤前后两片折叠，暂时垫在小屁屁的下面。然后放下宝宝的两脚，用洁净的温湿毛巾擦洗屁屁。

❹ 清洗

先擦洗小肚皮，直到脐部。再清洁大腿根部和外生殖器的皮肤褶皱，由里往外顺着擦拭。用干净的毛巾清洁宝宝的睾丸各处，包括阴茎下面，那里可能有尿渍或大便。清洁阴茎时，要顺着离开宝宝身体的方向擦拭，包皮"适度"往下推，露出一点龟头清洁即可，不需太用力，以宝宝不痛为原则。并不是我爱装清纯，但毕竟我是女生，就算是医生，对于阴茎结构还是有那么点不熟悉，清洁起来也比较生疏，"退包皮"这点需要多练习（爸爸在旁边看我做也是有"看喜剧"的感觉）。

女宝宝洗臀

❶ 洗臀前准备工作

与替男宝宝清洗相同,妈妈首先要把自己的手洗干净,以免把细菌传到宝宝身上。然后准备一盆干净的温水,温度与体温相近为宜,水中不要加任何添加剂。

❷ 解开纸尿裤

解开纸尿裤,擦去肛门周围残余的粪便,用洁净的温湿毛巾擦洗小肚子各处,直至脐部。

❸ 擦拭

用一块干净的湿巾擦洗宝宝大腿根部所有皮肤褶皱,由下往上、由内向外擦。

❹ 清洗

举起宝宝的双腿,并把一只手指置于她的双踝之间。接下来清洁其外阴部,注意由前往后擦洗!我自己身为妇产科医生更是特别注重这一点,一定要"由前往后"清洁小女婴,才能防止肛门内的细菌进入阴道和尿道。用干净的湿毛巾清洁肛门,然后是屁股及大腿,向里洗至肛门处。

别忘了,给宝宝清洁好小屁屁后,还不用急着马上穿"尿不湿",而是让宝宝趴着,光着小屁屁蹬蹬腿,晾晾小屁屁直到表皮干燥。我自己是用吹风机吹干,但记得不可以烫到小屁屁。同时给宝宝的小屁屁擦上约硬币大小的护臀霜,以防止红臀的出现。当然,这期间要做好保暖工作,不要让宝宝着凉了!

宝宝不停地哭,对一家人都是极大的压力。虽然可能会觉得有点烦,但以我自己的经验,觉得母爱是慢慢养成的,当安抚宝宝成功,他(她)舒服地趴在你身上睡熟时,母爱就会油然而生了。在下一页我将教大家一些可以安抚宝宝的技巧。

新上任妈妈必学：
半夜宝宝哭不停，新生儿安抚技巧

1. 帮宝宝按摩

大部分宝宝喜欢被抚摸的感觉，所以按摩是个可以安抚宝宝的方法。别担心您的按摩技术不够完美，只要轻轻地、缓缓地帮宝宝按摩，相信慢慢可以见到安抚效果。此外，可以试着揉揉宝宝的后背或肚子。某些爱哭宝宝会有胃胀气的问题，这样的按摩也能够帮助缓解。

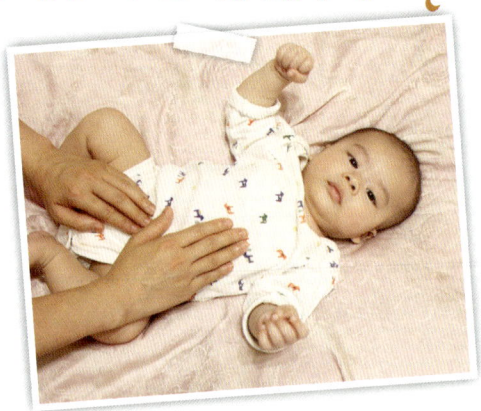
揉揉宝宝的肚子，帮助缓解胃胀气

2. 把宝宝包裹起来抱紧

新生宝宝喜欢在子宫里一样温暖安全的感觉，所以试试用毯子将宝宝包起来、用婴儿背带背着他（她），或者抱着他（她）让他（她）靠在你的肩膀上。但是请注意，有些宝宝会觉得被包起来或被抱着过于束缚，更喜欢其他的安抚方式，对于这样比较爱好自由的宝宝，可以用有节奏的运动或吸吮安抚奶嘴等方式来照顾。

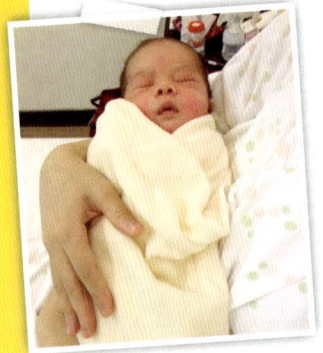
裹起来抱紧宝宝，他会很有安全感

3. 让宝宝听听有节奏的声音

宝宝习惯听你的心跳，这也是他们喜欢抱抱的原因之一。除了抱着宝宝让他（她）听听你的心跳，也可以试着放些轻柔的音乐、唱摇篮曲，或者让他（她）听听电风扇或吸尘器发出的背景噪音，都能够让宝宝情

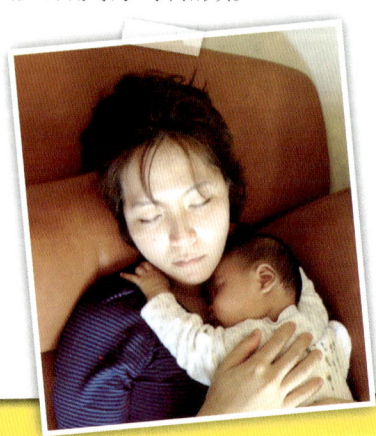

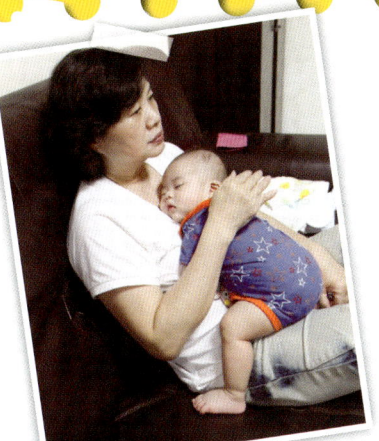

绪稳定一些。像我有朋友的宝宝就喜欢听抽油烟机的声音，所以哄他睡时就要抱到厨房举高，他便会沉沉睡去。我自己的宝宝则是喜欢吸尘器的声音。

轻轻拍宝宝的背

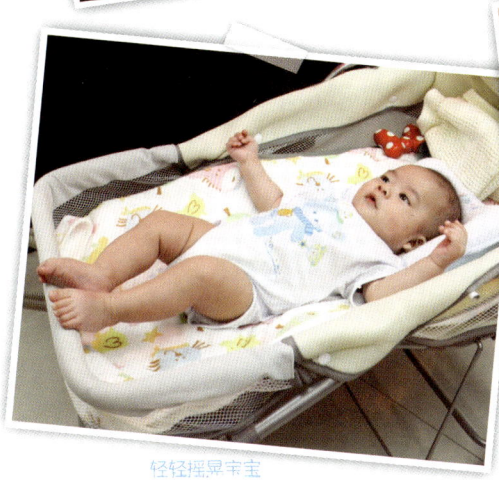

轻轻摇晃宝宝

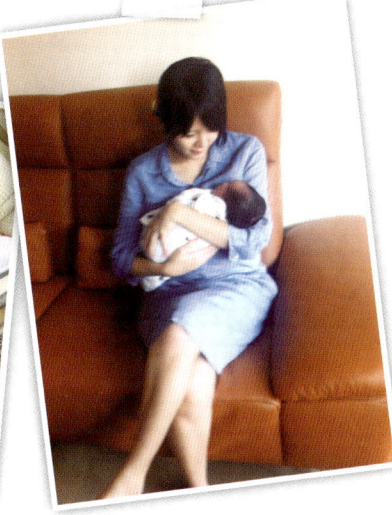

4. 轻轻摇晃宝宝

抱着宝宝走来走去的运动感，是个能让宝宝安静下来的好方法。一直抱着宝宝摇晃手很累的话，也可以将宝宝放在婴儿摇椅或秋千上（如果家附近有秋千的话），轻轻摇晃。如果手边没有这方面的道具，还有一个办法：将宝宝放在汽车安全座椅里，然后把座椅放在运转中的烘衣机或洗衣机上，烘衣机和洗衣机的震动既规则又不会太大，对宝宝来说是很舒服的"按摩"。但切记要用这一招的话，一定要一直守在宝宝身边，不能让他一个人留在座椅里！不然要是机器震动时把宝宝的座椅摇晃到地上就糟了。

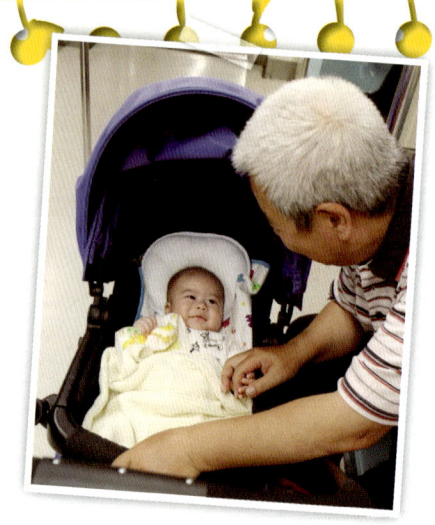

假日推宝宝出门转换心情

如果时间与天气允许，用小推车带着宝宝出去走一走，或者带他坐车兜风都是个很好的安抚方式，自己也能顺便转换心情。

5. 让宝宝吸吮

即使宝宝不饿，吸吮也能稳定他的心跳频率、让他的肚子放松并使他躁动的手脚平静下来。给宝宝安抚奶嘴或者手指吸吮，都是可以让他静下来的方式。

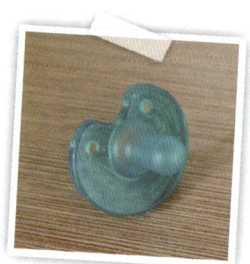

安抚奶嘴

最后，别忘了让宝宝开心的同时也要照顾好自己。整天哭个不停的宝宝会让新手爸妈心烦意乱、长时间睡眠不足，尤其新手妈妈的情绪更容易因为体内性

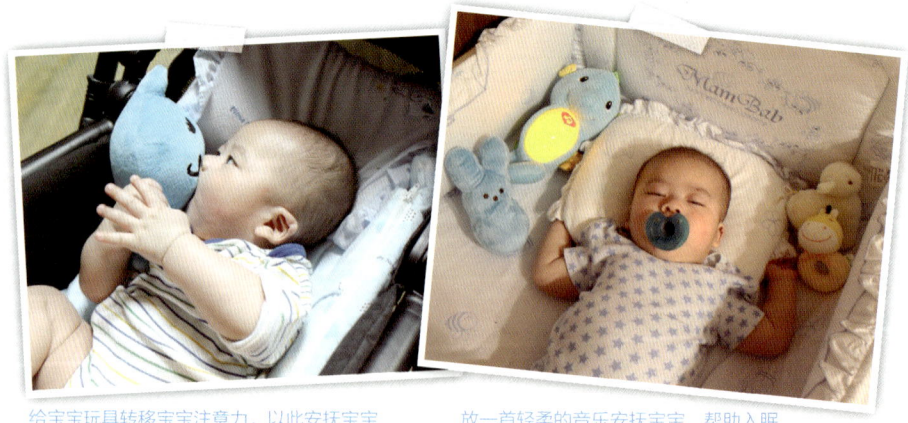

给宝宝玩具转移宝宝注意力，以此安抚宝宝　　放一首轻柔的音乐安抚宝宝，帮助入眠

新手妈妈和宝宝也能开心一觉到天亮 第6章

激素的变化而起伏不定，感到心力交瘁、力不从心。如果您知道自己已经满足了宝宝的需要，也试着安抚他，但宝宝还是不停哭闹，这时候就需要回过头来照顾一下自己，别让自己被宝宝影响心情。建议可以用以下的方式帮助自己放松：

❶ 将宝宝放在一个安全的地方，让他自己哭一会儿。

❷ 打电话给亲友，问问意见。

❸ 休息一下，找人帮您照顾宝宝。

❹ 放点轻柔的音乐，转移自己的注意力。

❺ 深呼吸。

❻ 提醒自己：您的宝宝没有问题，哭闹并不会对他造成伤害，宝宝绝不会"哭死"，可能只是想发泄一下。我一开始也会因为哭声而焦虑不已，长辈在旁"加压"就更紧张，问过小儿科医生才了解适度的哭是完全可以的。

❼ 不断告诉自己：宝宝一定会度过这个阶段。

❽ 无论怎样都不要大力摇晃宝宝来发泄自己的挫折感。

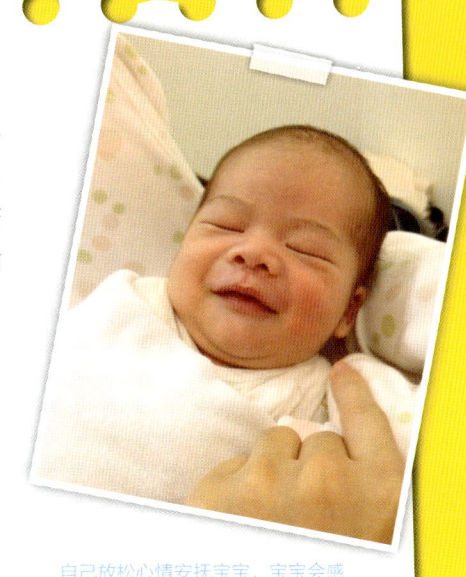

自己放松心情安抚宝宝，宝宝会感受到你的情绪喔

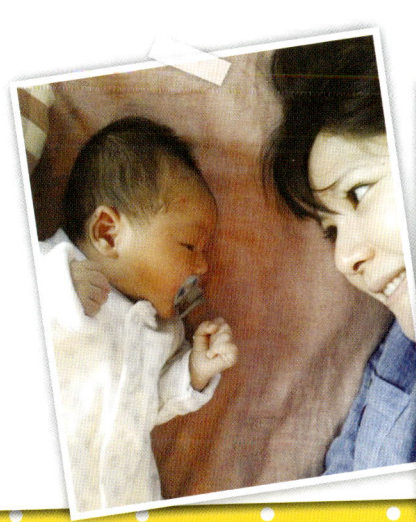
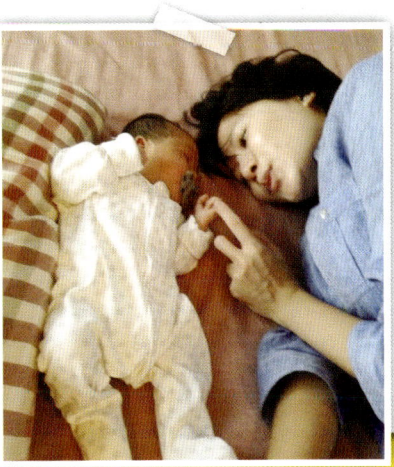

10. 宝宝开心洗澡——沐浴技巧大公开

帮宝宝洗澡的事前准备

替宝宝洗澡的时间选择一天中气温较高的时候为宜，并最好在喂奶前洗澡，以预防溢奶和吐奶后洗澡时，可能造成的吸入性肺炎或窒息等问题。洗澡地点一定要安全、温暖、避风，室温最好在25～27℃为佳。

洗澡前，妈妈要洗手并取下戒指、手表，指甲应剪短。替宝宝准备好以下的用品：

❶ 衣服：先将1件纱布内衣及1件外衣（视需要决定是否需要）套好，质料以易吸水的棉纱材质为佳，少用扣子而用带子系牢。

❷ 尿布或尿裤。

❸ 包巾（视情况决定是否需要）。

❹ 洗澡用具：纱布巾1条、大浴巾1条、婴儿沐浴乳。

❺ 浴盆：准备水时先加冷水再加热水，以防止烫伤。另外以手腕内侧测试水温，感觉温暖即可（38～40℃）。我还买了造型可爱的温度计来用，不但可以用来测试水温，还可以让宝宝玩，吸引他的注意。

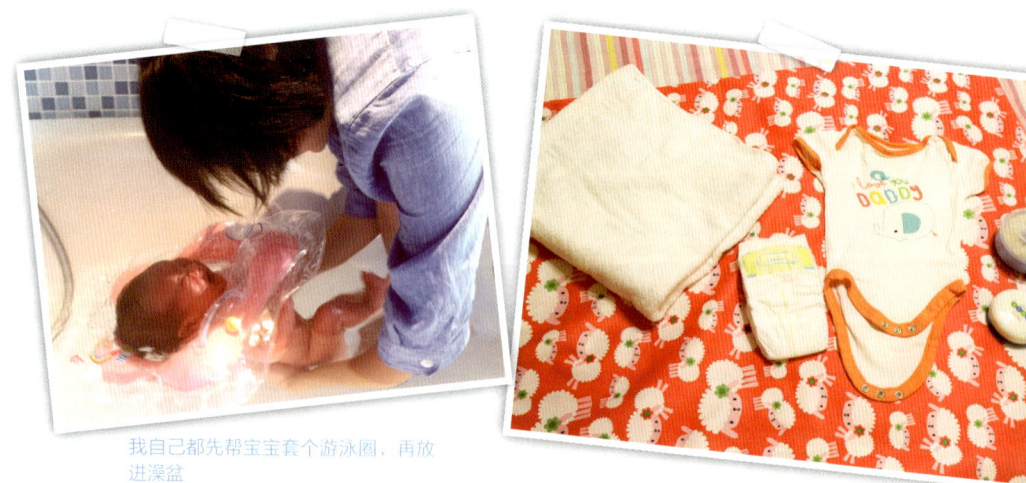

我自己都先帮宝宝套个游泳圈，再放进澡盆

先将洗澡要用的东西准备好

替宝宝洗澡请遵守这个原则

由最干净的地方洗到最脏部位，也就是由**眼睛→脸→躯干→四肢**，最后到穿尿布处。

帮宝宝洗澡的步骤

步骤1 调整宝宝姿势

将宝宝身体夹在妈妈的腰侧处，然后一手托住宝宝的头、颈和背部，如同抱橄榄球的方式。

步骤2 洗脸

以清水擦拭，不须用清洁剂，顺序是：眼（由内往外，不可来回擦拭）→耳→鼻孔→整张脸。

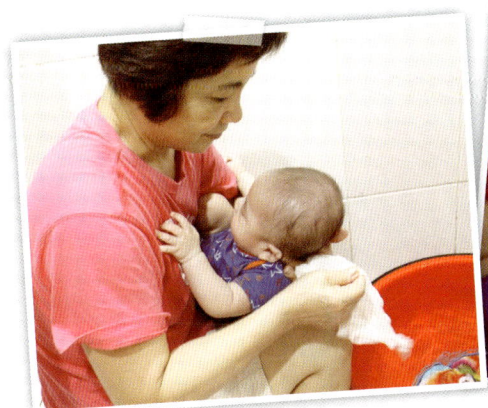

先调整好姿势

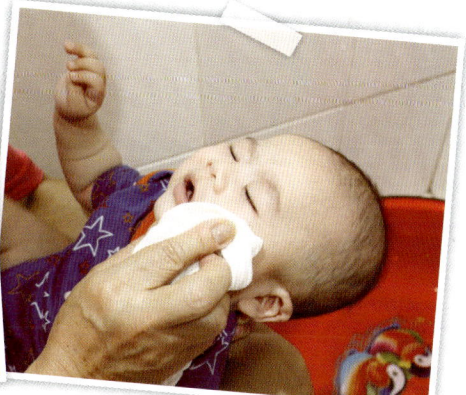

轻轻擦拭宝宝的脸

步骤3 洗头

洗头时以大拇指、中指压住耳朵,防止水流入耳内。先将头发拨湿、手抹沐浴乳轻搓宝宝头发后,用清水洗净并擦干。

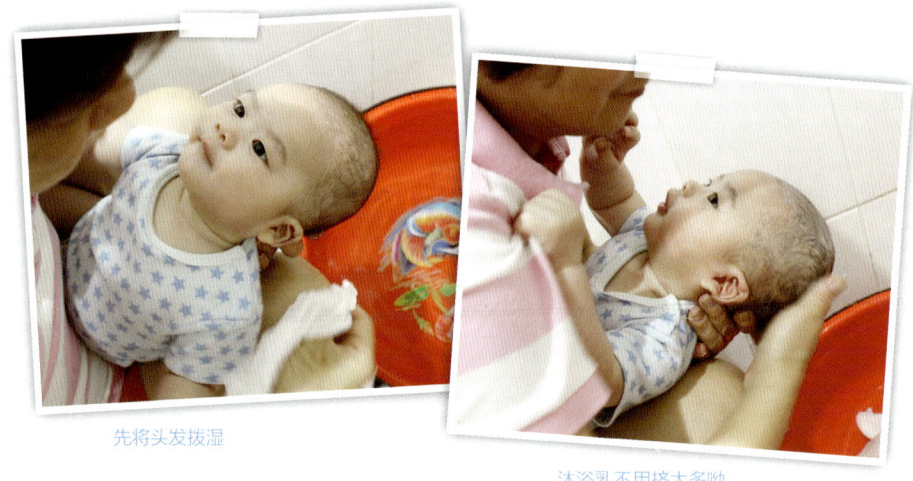

先将头发拨湿

沐浴乳不用挤太多呦

步骤4 脱衣服

于洗脸、洗头后,将衣服、尿布及包巾移除后开始洗澡。

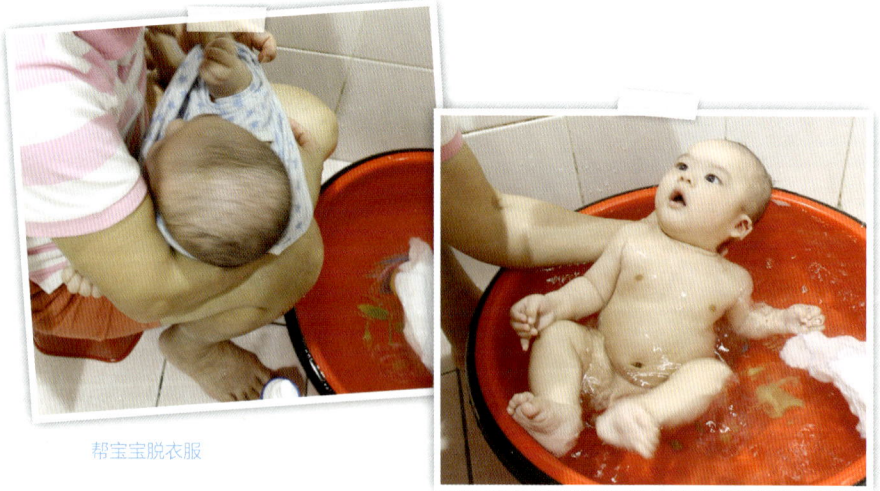

帮宝宝脱衣服

跟宝宝说话增加安全感,帮宝宝适应水温

步骤 5 洗身体

- 先用水轻拍宝宝前胸，以帮助宝宝适应水温。然后将宝宝抱入澡盆内，一手抓稳宝宝远端手臂。洗时由前胸洗到上肢、腹部、下肢。

- 接着洗背部，让宝宝的双手"趴"在妈妈前臂上，一手抓稳宝宝远端手臂。洗时由背部洗到臀部、下肢。

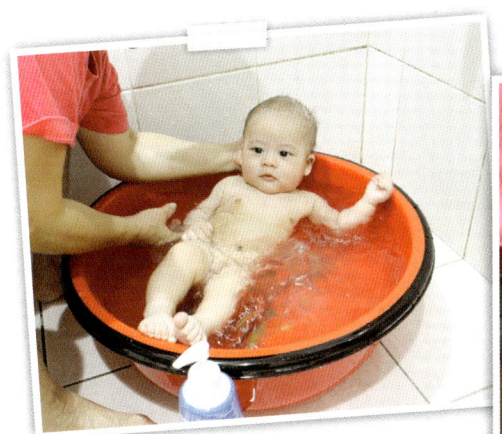

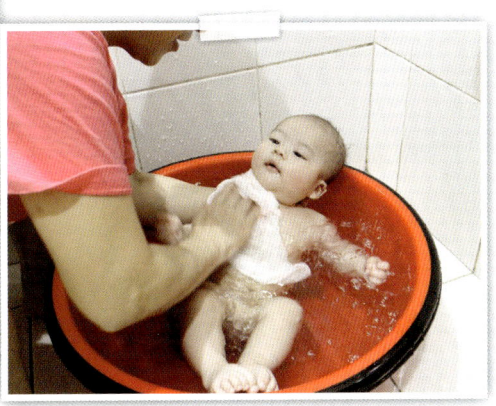

拿纱布巾开始帮宝宝洗身体

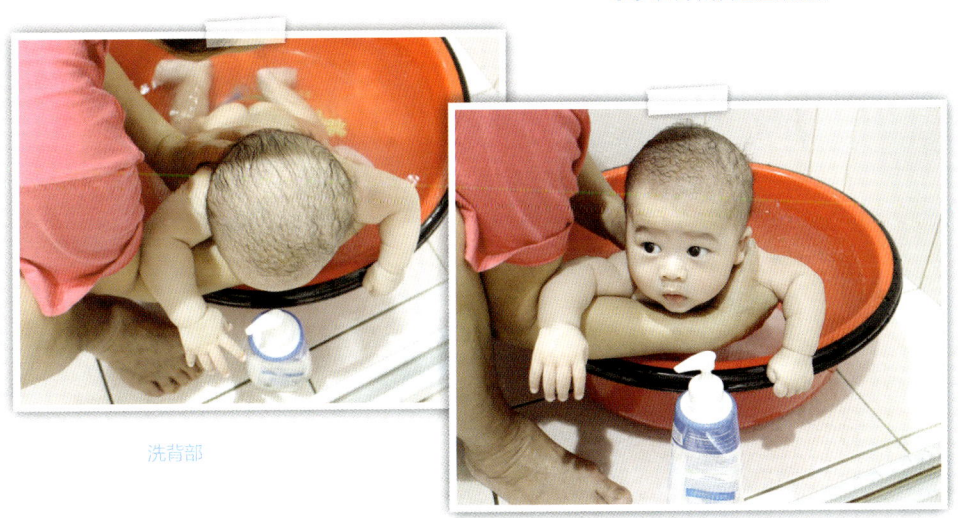

洗背部

将宝宝抓稳以免宝宝不小心喝水

步骤6 洗生殖器

- 将婴儿回复到洗前胸的姿势。
- 将沐浴乳清洗干净,如有粪便附着须以小毛巾擦去,以减少红臀的发生。
- 女婴多注意会阴部的清洗,小阴唇的皱褶处应撑开由前向后擦。
- 男婴则将尿道口、包皮皱褶、阴囊洗净。清洗阴茎时,用清水冲一冲、温柔地拨开一点,遇到阻力不要再往前推。多数宝宝在婴儿期都是"包茎"的状态,长大后会改善,不用太紧张。

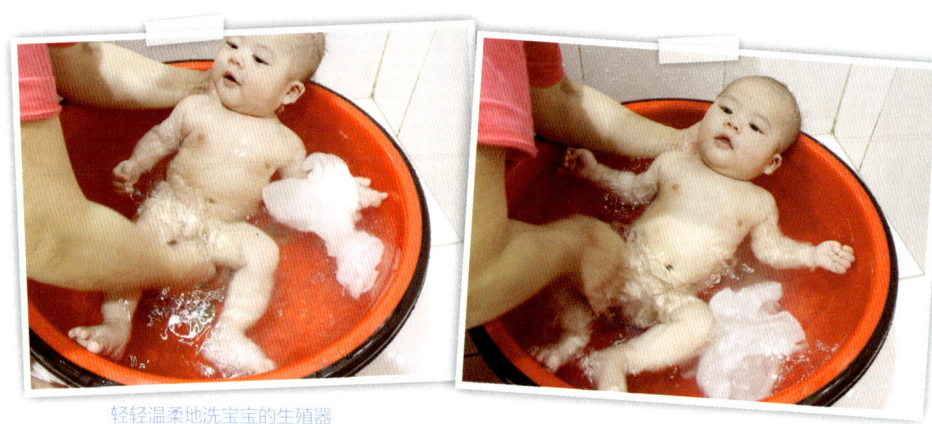

轻轻温柔地洗宝宝的生殖器

步骤7 最后的加强工作

腋下、颈部、腹股沟等皱褶处应多加强清洗。

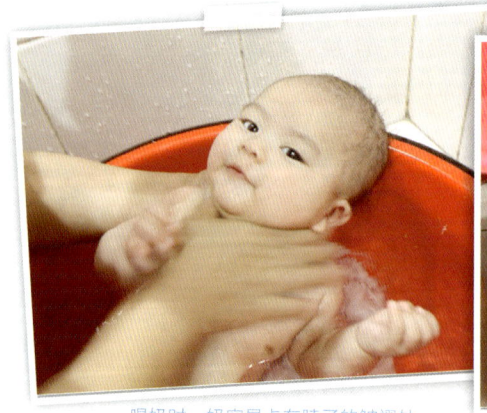

喝奶时,奶容易卡在脖子的皱褶处,这里要加强清洗

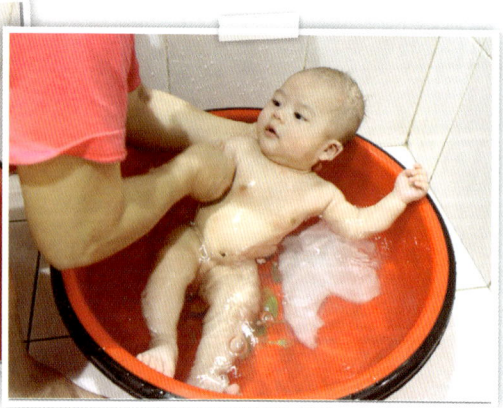

加强清洗腋下

步骤8 擦干

身体洗净后，将宝宝抱出浴盆，用大浴巾以按压方式擦干身体，应注意耳后关节及皮肤皱褶处。

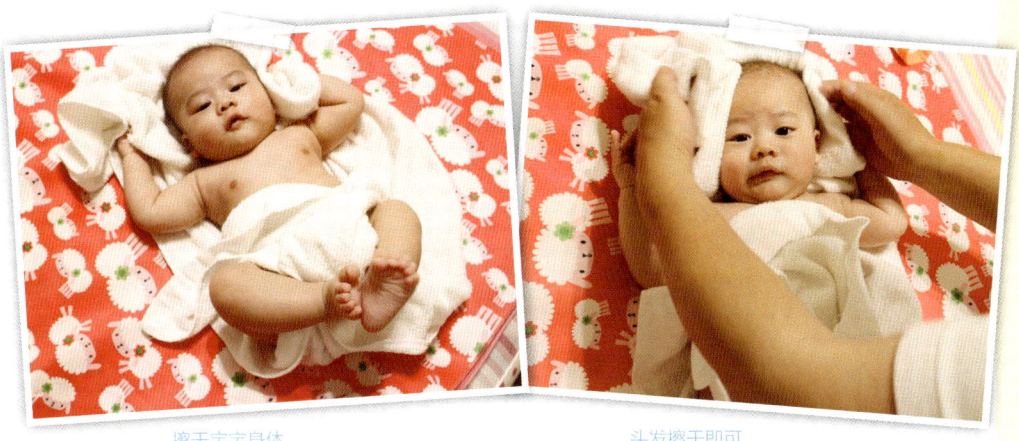

擦干宝宝身体　　　　　　　　　　头发擦干即可

步骤9 最后的收尾

包上尿布或尿裤，穿上衣服并拉平、拉整齐，且要注意宝宝活动是否舒适。

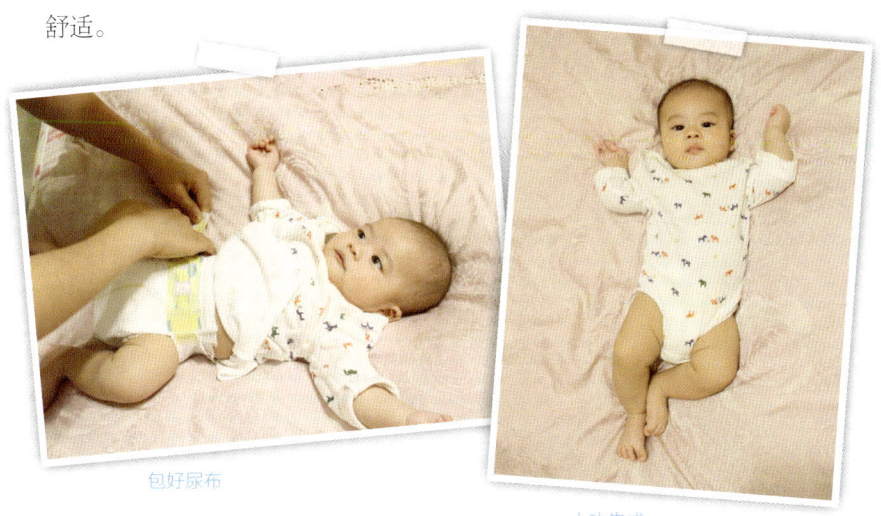

包好尿布

大功告成

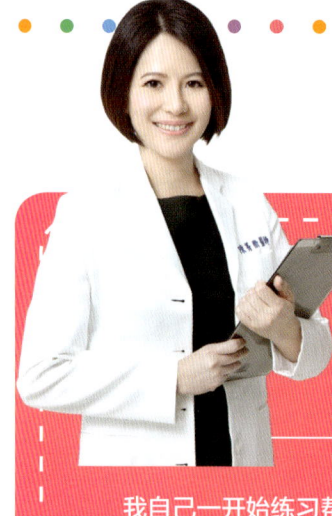

妇产科医师来告诉你：
替宝宝洗澡的注意事项

我自己一开始练习帮小宝宝洗澡时真的很紧张，洗一个那么小的小人，结果我自己却全身都湿了……以下列出一些帮宝宝洗澡的注意事项供大家参考。

① 若宝宝哭得很厉害可以先洗背部，并一边洗澡一边与宝宝说话，给予声音刺激、安抚宝宝。

② 如果宝宝皮肤有干燥或脱皮，可以在洗澡后使用婴儿乳液涂抹。

③ 清洗生殖器时应由前往后洗，以防肛门细菌污染尿道或阴道。

④ 脐带通常在出生后7～14天脱落，脐带在脱落前不要浸水太久，以免不易干燥。

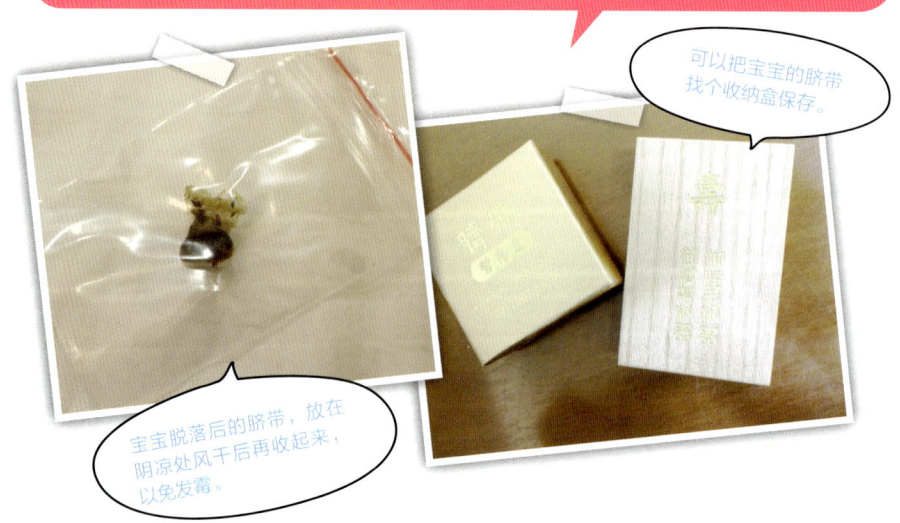

宝宝脱落后的脐带，放在阴凉处风干后再收起来，以免发霉。

可以把宝宝的脐带找个收纳盒保存。

11. 宝宝脐带护理与注意事项

帮宝宝做脐带护理要先准备好

☐ 75%酒精溶液一瓶。
☐ 95%酒精溶液一瓶。
☐ 灭菌小棉签一包。

脐带护理的步骤与注意重点如下，一天至少执行3次以上，于喂奶前及进食后两小时、更换尿布时执行。沐浴后也要以大毛巾擦干后进行一次。

❶ 将脐带根部周围皮肤以左手拇指与食指撑平，先以一支干棉签蘸75%酒精，由脐带根部往周围皮肤行环状消毒2～5厘米，间隔10～15秒后，再以95%酒精棉签消毒1次即可。

❷ 如脐带周围皮肤出现水样分泌物、红肿、有臭味情形，则须以75%酒精消毒3次，每次间隔10～15秒，最后以95%酒精消毒1次，促进干燥。

❸ 脐带不须包扎，但须保持干燥。

❹ 前面的尿片最好反折下来，不要盖到脐带。男宝宝包尿布时，应将阴茎朝下，如果脐带尿湿或沾染大便要尽快护理。

在家坐月子的妈妈可以准备1个脐带护理包。

❺ 即将脱落的脐带，根部处会有少量黄色分泌物和渗血，此为正常现象，应持续给予脐带护理，并保持干燥。如果有红肿、恶臭之情形，应立即就医。

❻ 脐带脱落的时间会依宝宝的情况有所不同，出生1～2周后，一般都会自行脱落，妈妈请勿用力拉扯。脐带脱落后仍会有少量渗血和分泌物，妈妈可持续执行脐带护理，直到干燥且无分泌物为止。

12. 帮宝宝按摩

有些妈妈可能觉得奇怪：为什么要帮婴儿按摩呢？这真的有需要吗？其实，替婴儿按摩是一种沟通方式，可以帮助父母更加准确地掌握如何安抚孩子，尤其新手爸爸妈妈常困扰于无法辨别孩子哭声所代表的意义，透过抚触与按摩可以建立起亲子间爱的沟通模式，让宝宝感受到安全与关怀，适时舒缓宝宝的各种不适。按摩有以下5种好处：

❶ 可增进宝宝的运动量，刺激排泄、减轻腹胀、增加食欲。

❷ 可强化宝宝的免疫能力，增强对疾病的抵抗力。

❸ 让宝宝产生愉快及放松的感觉、睡得更安稳，哭闹的时间也会减少。

❹ 促进宝宝的血液循环，增进皮肤健康与弹性。

❺ 可增进亲子关系。

帮宝宝按摩的好处有这么多，只要宝宝需要安抚、呈现清醒愉快的状态、有意愿与人互动的时候，就可以调好适当的光线与舒适的温度，找个可以放松下来的小角落，开始替宝宝按摩。

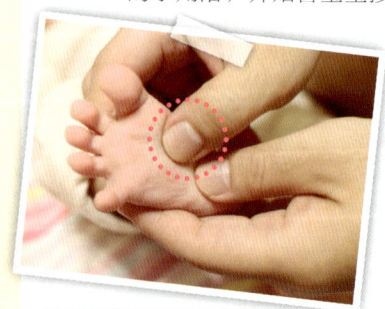

爸爸妈妈的指甲要修圆圆哟

帮宝宝按摩前，请准备……

❶ 准备好尿布、湿巾、更换的衣服、乳液或按摩油，以及几个宝宝喜欢的小玩具。

❷ 长的指甲有伤害到婴儿皮肤的危险，父母请将指甲剪短，并把前端部分修圆。

❸ 手表、饰品（如戒指）有可能伤到婴儿的皮肤，或因为突然让婴儿触碰到冰冷的金属物而受到惊吓，因此必须卸下。

❹ 如果头发太长，抱婴儿时头发难免会触碰到孩子的脸，应该用橡皮筋绑起来，也可以避免被宝宝拉扯得很痛。

❺ 选择不会束缚身体、让你感到轻松的服装最为理想。最好穿可以不用太勉强就能够盘腿坐、或M字形坐的服装。

帮宝宝按摩，请注意……

❶ 帮宝宝按摩的双手要干净，且温暖、放松。

❷ 在安全且温度适中的空间进行（冬天要开暖气），干净的地板上也可以。

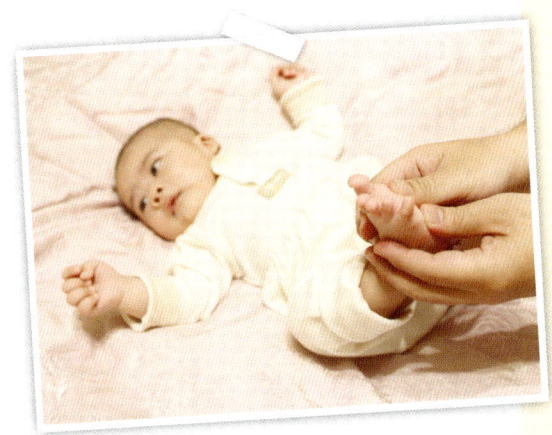

❸ 不一定要脱光光也可以按摩，按摩的部位与时间长短视宝宝的意愿决定。

❹ 宝宝拒绝时不要勉强，也不要在宝宝处于睡梦中时吵醒他。

❺ 身体不适或接受预防注射后48小时内，都暂时不要给予按摩与抚触。

❻ 按摩时不可以用力过度，不要对婴儿的皮肤有任何强力的刺激。触碰柔和，也要注意不可拉关节或扭肌肉。

❼ 做过几次按摩之后，即可了解婴儿喜爱的部分或不喜爱的部分。抚摸到让婴儿感到不舒服的部分时，就不要继续做，转移到其他的部位。

❽ 不要过度按摩。不要以为婴儿看起来很舒适，就一直做相同的动作。以本书所介绍的次数为基准，留意给予适当的刺激，整个过程约10分钟完成。

❾ 可以先测试宝宝对按摩油或乳液是否会过敏。先擦约1元硬币大小在宝宝手腕或脚踝内侧，静待20～30分钟（完全确定需等候12～24小时）再做观察。若出现过敏反应，间隔一段时间，再做其他油品或乳液的测试。

帮宝宝按摩：手脚掌

使用手指或拇指的侧腹按摩，动作不超过10分钟，可以一边搓揉一边对婴儿说一些关爱、温柔的话语，若宝宝表现出不舒服则立刻停止。

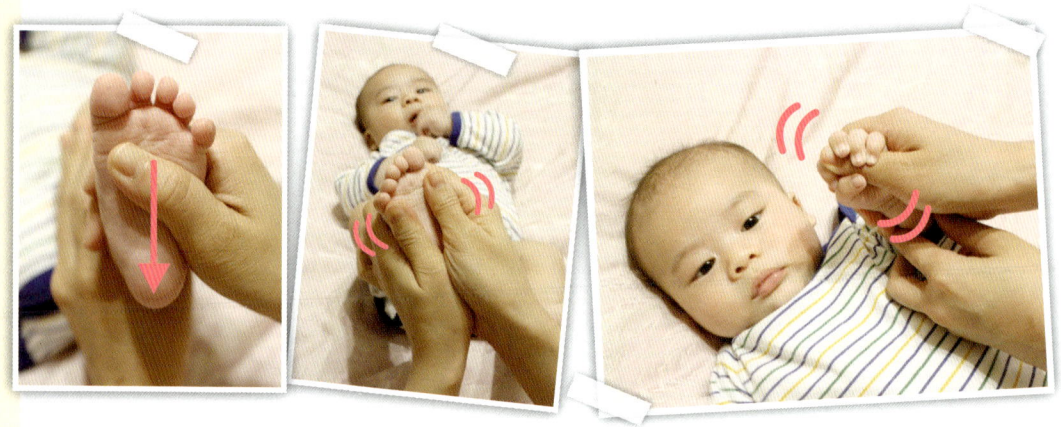

帮宝宝按摩：四肢

步骤1 双手夹住小手臂或腿，上下搓揉。

步骤2 在靠近肩膀的地方固定支托婴儿的手臂（或腿），双手朝相反方向上下移动、轻轻地捏揉。动作不超过10分钟，一边搓揉一边对婴儿说一些关爱的话语。

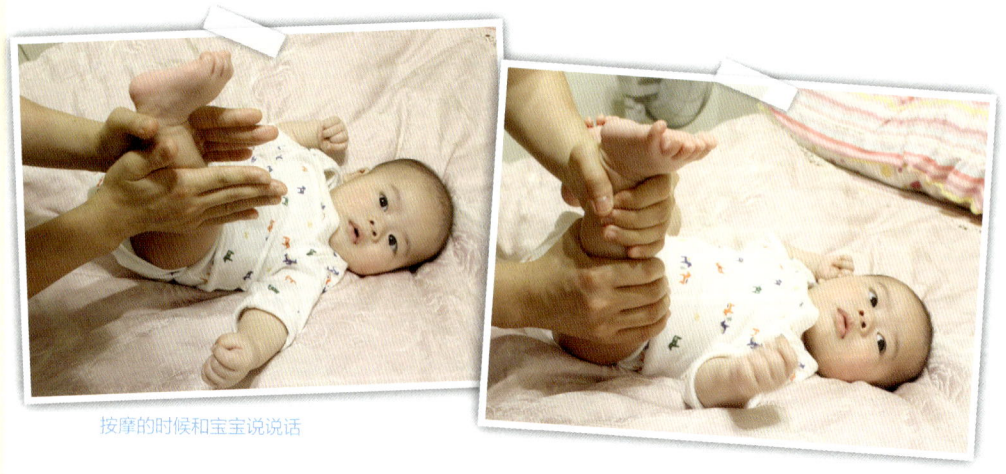

按摩的时候和宝宝说说话

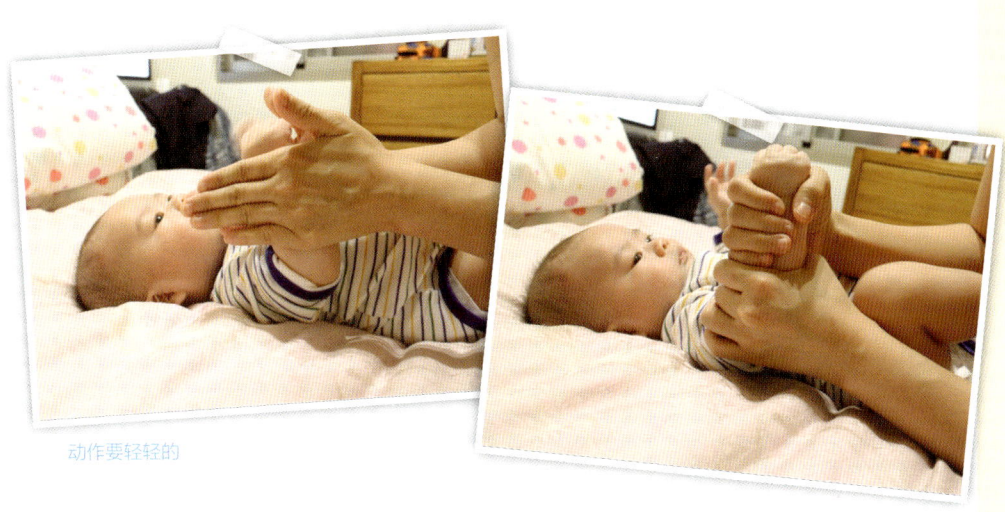

动作要轻轻的

帮宝宝按摩：脸部

婴儿的脸蛋累积了许多吮吸、哭啼和长牙的压力，用大拇指由里到外推推小脸，让上下唇形成微笑状。动作不超过10分钟，做10下即可。

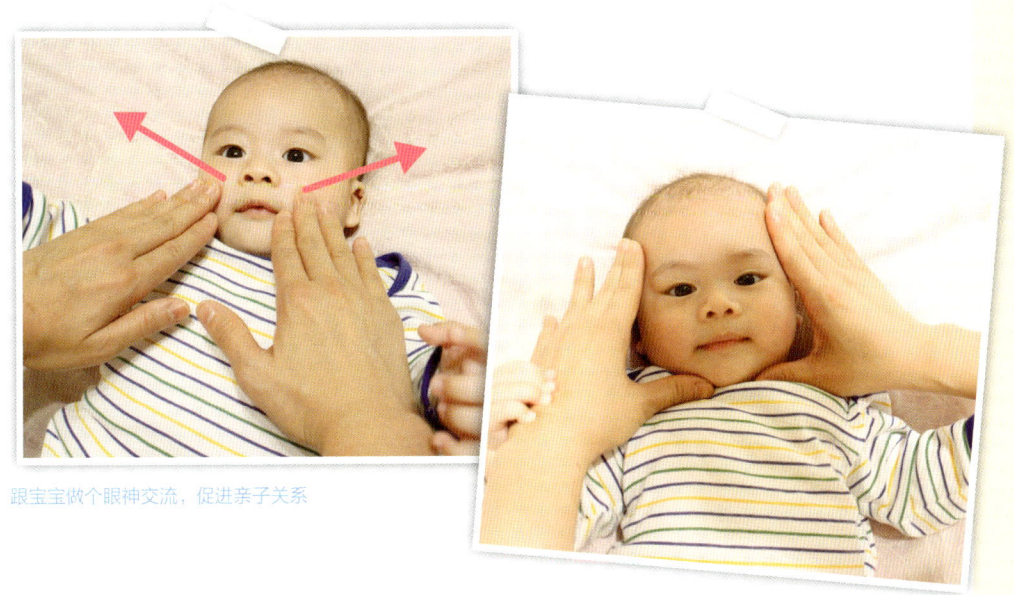

跟宝宝做个眼神交流，促进亲子关系

帮宝宝按摩：背部

把手弓成杯状，由上至下轻轻拍打宝宝背部，动作不超过10分钟，做10下即可。

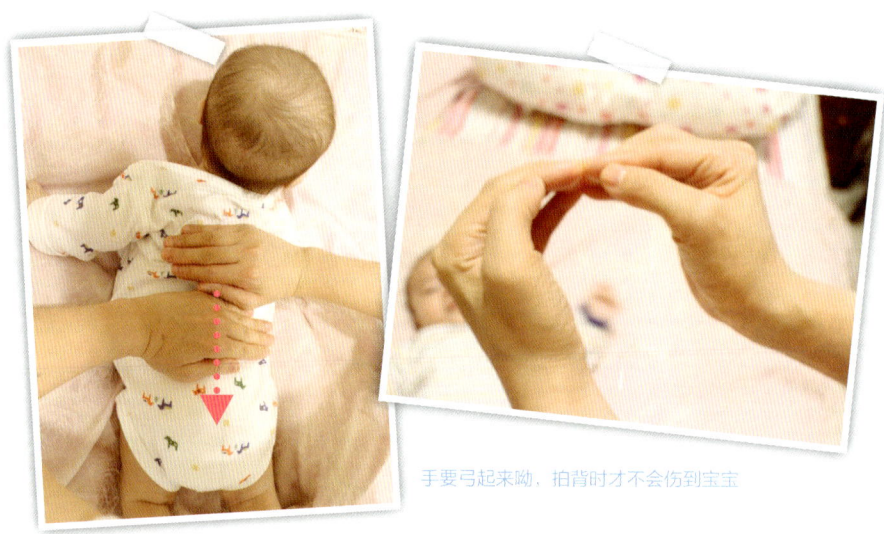

手要弓起来哟，拍背时才不会伤到宝宝

帮宝宝按摩：胸部

将双手放在宝宝胸部的中央，顺着肋骨轮廓往两旁推，有如抚平书本的纸张般。双手一直紧贴婴儿的身体，再将双手以心形动作移回中央。动作不超过10分钟。

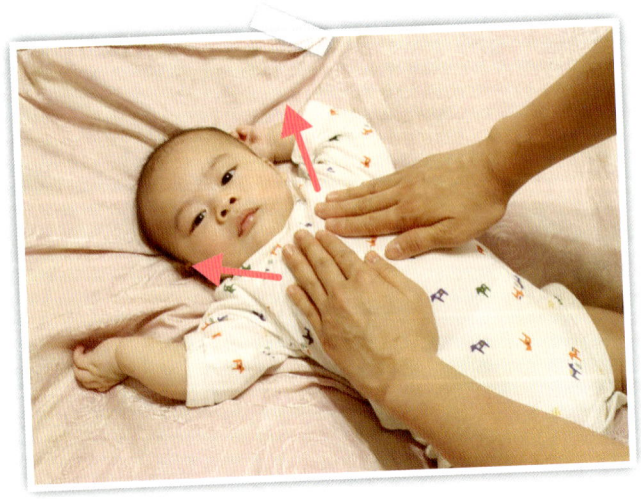

帮宝宝按摩：腹部

轻轻按摩肠道与腹部，帮助排气与放松。可以由上至下、螺旋画圆状等方式进行，一种做法不超过10次，不超过10分钟。同时用关爱的语调向宝宝说"妈妈爱你"，宝宝会很开心的！脐带未脱落时，暂不进行此项手法按摩。

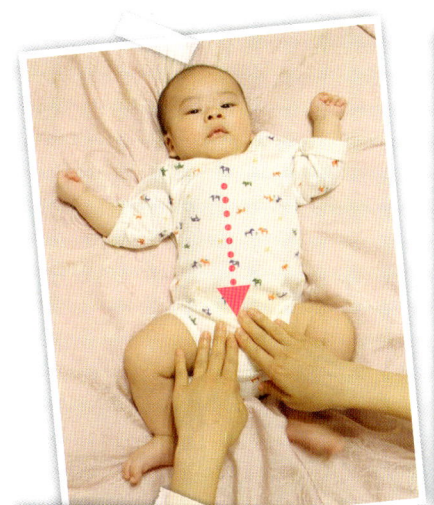
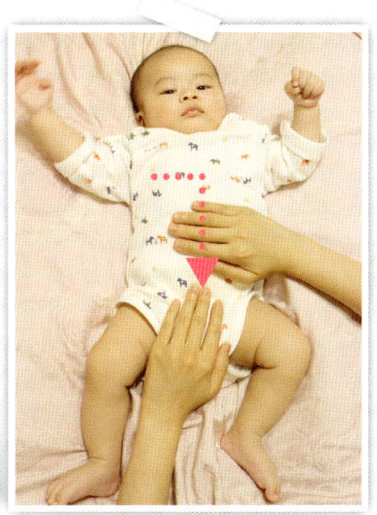
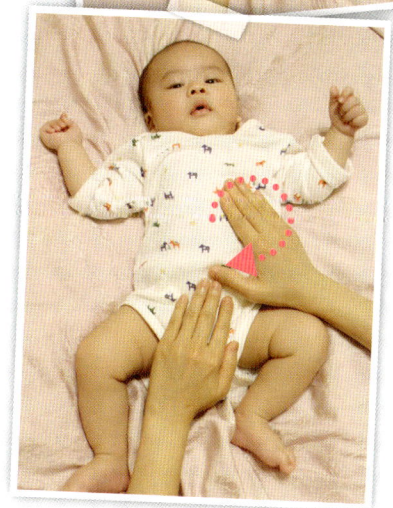

帮婴儿按摩必须持之以恒才能达到效果，千万不要因为婴儿一两次的反抗而放弃。更要记得不要操之过急，按摩是要让婴儿感到舒适，而非强迫婴儿接受。不论孩子几岁，您都可以运用抚触与按摩，用爱的手法来安抚孩子、增进他的健康，甚至改善他生病不适的症状。

13. 怎么调整宝宝的日夜作息

在子宫里没有日夜之分，所以小宝宝在刚出生的第一个月也不太会有日夜的观念，多半三四个小时就要哭一次，让妈妈没办法好好休息，必须一直起来喂奶。建议妈妈们可以在要睡觉前的一餐让宝宝多吃一点，延长一点睡觉的时间，再将这个时间循序渐进地慢慢一次一次拉长。此外，妈妈们也必须让宝宝习惯有"日夜"这个东西，所以白天就算宝宝在睡觉也要让阳光透进来，或硬是要开灯，让宝宝知道这叫做"白天"，不是应该睡觉的时间。到了晚上，就算明明该睡了宝宝还是很兴奋，也要把气氛弄得暗暗的，让宝宝明白：看到这种暗暗的状态就该睡觉了。在这样的调整下，一般3~6个月后，宝宝就能够配合大人的作息了。

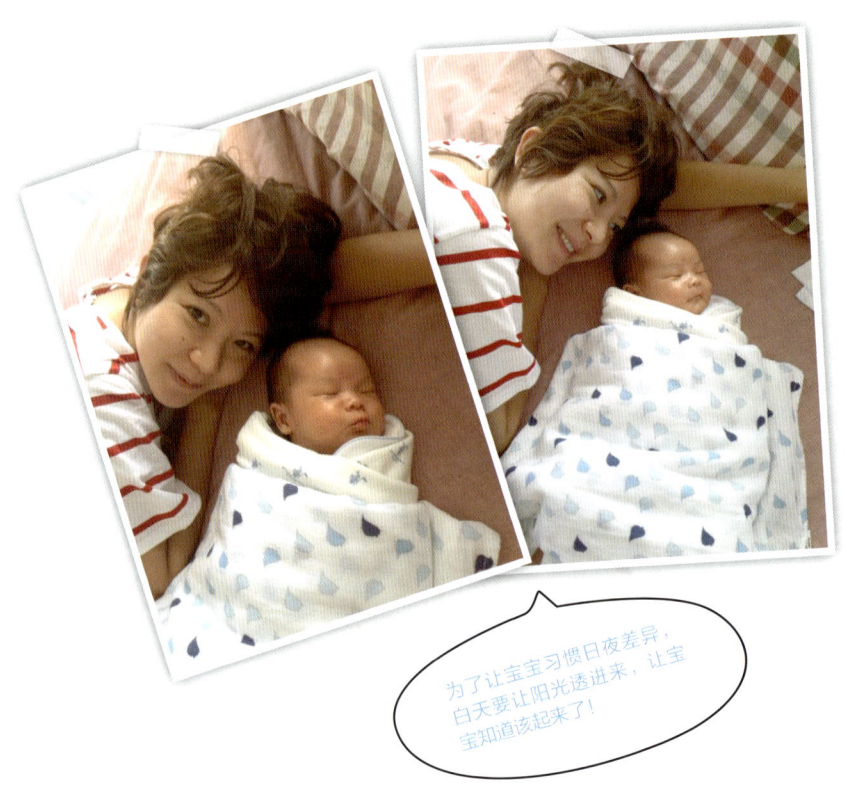

为了让宝宝习惯日夜差异，白天要让阳光透进来，让宝宝知道该起来了！

14. 婴儿包巾使用方法

帮宝宝包包巾除了在冷气房、冷风中有保暖作用外，最重要的是可以避免外在环境产生过大声响时惊吓到宝宝。此外，新生儿脖子尚未发育完成，身体又软，抱起来容易滑落，有了包巾的支撑，一来比较方便好抱，二来可以避免较大的声响造成宝宝产生惊吓反射动作挣扎。该怎么替宝宝包包巾才不会松脱呢？看似简单的步骤，其实蕴含了一些诀窍，多练习几次，新手妈妈就能熟能生巧！

请照着以下的步骤进行（以惯用右手为示范）：

步骤 1 先将包巾折出方形，转个90度变成菱形，呈现上下左右4个尖角，把宝宝放在"上尖角"下约10厘米处。

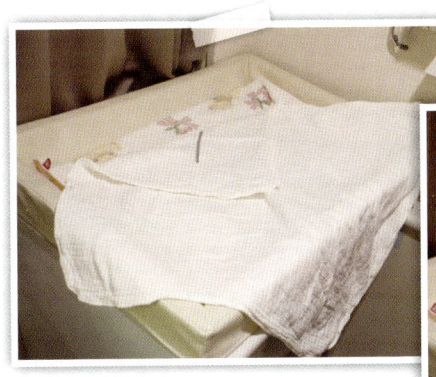

将包巾角拉开，将最上面的一个角折下来

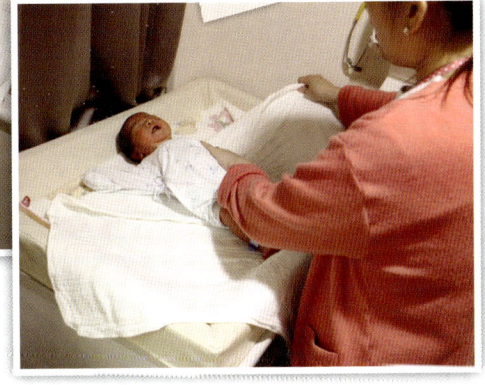

把宝宝放在"上尖角"下来约10厘米处

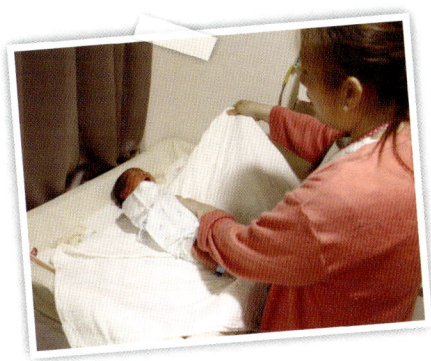

步骤 2 "右尖角"折过来盖过宝宝，角度略偏斜左下方。

步骤3 把剩下的一角塞到宝宝的屁屁下固定住。

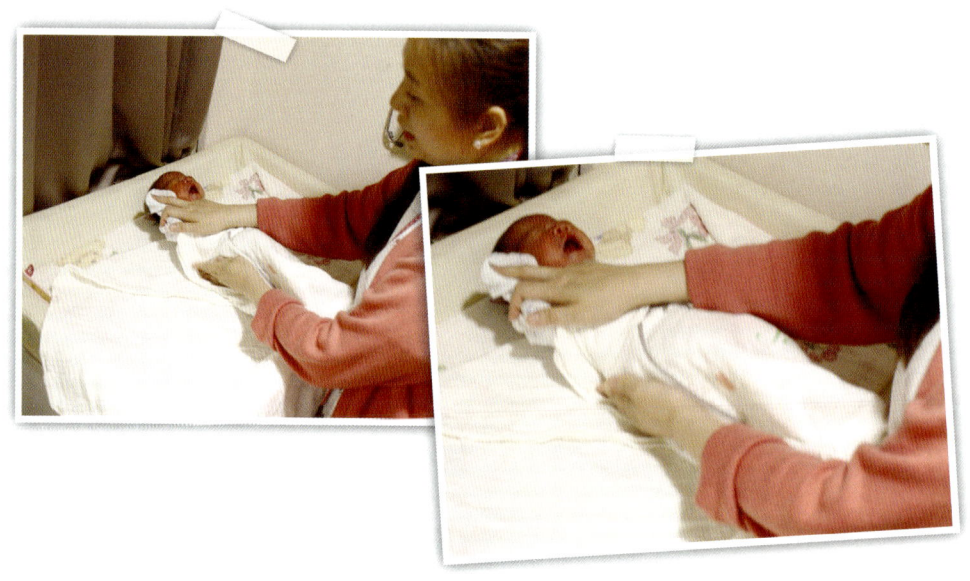

步骤4 "下尖角"翻上来盖住宝宝的腹部之后塞到宝宝的背后（如果够长的话），若不够长就不用塞，直接盖到宝宝的肚子上。

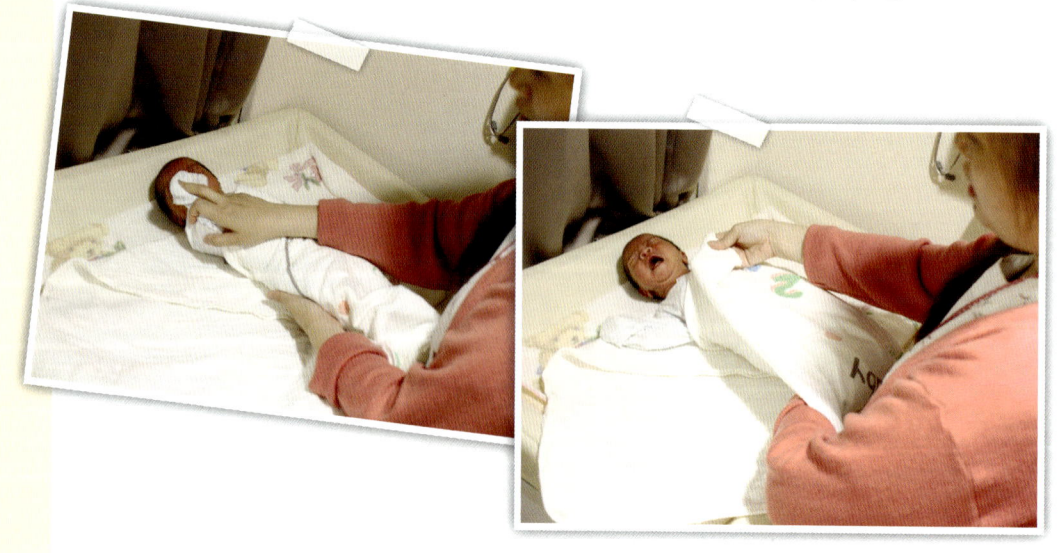

步骤5 "左尖角"同步骤2方式折过去，盖在最外层之后用有松紧带的东西把宝宝整个圈住，过长的包巾部分塞入宝宝身体后方即完成。

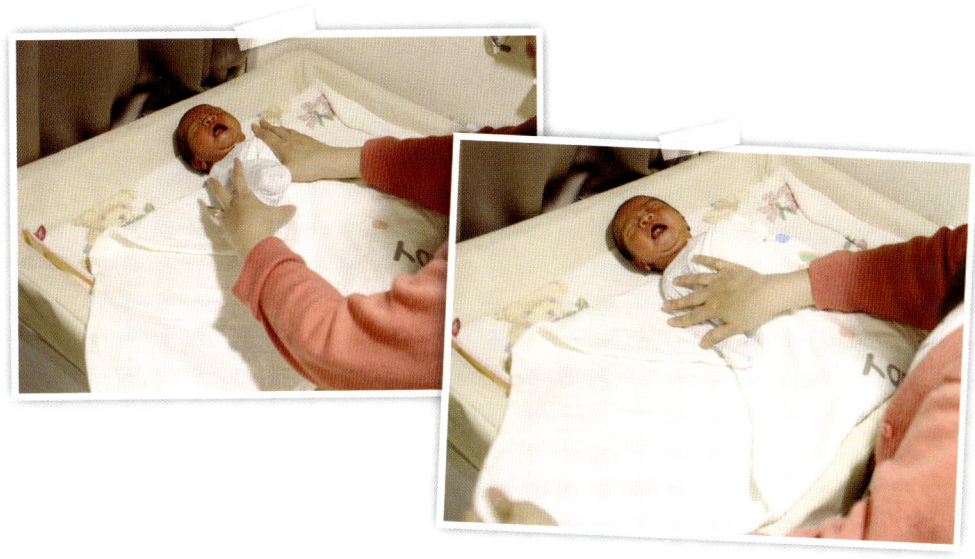

步骤6 宝宝已经包好了！若担心容易松脱，还可以拿包巾带子固定或是利用有自粘设计的宝宝腹带固定亦可。

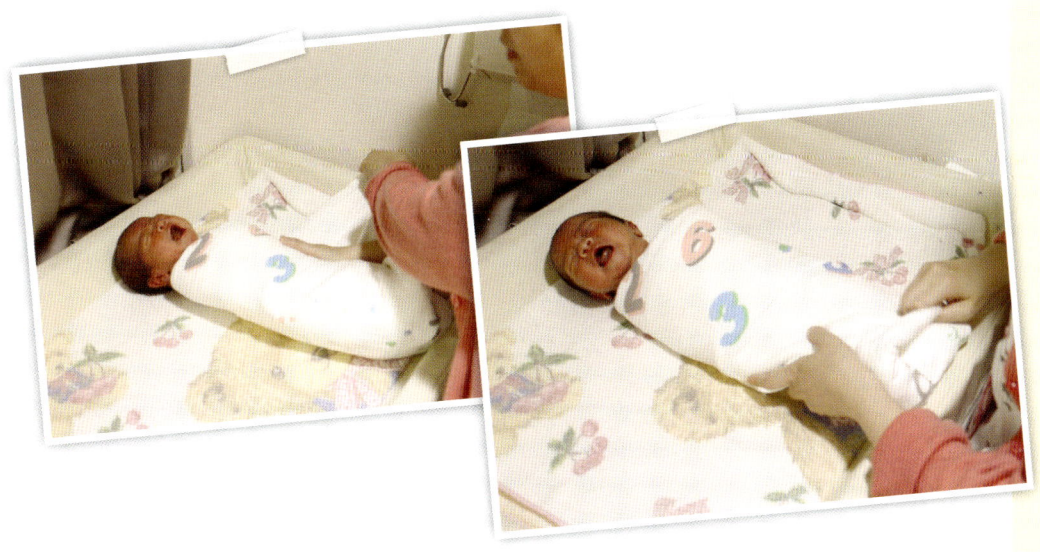

使用包巾时，有以下这些注意事项要小心：

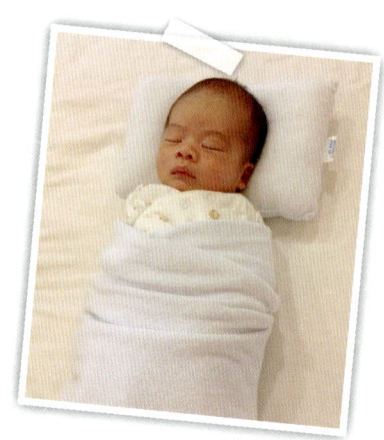

使用婴儿包巾，宝宝睡得很安稳

❶ **材质**：由于新生儿的皮肤特别娇嫩，包巾的材质尽量选择棉质产品。

❷ **厚薄**：包巾的厚度可以依照季节来做选择。夏天天气较炎热，可以选择薄的包巾；秋冬可以选择较厚的包巾来御寒。不过，使用包巾时一定要注意宝宝是否穿太多而流汗，否则容易长痱子或是因太热、睡不好而哭闹。

❸ **衣服先拉平整**：若衣服没有拉平整就包包巾，宝宝会因为身后不平整而不好睡，所以切记要先将衣服拉整齐再包喔！

❹ **抱姿**：使用包巾要抱起宝宝的时候，有些新手妈妈会忽略要抱住宝宝后脑、颈部和屁股的地方，而只抓包巾对角两端，有危险之虞，要特别小心。

❺ **对付常挣脱包巾的宝宝**：有些宝宝活动力较强，手脚会从包巾中挣脱出来，若宝宝清醒时，不妨解开包巾让他自由活动，睡觉时再包起即可。

❻ **包巾并不是一定要包**：包巾的功用主要是让新手妈妈抱新生儿时比较好抱，另一方面可以避免宝宝因为环境声音过大而受到惊吓，并避免在冷气房内着凉。为了让宝宝手脚可以自由活动，使用包巾时间视宝宝的状况因人而异，没有一定的时间规定，也没有规定一定要包包巾才好。

❼ **还可以选择"懒人包巾"**：包巾技巧真的很难，我常常好不容易包完，宝宝又伸出两只手嘲笑我。幸好现在市面上买得到"懒人包巾"，是用自粘设计的，比较简单，像我这样没天分的妈妈就可以考虑用这一招。

15. 宝宝的心智发育怎样才是正常

相信妈妈们常常都会有一些宝宝发育方面的疑问。如：我的宝宝到这个月数、岁数，还不会走路、还不会讲话，这样的表现是正常的吗？在这里提供参考用的表格，大家可以用此为参照依据看看自己的宝宝是否一切发育都在轨道上。但就算发育的速度和表格上的不同也先不要太紧张，还是要经过专业人士检查过才可以判断。

【动作】

宝宝年纪	可以做这些动作
4个月	趴着抬头90度
6个月	仰卧拉起头部会向后倒、双手撑坐
9个月	坐得很稳，手不用扶
1岁	扶桌椅侧走、可以用捏的（拇指和食指）捡起小东西
1岁3个月	可以放手自己走
1岁6个月	走得很稳，可以拿小小的东西放进小罐子
2岁	可以抱东西向前走10步
2岁6个月	双脚离地跳跃
3岁以后	可以蹲下站起、跑步、双脚跳、画直线
4岁	上楼梯一脚一阶不用扶
5岁	下楼梯一脚一阶不用扶

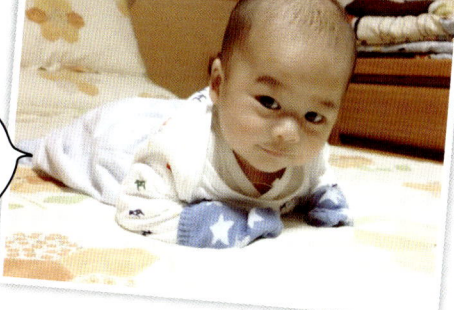

快满4个月大的宝宝已经可以抬头90度了。

【认知】

宝宝年纪	认知发展程度
4个月	会追视移动物体
6个月	能伸手碰到玩具
9个月	转头向下寻找掉落不见的玩具；分辨熟人和陌生人
1岁	对于同样的事情可以发展出不同的做法
1岁3个月	简单地动手解决问题（例如取出瓶子里的葡萄干）
1岁6个月	记得家里常用东西藏放地点，能自己找出来
2岁	模仿大人做家事；会使用多数日常器具（锅、碗、扫把、抹布、开关）
2岁6个月后	一页一页翻书、旋开瓶盖
3岁以后	可以配对一样的图形、理解语言和图片的对应
4岁	可以一一对应数字
5岁	可以仿画基本图形、说4种颜色名称、读阿拉伯数字、有"量"的概念
6岁	可以垂直仿写、具备基本常识

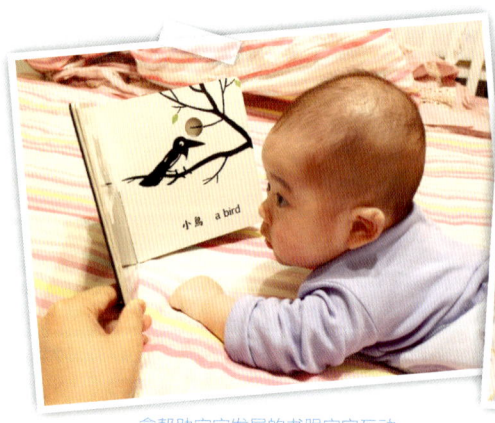

拿帮助宝宝发展的书跟宝宝互动

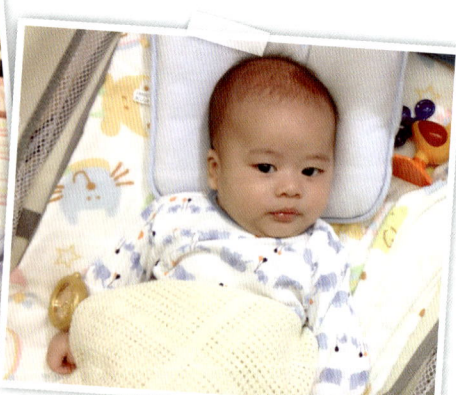

给宝宝可以咬的玩具

【语言沟通】

宝宝年纪	语言沟通能力
4个月	咕咕发声
6个月	转头寻找声音来源
9个月	对常用词语（如自己的名字、"不可以"等）有反应
1岁	听懂简单的日常生活指令，模仿拍拍手、再见等手势
1岁3个月	发声种类丰富，可以听懂日常生活指令，能以口语或肢体表达需求
1岁6个月	发声种类丰富，可以听懂日常生活指令，能以口语或肢体表达需求，可以做出社交手势如拍拍手、再见
2岁	具备8个以上有意义语汇，可以仿说词语或片语，听得懂身体部位
2岁6个月后	语汇多不胜数，可以使用较长的词语
3岁以后	可以一来一往切题对答，使用问句
4岁	可以描述物品用途、仿说句子
5岁	可以述说事件
6岁	可以看连环图画，说简单故事

【社会情绪】

宝宝年纪	社会情绪
4个月	面对面时能持续注视人脸，表现出对人的兴趣
6个月	容易逗笑
9个月	可以分辨熟人和陌生人（喜欢熟人抱、看到陌生人会害羞或害怕）
1岁	与大人有游戏的默契（简单的互动游戏如和大人击掌等）
1岁3个月	能稳定与人对视，在适当的情境下自己做出拍拍手、再见等手势
1岁6个月	可以指出物品，有展示、分享喜悦的行为；主动找大人玩
2岁	能配合他人，能频繁地一来一往互动，不会叫唤不理
2岁6个月后	对日常事务反应稳定，不会有伤害自己或别人的激烈行为

16. 什么时候要注射预防针

以下是北京市免疫规划疫苗免疫程序，其他省市会略有差别。因此建议大家参考当地最新的规定。

年龄	疫苗名称	针（剂）数	可预防疾病
出生	卡介苗	第一针	结核病
	乙肝疫苗	第一针	乙型病毒性肝炎
1月	乙肝疫苗	第二针	乙型病毒性肝炎
2月	脊髓灰质炎疫苗	第一剂	脊髓灰质炎
3月	脊髓灰质炎疫苗	第二剂	脊髓灰质炎
	无细胞百白破疫苗	第一针	百日咳、白喉、破伤风
4月	脊髓灰质炎疫苗	第三剂	脊髓灰质炎
	无细胞百白破疫苗	第二针	百日咳、白喉、破伤风
5月	无细胞百白破疫苗	第三针	百日咳、白喉、破伤风
6月	乙肝疫苗	第三针	乙型病毒性肝炎
	流脑疫苗	第一针	流行性脑脊髓膜炎
8月	麻风二联疫苗	第一针	麻疹、风疹
9月	流脑疫苗	第二针	流行性脑脊髓膜炎
1岁	乙脑减毒疫苗	第一针	流行性乙型脑炎
	甲肝疫苗	第一针	甲型病毒性肝炎
1.5岁	无细胞百白破疫苗	加强	百日咳、白喉、破伤风
	麻风腮疫苗	第一针	麻疹、风疹、流行性腮腺炎
2岁	甲肝疫苗	第二针	甲型病毒性肝炎
	乙脑减毒疫苗	第二针	流行性乙型脑炎
3岁	流脑疫苗（A+C）	加强	流行性脑脊髓膜炎（A群和C群）

还有一些疫苗是不属于计划免疫范围内的。比如以下这几种。

1. 甲型肝炎疫苗

预防疾病：甲型肝炎。甲型肝炎疫苗有两种剂型可供选择：甲型肝炎减毒活疫苗和甲型肝炎灭活疫苗。给宝宝接种，要尽可能选择甲型肝炎灭活疫苗。灭活甲型肝炎病毒疫苗的全程免疫需要接种2次，第1次基础免疫最好安排在宝宝12~23个月时，在第1次接种后的6~18个月后再进行加强免疫，也就是第2次接种。

抗体有效期：接种甲型肝炎灭活疫苗后所产生的抗体可以持续20年之久。

2. B型流感嗜血杆菌疫苗

预防疾病：由B型流感嗜血杆菌侵袭所引发的疾病，如脑炎、肺炎、咽喉炎、关节炎等。B型流感嗜血杆菌疫苗适用于2个月至6岁的宝宝。全程接种需要3~4次，推荐从宝宝2个月开始每2个月接种1次，12~15个月时再加强1次。

抗体有效期：宝宝5岁后体内抗体会保持在有效水平以上，所以6岁以上的宝宝就不需要接种了。

3. 轮状病毒疫苗

预防疾病：秋季腹泻。轮状病毒口服疫苗能有效预防和减轻轮状病毒感染引起的腹泻。因为轮状病毒多侵犯2岁以内，尤其是1岁以内的小宝宝，所以推荐1岁以内的宝宝最好要服用轮状病毒口服疫苗。

抗体有效期：人体对轮状病毒的免疫时间较短，疫苗需每1年到1年半口服1次。

4. 肺炎球菌疫苗

预防疾病：肺炎球菌感染以及由肺炎球菌引起的严重并发症。23价肺炎球菌疫苗含有经高度提纯的23种最广泛流行、最具侵袭性的肺炎球菌荚膜多糖；而7价肺炎球菌疫苗则含有其中的7种肺料球菌荚膜多糖。特别建议在某些高危宝宝中接种肺炎球菌疫苗，这些宝宝包括：先天性心脏病、先天性肺部疾病、哮喘、糖尿病、肝脏疾病以及慢性肾炎、白血病、脾脏切除等。

抗体有效期：疫苗产生的抗体可持续5年。

5. 狂犬病疫苗

到目前为止，仍没有一种方法可有效治疗狂犬病，所以，克制狂犬病的最佳方法便是预防。被病犬或带毒动物咬伤或抓伤之后，皆有感染狂犬病的可能，因此接种狂犬病疫苗十分必要。若被严重咬伤，则应联合用抗狂犬病毒血清。

17. 到底可不可以摇晃宝宝

宝宝喜欢运动感、韵律感，适度地摇晃宝宝是个能让宝宝安静下来的好方法。需要注意的是摇晃方式要轻，绝不可大力摇晃。并且如果借助秋千、摇椅、甚至洗衣机的震动来摇晃宝宝，一定要在旁边密切注意，以免宝宝被晃到地上。

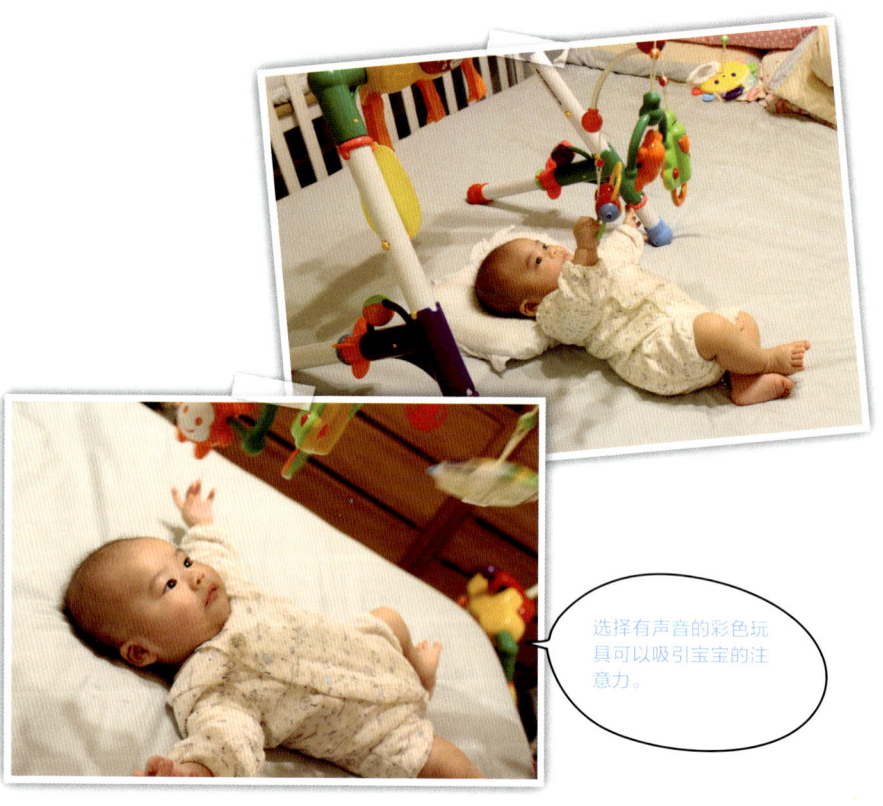

选择有声音的彩色玩具可以吸引宝宝的注意力。

爸爸妈妈必知：
什么时候需要带宝宝就医

孩子在成长的过程中，都难免曾经有对抗病魔的经验。虽然疾病无法避免，但只要了解新生儿常见的数种疾病病症，就可以更顺利地协助宝宝度过这段不适的日子。

1. 眼睛发红、不明分泌物

宝宝的眼睛发红、分泌物多，必须要先分辨是过敏还是感染。变应性结膜炎经常是因为灰尘、尘螨、花粉、动物毛屑、真菌孢子等异物所引发，这类患者通常本身就合并有变应性体质，平常容易打喷嚏、流鼻水或鼻塞等，眼睛除了充血发红之外，也会觉得痒和有异物感。病毒或细菌感染所引起的叫做"流行性结膜炎"，具传染性。感染者除了眼睛发红、产生大量黏性分泌物外，还会有刺痛、灼热、畏光、视力下降的感觉。此外，感冒、鼻塞也会引起眼睛发红或有分泌物。

另外，刚出生的小宝宝鼻泪管发育尚未成熟，偶尔也可能会因为鼻泪管阻塞而看起来泪眼汪汪。这时候眼睛虽然不太会发红，但单侧或双侧眼睛却经常会看到大量水样分泌物。

立即就医时机：

当宝宝的眼睛出现异样分泌物（甚至出现脓样分泌物）、视力模糊、刺痛感、长时间充血等，都建议尽快就医检查。确定病因和严重程度，医师才能对症下药，常用的处方用药包括抗组胺、抗发炎，或抗生素等局部眼用滴剂。也有小宝宝不明原因高热多天，合并眼睛发红、少量分泌物等症状，检查才发现扁桃体红肿化脓，是典型腺病毒感染所引起的"咽喉结膜热"。

此外若合并发热超过5天，也有可能是"川崎病"即皮肤黏膜淋巴结综合征，好发于婴幼儿，可能带来严重的后遗症，例如血管瘤等。常会合并发高热的症状，更要小心！

2. 发热

额温、口温、腋温、肛温皆是常用的体温测量方式。其中又以肛温最为准确，因为它最接近人体的中心温度，其次则是耳温，但新生儿因为耳道狭窄，使用耳温枪不易准确量出体温，所以建议3个月内的宝宝测量肛温最为准确。至于腋温和额温离中心体温较远，这两种方法都容易因为外界环境影响所测得的温度。口温和中心体温大概差0.5℃，但是目前比较少使用，因为一方面要顾虑卫生问题，一方面也担心孩童因为不适、紧张而吞咬温度计发生危险！

立即就医时机：

一般来说，体温的高低和病情的轻重并没有绝对正相关，国外已经有许多系统性统计证实了这一点，因为有时虽然是一般病毒感染却会出现高热的情况，有时细菌感染也只有微微发热而已。小朋友的精神活力反而是比较重要的指标！

一般建议在体温超过38.5℃时可给予退热药物，但是针对一些患有慢性肺病、心脏疾病、热性痉挛、代谢性疾病的病童则可以更积极地退热，舒缓身体的不适。高热容易引起脱水、痉挛，身体体表蒸发的水分增加，加上生病时通常食欲都会变差，所以持续高热就要留意有无脱水（小便量减少、哭不出眼泪、眼眶凹陷等）问题。而如果孩子有热痉挛的体质，体温只要高于38℃即可给予退热药，避免热痉挛再度发作。

> 基本上一般感冒引起的发热很少超过3天,如果超过3天且合并精神活力降低、食欲不佳或其他重症的危险病征(如持续头痛呕吐、颈部僵硬、呼吸急促、唇色发绀、皮肤出现斑点等),应尽快带孩子进一步进行检查。另外,出生不到3个月的宝宝因为抵抗力较低、病情进展快速,如果发热通常会直接住院检查。

3. 鼻塞、流鼻涕

刚出生的宝宝因呼吸道尚未发育完整,时常因分泌物较多产生呼噜呼噜的杂音。要判断宝宝是否真的有鼻塞,可观察宝宝喝奶的状况。若喝奶量及速度不变,则不需特别担忧。

鼻塞、流鼻水可能是鼻子过敏或者因为滤过性病毒引起的上呼吸道感染,也就是俗称的感冒。感冒刚开始通常会出现清澈的鼻水,后期如果鼻水在鼻腔内积久了或水分摄取不足,都可能会使鼻涕变得比较浓稠。要注意,小朋友若黄稠鼻涕持续5天以上或合并发热,较需要担心罹患鼻窦炎的可能性,应该尽快带给小儿科医师检查评估是否需要使用抗生素治疗。

宝宝感冒时,应多加留意、控制室内温度与湿度,倘若湿度太高、温度太低都可能使鼻子不适感增加,所以一定要多加留意。若孩子要外出,可以让他配戴口罩,一方面减少将病毒传播出去的概率,冬天的时候还能借着口罩的遮蔽减少吸入冷空气的刺激,保持口鼻部温暖湿润。如果孩子一直打喷嚏、流鼻水、鼻塞,可使用温热湿润的毛巾轻轻覆盖口鼻部位,再温柔地按摩两侧鼻翼,有助促进血液循环和鼻腔湿润,症状会改善一些。

4. 呕吐

如果宝宝吐得很严重，则要考虑短暂禁食。喝配方奶的宝宝要稀释奶粉或改喝无乳糖奶粉，而若是喝母乳的宝宝呕吐，则建议妈妈少吃木瓜、香蕉等利泻的食物，免得宝宝又吐又拉。如果呕吐合并腹泻，应采取清淡、少量多次的进食饮水，避免油腻或精致的食物。必须注意的是禁食不能太久，因为若幼童罹患肠胃炎，又长时间禁食，容易造成严重脱水。一般建议没有进行静脉补液的话，禁食不要超过4小时，婴幼儿不要超过2小时。轻中度肠胃炎的小孩少量多次补充口服电解质后都会慢慢恢复。

立即就医时机：

6个月内的小婴儿若出现喷射状呕吐、呕吐物含有墨绿色胆汁，需赶紧就医排除肥厚性幽门狭窄、十二指肠闭锁、肠扭转等异常的可能性。

5. 咳嗽

灰尘、病毒、细菌等外来物入侵支气管时，身体会分泌白细胞与其作战形成痰，然后借着咳嗽把黏膜上的分泌物"震荡"出体外。这都是正常现象，除非宝宝越咳越凶、严重影响睡眠，或出现大量浓稠黄痰合并发热，否则咳嗽是生理本能反应，有助排除废弃物，是保护机制，不用太担心。

立即就医时机：

咳嗽最常伴随其他感冒症状同时存在，如果咳出的痰带血丝，或咳到呕吐，或合并发热、呼吸急促、呼吸困难、胸痛、超过7天没有改善等，就建议尽快就医。

6. 腹泻

宝宝发生腹泻时，最重要的第一步是确定原因。常见原因包括病毒或细菌感染造成肠道发炎、食物过敏、乳糖不耐受、药物副作用（如抗生素的不良反应）等。治疗要对症下药，给予止泻药前一定要经过医师诊断才能服用，因为如果是感染性的腹泻，任意使用强力止泻药可能会减缓肠子蠕动，细菌趁机在肠子里大量繁殖，造成毒性巨结肠症或肠穿孔等后遗症。至于还未添加辅食的母乳宝宝还是可以继续喂食母乳，但若已经在吃配方奶粉，严重腹泻时可考虑暂时换成无乳糖配方，协助减缓腹泻。如果是在尝试添加新的辅食后产生疑似过敏的腹泻，最好先暂停这项辅食，等过一两个月再来尝试一次。

立即就医时机：

若宝宝腹泻同时还有发热、严重腹痛、腹泻时间过久有脱水嫌疑，则应立即就医。就算宝宝没有腹泻的情况，但出现有黏液的血便，再加上间歇性的哭闹，也要合理怀疑有肠套叠的可能性，尽快就医。

7. 便秘

新生儿如果很用力还解不出便，可用小指沾凡士林轻轻刺激宝宝肛门口（不建议使用棉花棒，以免折断掉在体内）。但如果宝宝常需要刺激才能排便，最好进一步检查是否有异常或其他先天性疾病（如巨结肠症等肠道神经异常）。也可早晚在宝宝肚脐周围以顺时针方向按摩促进肠道蠕动，帮助排气与排便。3天没排便可开始按摩腹部和刺激肛门。但一般来说，7天没解便仍是可接受范围。

立即就医时机：

如果已从饮食和生活习惯改善，却还是照样便秘，应就医检查。

8. 被异物哽住

如果宝宝可以发出声音、自行咳嗽，可轻拍背部帮助把异物咳出。但若已经无法发出声音、唇色发绀，代表异物阻塞呼吸道，需要立刻施行海姆利希手法（Heimlich maneuver）。最严重的状况是失去意识，除了立刻叫救护车，也要实施心肺复苏等急救措施。以下简略介绍宝宝海姆利希手法的步骤。

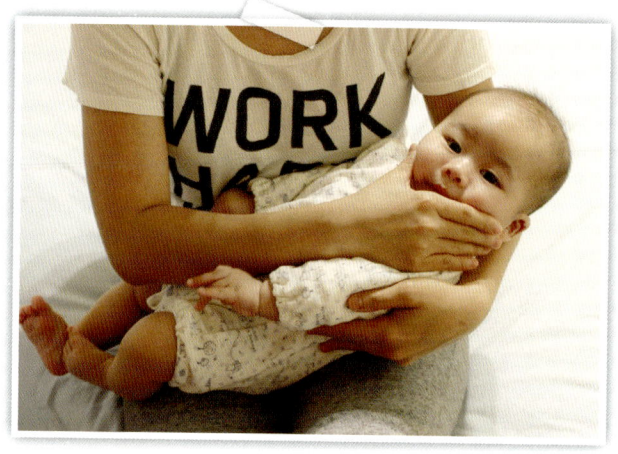

步骤 1 以虎口抓住宝宝颧骨。

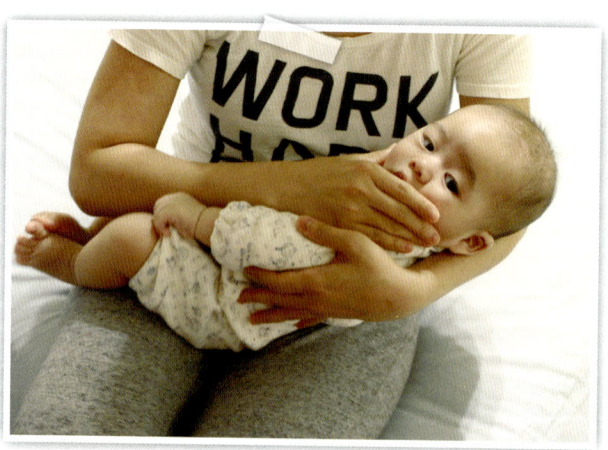

步骤 2 以手臂对着宝宝胸腹部呈一直线靠着。

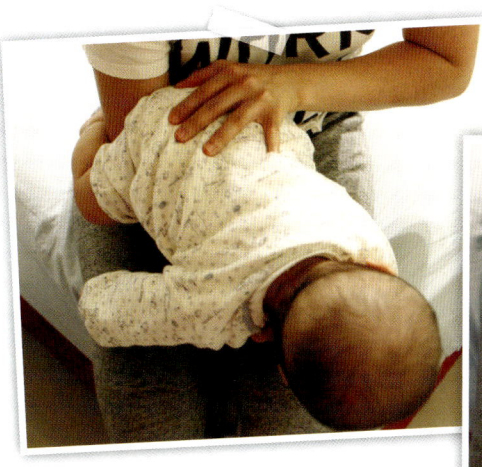

步骤3 宝宝双脚分开夹在爸爸或妈妈的手臂间。

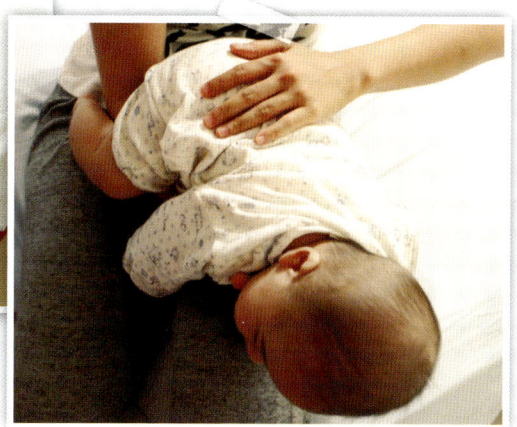

步骤4 接着靠在大腿上向下倾斜。

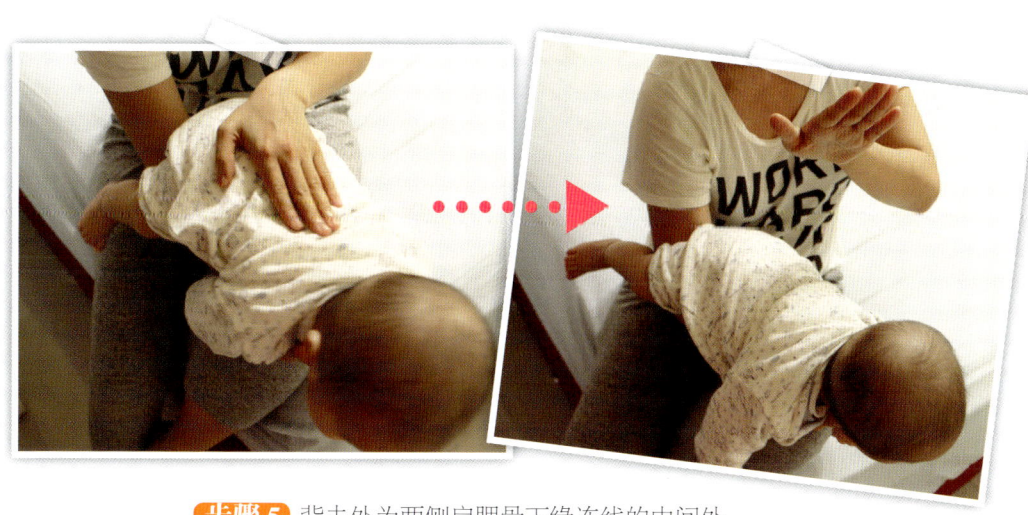

步骤5 背击处为两侧肩胛骨下缘连线的中间处，然后以手掌根部对准此处。

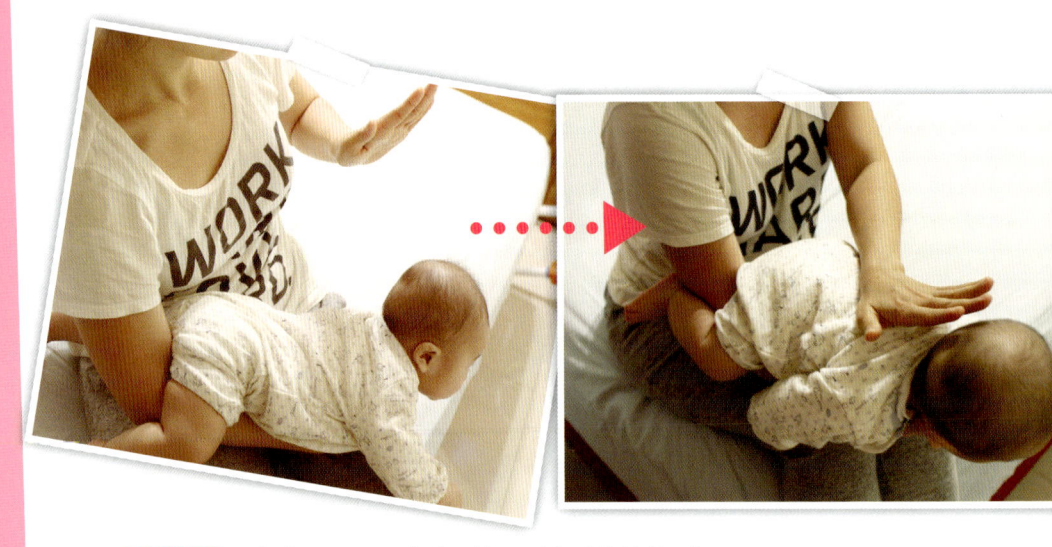

步骤 6 从高度30～40厘米处，施以叩击动作连续5次。

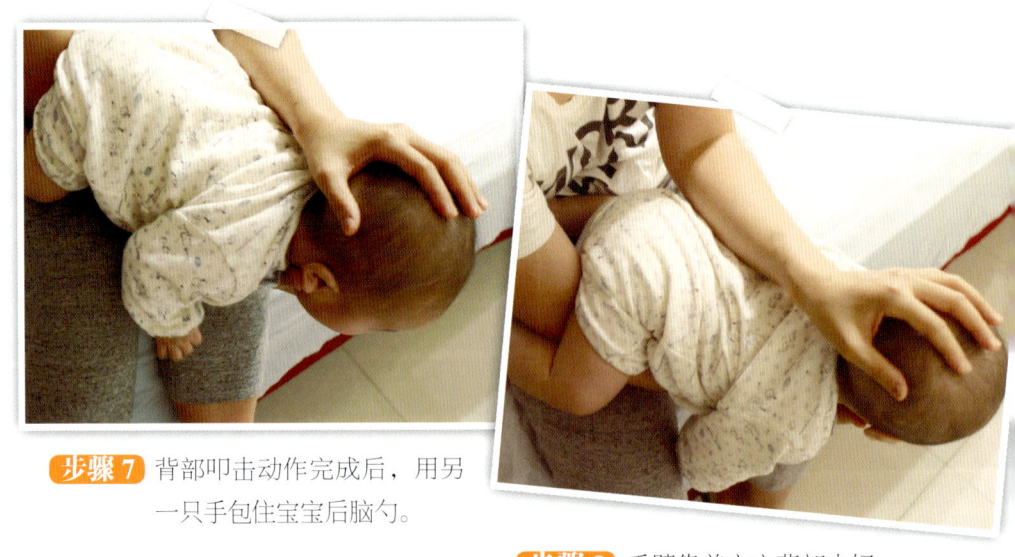

步骤 7 背部叩击动作完成后，用另一只手包住宝宝后脑勺。

步骤 8 手臂靠着宝宝背部夹好。

新手妈妈和宝宝也能开心一觉到天亮 第6章

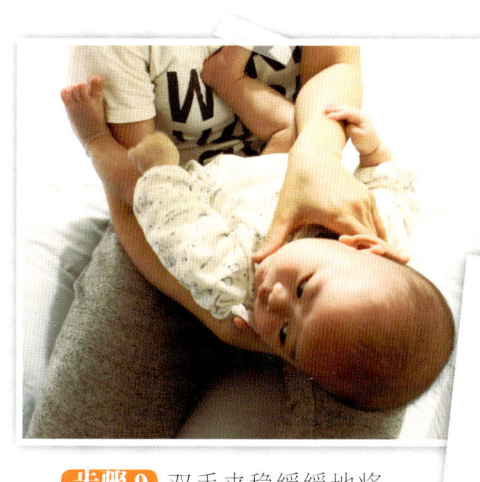

步骤9 双手夹稳缓缓地将宝宝翻身。

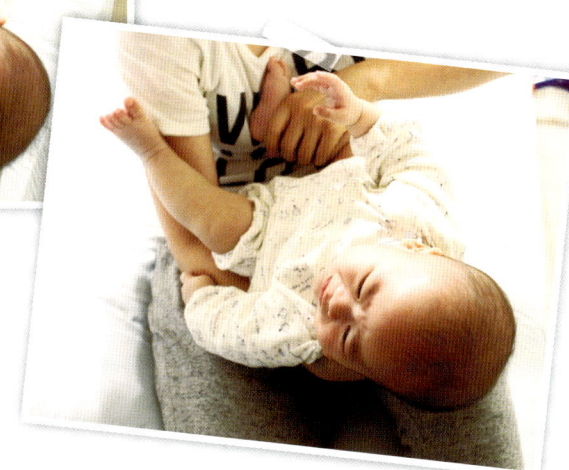

步骤10 接着，再将其双脚分开夹在成人手臂间。

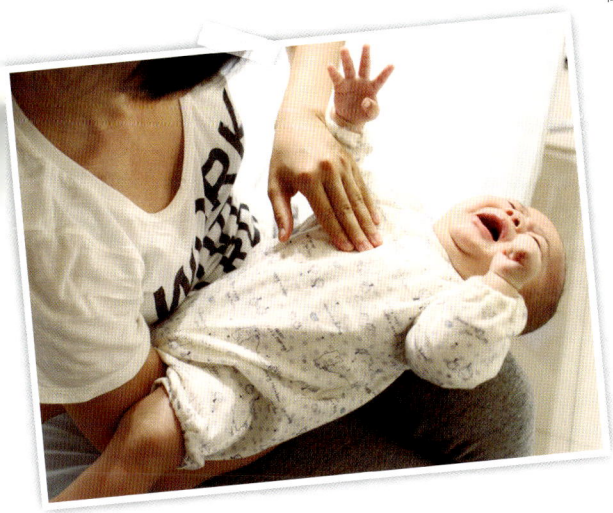

步骤11 胸压处在两乳连线中点的下方。

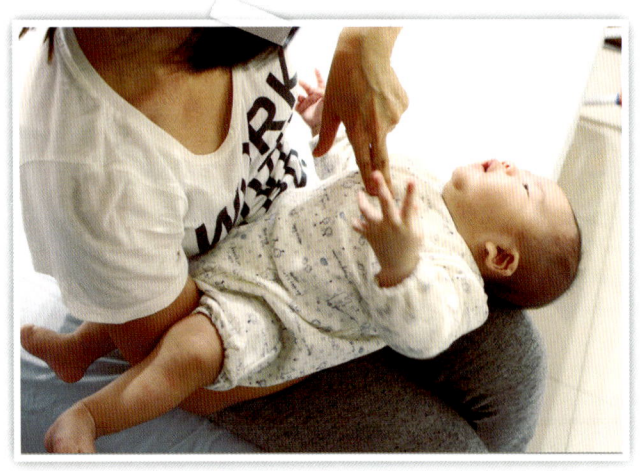

步骤 12 以食指和中指，在此处快速且连续按压5下。

宝宝海姆利希手法的重点提醒：

上述动作需连续反复执行，直到宝宝发出声音（如哭闹或咳嗽）为止，代表异物梗塞状况已被排除；但父母需马上检视口腔，如有明显可见且容易取出的异物，建议取出，但若是隐约看得到却不好拿的话则不建议尝试，以免异物再次被推进呼吸道造成二次梗塞，这时只要采取侧抱姿势密切观察，并送医进一步检查是否有吸入性伤害及背击胸压后的合并症。如果反复执行背击胸压到宝宝四肢瘫软、失去意识时，则需立即进行婴儿CPR（婴儿心肺复苏术）。

9. 皮肤红疹

疹子是在新生儿阶段非常常见的一种症状。起疹子的理由包括良性的毒性红斑、脂溢性皮炎等，一般只要保持局部清洁，年纪大一点就会自行改善。另外新生儿大便次数较多，性质较稀糊，所以尿布疹也很常见；夏天时在脖子、腹股沟处也容易出现汗疹。大概6个月大左右开始长牙时，可能在嘴巴周围出现口水疹。

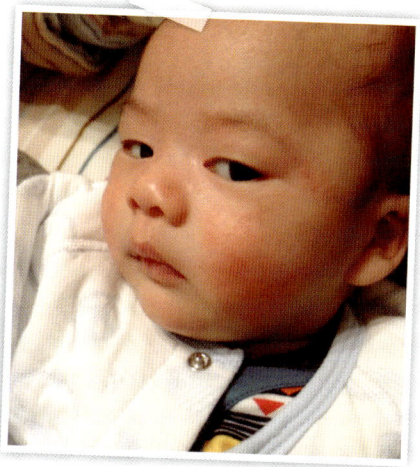

宝宝脸颊起红疹

大家常听到的湿疹泛指皮肤非特异性的过敏发炎反应，如果大片疹子出现在宝宝脸颊、关节处，合并瘙痒、苔藓化等变化，则要考虑是不是本身有过敏体质，造成特应性皮炎发作。

若宝宝出现疹子，遵守夏天通风、冬天保湿的简单小原则，极痒时也可用冰敷消除不适感。就医时应告知疹子的部位、发作时间、是否有合并其他不适症状（如发热感冒）、最近是否去郊游或其他地方旅游、有无被蚊虫叮咬、过去的病史等资讯。长疹子的原因有千万种，提供丰富的资讯才能帮助医师抓出症结，对症下药。

> **立即就医时机：**
>
> 若合并有红、肿、痛、热等不适，就要考虑是否有蜂窝织炎的隐忧。而如果合并发热、疹子越来越多、突然出现水泡等，都建议立刻就医。

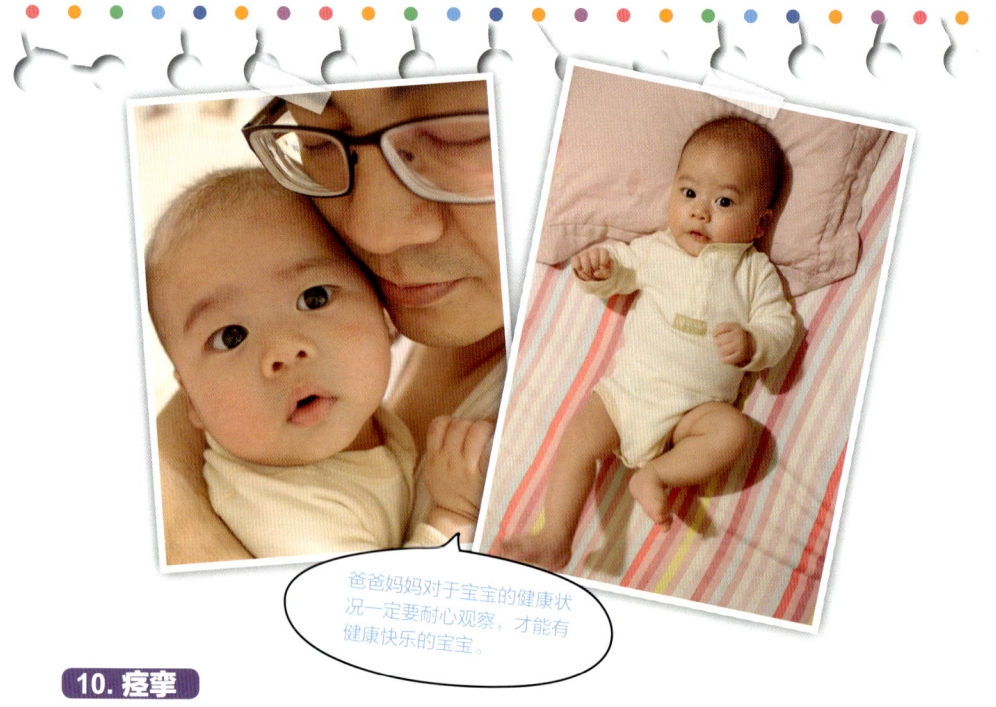

爸爸妈妈对于宝宝的健康状况一定要耐心观察，才能有健康快乐的宝宝。

10. 痉挛

　　痉挛的可能原因包括脑瘤、脑出血、脑炎、脑膜炎、代谢性疾病、电解质不平衡、药物中毒等。发热引起的叫做热痉挛，通常发生在9个月至5岁的孩子身上，其中又以14～18个月为发作高峰期。多数热痉挛患者有家族史倾向，会随年纪增长逐渐消失，不会有神经学上的后遗症残留。也有些孩子是因癫痫发作而痉挛，需要小儿神经科医师进一步检查确认原因，控制病情。

　　痉挛发生的当下，家长一定要保持冷静，帮助孩子度过危机。先让孩子侧躺，帮助呼吸道畅通、避免呕吐物或口水阻塞呼吸道，持续观察痉挛发作的型态，包括眼睛、唇色、肢体情况，并记录发作时间的长短。就医时一并将这些资讯提供给医师参考。

 立即就医时机：

痉挛发作即要立刻送医，别等到意识不清再送。

二 上班后的托育问题

如果妈妈能够亲自照顾宝宝，那就再好不过了，因为这样才能最了解宝宝的状态，并与宝宝有最好的互动。但妈妈去上班以后，宝宝怎么办？这里为大家分析比较几种最常见的托育方式优缺点供参考，不过还是要看你个人当下的环境与各种条件是否能配合再下决定，毕竟妈妈的选择就是最好的选择！

	优点	缺点
交给亲戚、长辈或朋友	·较不花钱。 ·可以信任，且一般会非常疼爱宝宝。	·未受过专业的训练，或缺乏照顾宝宝的经验。
保姆	·所带的宝宝比较少，能将更多注意力放在你的宝宝身上。 ·专业、经验充足。	·价格较高，可选择保姆中心的专业保姆，订立有效的保姆合约，价格是事先确定的。
育儿中心	·环境通常较为高档、有相关的配套服务。	·价格一般较高。

无论选择何种托育方式，最重要的都是必须先到现场看过，确认环境的清洁度、安全度是否可以接受。若选择了育儿中心，更要注意中心的人员是否够专业，而非只看外表就下决定。一定要选择有资质的中心，才能保障宝宝的平安健康。

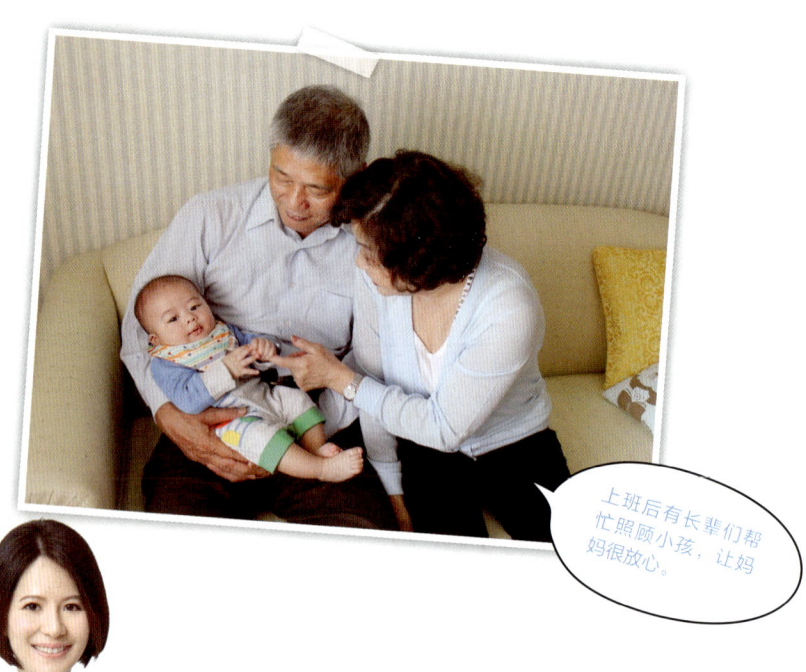

上班后有长辈们帮忙照顾小孩，让妈妈很放心。

妇产科医师来告诉你：
宝宝的纪念我都想做——
胎毛笔、手脚印等

　　许多妈妈们都会帮宝宝做手脚印的模子，以及在脐带脱落后做成脐带印章当作纪念。很多人都会在宝宝28天大的时候剃一次胎毛，让头发能长得比较好，而这些胎毛就可以拿来做成胎毛笔。这些都是常见的记录宝宝成长的方式，建议有兴趣的妈妈们可以上网找找看这方面的商家，为宝宝留下一个最好的纪念。